Rüdiger Becker · Konrad Morgenroth

Pathologie
der Mundhöhle

mit einem Beitrag von Dieter E. Lange

2., überarbeitete und erweiterte Auflage

176 Abbildungen, 10 Tabellen

W0077784

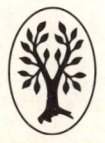

1986
Georg Thieme Verlag Stuttgart · New York

Prof. Dr. Dr. Rüdiger Becker, Direktor der Abteilung Mund-, Kiefer- und Gesichtschirurgie der Klinik und Poliklinik für Zahn-, Mund- und Kieferkrankheiten der Westfälischen Wilhelms-Universität, Robert-Koch-Straße 27a, 4400 Münster

Prof. Dr. Konrad Morgenroth, ordentlicher Professor für allgemeine, insbesondere orale Pathologie der Ruhr-Universität, Universitätsstraße 150, 4630 Bochum-Querenburg

Prof. Dr. Dieter E. Lange, Direktor der Parodontologischen Abteilung der Klinik und Poliklinik für Zahn-, Mund- und Kieferkrankheiten der Westfälischen Wilhelms-Universität Münster, Robert-Koch-Straße 27a, 4400 Münster

Zeichnungen von Werner Grosser

CIP-Kurztitelaufnahme der Deutschen Bibliothek

Becker, Rüdiger:
Pathologie der Mundhöhle / Rüdiger Becker;
Konrad Morgenroth. Mit e. Beitr. von Dieter E.
Lange. – 2., überarb. u. erw. Aufl. – Stuttgart;
New York : Thieme, 1985.

NE: Morgenroth, Konrad:

Wichtiger Hinweis: Medizin als Wissenschaft ist ständig im Fluß. Forschung und klinische Erfahrung erweitern unsere Kenntnisse, insbesondere was Behandlung und medikamentöse Therapie anbelangt. Soweit in diesem Werk eine Dosierung oder eine Applikation erwähnt wird, darf der Leser zwar darauf vertrauen, daß Autoren, Herausgeber und Verlag größte Mühe darauf verwandt haben, daß diese Angabe genau dem **Wissensstand bei Fertigstellung des Werkes** entspricht. Dennoch ist jeder Benutzer aufgefordert, die Beipackzettel der verwendeten Präparate zu prüfen, um in eigener Verantwortung festzustellen, ob die dort gegebene Empfehlung für Dosierungen oder die Beachtung von Kontraindikationen gegenüber der Angabe in diesem Buch abweicht. Das gilt besonders bei selten verwendeten oder neu auf den Markt gebrachten Präparaten und bei denjenigen, die vom Bundesgesundheitsamt (BGA) in ihrer Anwendbarkeit eingeschränkt worden sind.

1. Auflage 1979

© 1979, 1986 Georg Thieme Verlag, Rüdigerstraße 14, D-7000 Stuttgart 30
Printed in Germany

Satz: Gulde-Druck, Tübingen, gesetzt auf Linotron 202 System 3
Druck: Druckhaus Dörr, Inh. Adam Götz, 7410 Ludwigsburg

ISBN 3-13-571102-1   1   2   3   4   5   6

Vorwort zur 2. Auflage

Die 2. Auflage der Mundpathologie wurde gründlich überarbeitet, ergänzt und dem heutigen Wissensstand angepaßt. Dankbar sind wir allen Kritikern der 1. Auflage, durch die wir zahlreiche wertvolle Anregungen erhielten. Wenn wir diese doch nicht alle berücksichtigen konnten, so deshalb, weil wir den Charakter des Leitfadens und des Taschenbuches nicht sprengen wollten.

Wir möchten wiederum Herrn Prof. Dr. D. E. Lange dafür danken, daß er das Kapitel der Erkrankungen der Gingiva und des Parodontiums überarbeitet und teilweise neu gefaßt hat. Unser Dank gilt ferner dem Leiter des Georg Thieme Verlages, Herrn Dr. med. h. c. G. Hauff, und den Mitarbeitern seines Verlages, die uns mit Rat und Tat unterstützt und uns geduldiges Verständnis entgegengebracht haben.

Münster/Bochum, September 1985   R. Becker
                                                 K. Morgenroth

Vorwort zur 1. Auflage

Der vorliegende Leitfaden der oralen Pathologie ist aus langjähriger Zusammenarbeit zwischen Klinikern und Pathologen entstanden. Die systematische Darstellung der pathomorphologischen Kriterien der einzelnen Krankheitsbilder erfolgte aus dieser Erfahrung unter Berücksichtigung der klinischen Erscheinungsformen. Wo es die Erkenntnisse größerer Zusammenhänge sinnvoll erscheinen ließ, sind ausgewählte Kapitel der allgemeinen Pathologie in die Darstellung aufgenommen worden.

Für die Entwicklung eines sinnvollen Therapiekonzeptes und die prognostische Beurteilung des Heilungsverlaufes kann die Kenntnis der pathomorphologischen Grundlagen eine wichtige Voraussetzung bilden. Im klinischen Studium der Zahnheilkunde hat die Unterweisung in der allgemeinen und speziellen Pathologie einen wichtigen Anteil am theoretischen Unterricht als Grundlage für die eingehende praktische Ausbildung des Zahnarztes. Dieser Leitfaden sollte zu einem Begleiter der Studenten durch das klinische Studium der Zahnheilkunde werden und in der praktischen Tätigkeit Möglichkeiten zu einer raschen Orientierung bieten.

Die Vermittlung typischer histomorphologischer Veränderungen ist in vielen Fällen durch eine Darstellung im Bild wesentlich erleichtert. Viele Zusammenhänge sind nur durch eigene Anschauung am histologischen Präparat zu erfassen. Die in diesem Buch enthaltenen Zeichnungen sollten die Anregung geben, in den praktischen Übungen des Unterrichtes in der Pathologie durch selbständiges Mikroskopieren eine Vorstellung über die morphologischen Veränderungen bei den Krankheitsabläufen zu entwickeln.

Die Illustrationen dieses Buches wurden von dem Verlagszeichner Herrn GROSSER mit viel Einfühlungsvermögen nach unseren Entwürfen ausgeführt. Wir danken ihm, daß er stets auf unsere speziellen Wünsche bereitwillig eingegangen ist. Herrn Professor Dr. E. LANGE danken wir sehr, daß er das Kapitel über die Darstellung der Parodontopathien übernommen hat.

Der Leiter des Georg Thieme Verlages, Herr Dr. h. c. G. HAUFF, und sein Mitarbeiter, Herr Dr. med. D. BREMKAMP, haben uns bei der Planung und Ausführung dieses Buches außerordentlich großes Verständnis entgegengebracht und sind stets auf unsere Wünsche bei der Ausstattung des Buches eingegangen. Die Autoren sind ihnen dafür zu besonderem Dank verpflichtet.

Münster/Bochum, März 1979

R. BECKER
K. MORGENROTH

Inhaltsverzeichnis

1. Histologischer Aufbau der Mundschleimhaut

Der Mundvorhof und die Mundhöhle werden mit einer gefäßreichen Schleimhaut ausgekleidet, die aus mehrschichtigem, nicht verhornendem Plattenepithel und einer bindegewebigen Lamina propria besteht (Abb. 1). Die Lamina propria geht ohne scharfe Grenzen in die tiefer liegenden Bindegewebsanteile über.

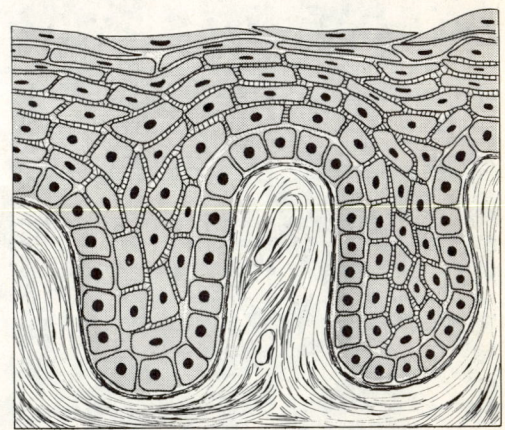

Abb. 1 Histologischer Aufbau der Mundschleimhaut. Auf der Oberfläche nicht verhornendes Plattenepithel. Lamina propria aus lockerem, gefäßführendem Bindegewebe.

Das mehrschichtige Plattenepithel unterliegt einer ständigen Erneuerung (Mauserung) (Abb. 2). Von der Oberfläche werden durch Bewegung der Schleimhäute gegeneinander und gegen die Zähne ständig Epithelzellen abgeschuppt und dem Speichel beigemengt. Die laufende Regeneration des Epithels erfolgt durch mitotische Teilung der Zellen in der basalen Zellschicht.

Eine pigmentreiche Basalzellschicht gibt der Schleimhaut eine makroskopische violette Tönung. Darüber ist eine unterschiedlich breite, aus helleren, meist kubisch geformten Zellen zusammengesetzte Stachelzellschicht angeordnet. Die Schleimhautareale, die einer stetigen mechanischen Beanspruchung unterliegen, weisen auf der Oberfläche eine wechselnd breite Parakeratoseschicht auf.

Im **elektronenmikroskopischen Bild** ist das Plattenepithel gegen die Tunica propria durch eine doppellamelläre Membran, die Basallamelle, abgegrenzt (Abb. 3 und 4). Sie besteht aus einer hellen Zone (Lamina

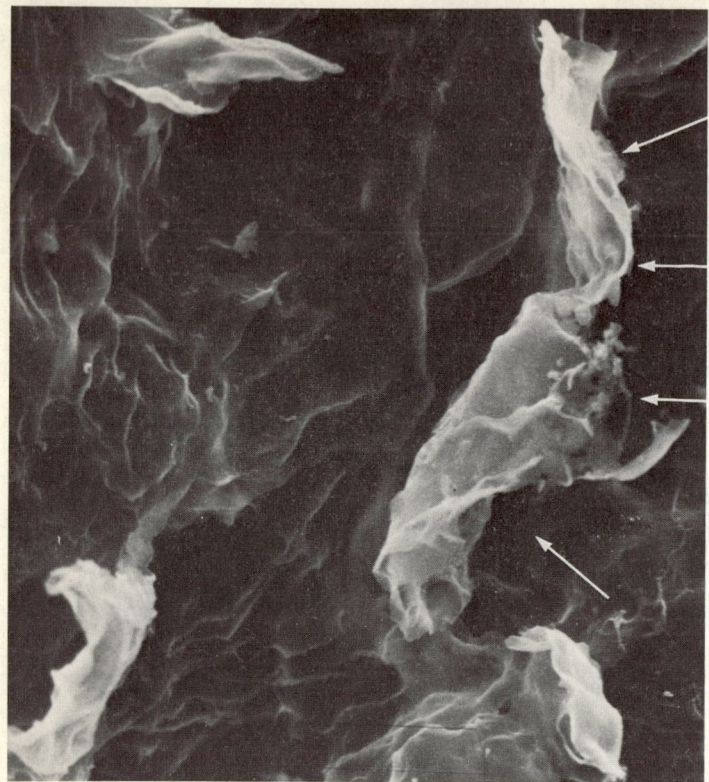

Abb. **2**   Mundhöhlenepithel. Von der leicht gewellten Oberfläche schuppen Epithelzellen ab (Pfeile). Rasterelektronenmikroskopisches Bild; Vergr. 500fach.

lucida) und einer dichteren (Lamina densa). Die Basalzellen sind durch Zytoplasmafortsätze mit der Lamina propria verzahnt. Der Basallamelle kommt möglicherweise eine Filterfunktion bei dem Stoffaustausch zwischen Bindegewebe und Epithel zu. Zwischen den Epithelzellen bestehen brückenartige Verbindungen (Interzellularbrücken), die durch Desmosomen miteinander in Verbindung stehen (Abb. **5**). Entzündungszellen können aus der Lamina propria durch das Epithel in die Mundhöhle gelangen (Abb. **6**). Dabei können sich die Desmosomen an den Epithelzellen reißverschlußartig öffnen und schließen.

Die zytoplasmatische Differenzierung der Epithelzellen unterscheidet sich in den einzelnen Schichten. Die Zahl der Mitochondrien nimmt von

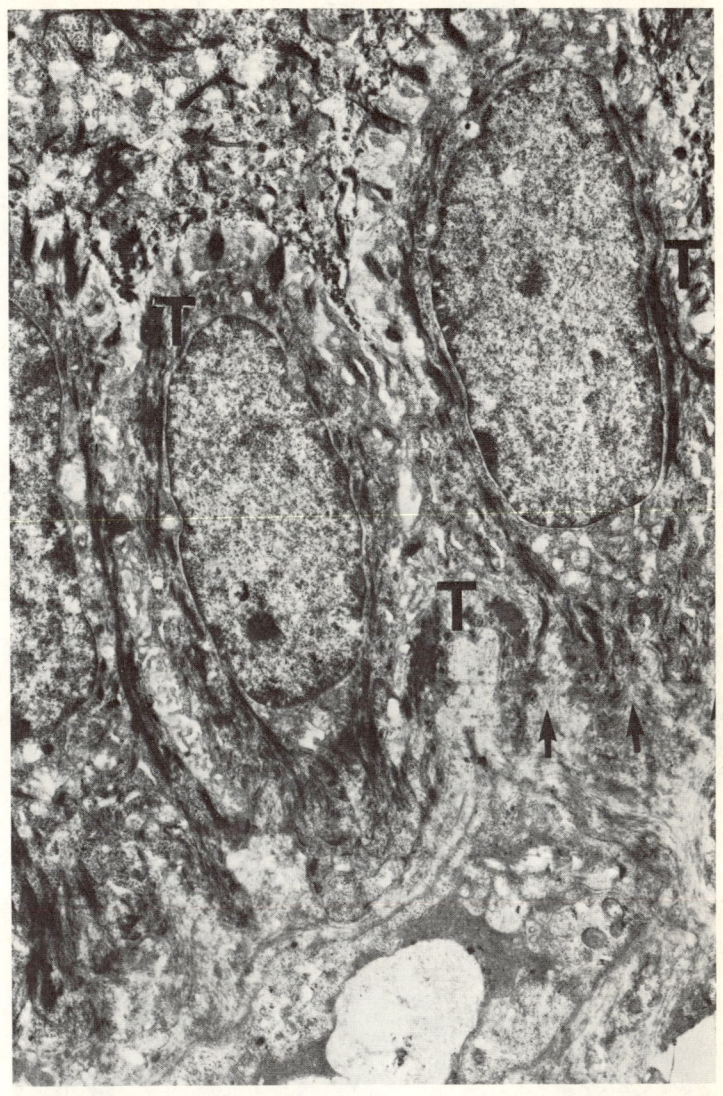

Abb. **3**   Basalzellschicht des Mundhöhlenepithels. Die Epithelzellen sind durch Fortsätze mit der Lamina propria verzahnt (Pfeile). Im Zytoplasma spärlich Mitochondrien und unregelmäßig angeordnete Tonofibrillen (T). Elektronenmikroskopische Aufnahme; Vergr. 10000fach.

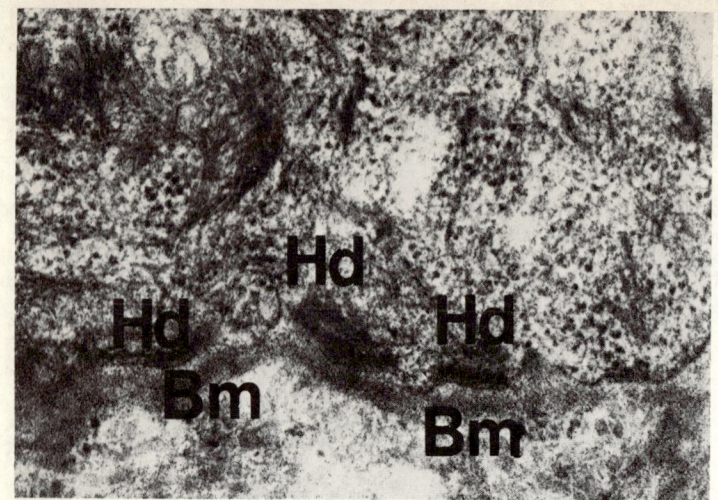

Abb. 4

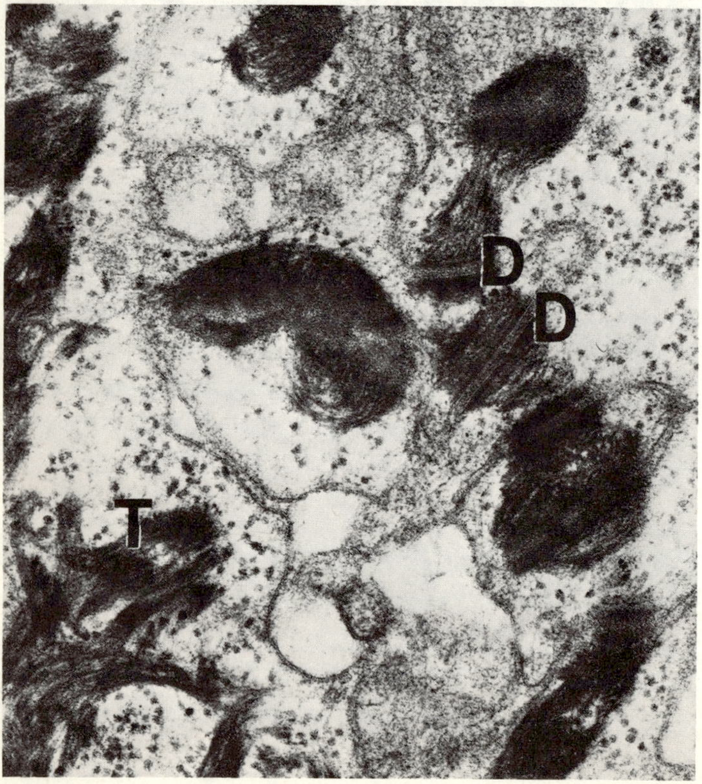

Abb. 5

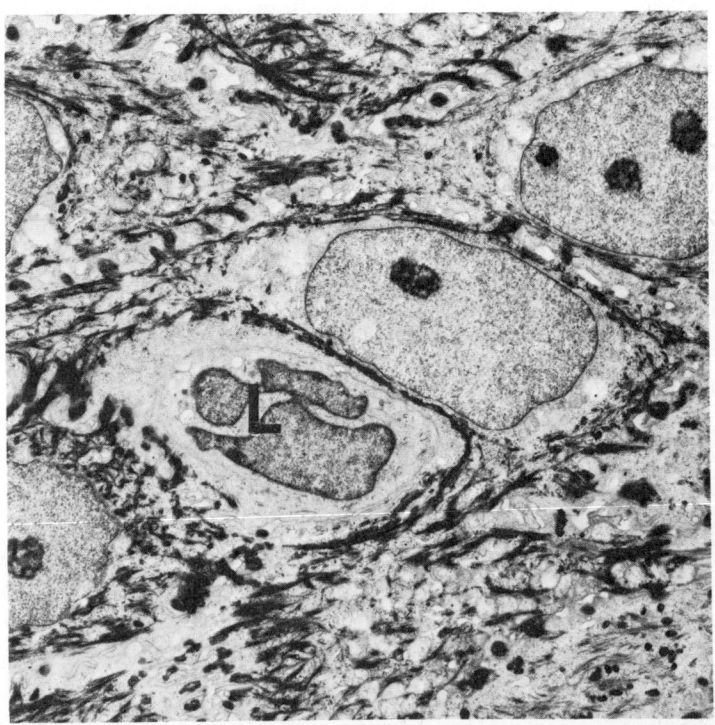

Abb. 6   Durch das Epithel wandernder Leukozyt (L), vor und hinter dem sich die Desmosomen reißverschlußartig öffnen und schließen. Vergr. 6000fach.

der Basalzellzone zum Stratum spinosum und zur Oberflächenschicht ab. Das endoplasmatische Retikulum ist nur spärlich entwickelt. Das Zytoplasma der Epithelzellen enthält Tonofibrillen, die von der Basalzone zur Oberflächenschicht an Dichte stark zunehmen. Tonofibrillen ziehen häufig in die Desmosomen hinein und erscheinen in ihnen verankert.

Abb. 4   Basallamelle des Plattenepithels der Mundhöhle mit Hemidesmosomen (Hd). Die Basallamelle (Bm) besteht aus einer hellen Zone (Lamina lucida) und einer dichteren (Lamina densa). Vergr. 60000fach.

Abb. 5   Interzellularbrücken zwischen den Epithelzellen des Plattenepithels der Mundhöhle mit typischen Desmosomen (D). T = Tonofibrillen. Vergr. 60000fach.

2. Pigmentierungen der Mundschleimhaut

Exogene Pigmentierungen

Pigmentierungen der Mundschleimhaut, besonders der Gingiva, können bei Aufnahme von Metallen entstehen. Sie werden vor allem durch Wismut, Silber, Quecksilber und Blei erzeugt.

Die Bleipigmentierung entwickelt sich nach Inhalation oder nach enteraler Bleiaufnahme. Der sogenannte Bleisaum ist Folge einer chronischen Bleivergiftung. Er tritt in Form graublauer Verfärbung der Gingiva propria in der Nähe der Zahnhälse auf. Es wird Bleisulfid zunächst granulär in Histiozyten abgelagert. Die Bleisulfidbildung wird dabei durch Zahnkaries und Zahnsteinbildung gefördert, weil der Schwefel zum Teil aus Eiweißzerfall und aus Bakterien gebildetem Schwefelwasserstoff stammt. Bei zunehmender Bleiaufnahme wird das Bleisulfid aus überladenen Histiozyten wieder freigesetzt und legt sich dann an die Bindegewebsfasern, an die Basalmembran zwischen Oberfläche und Bindegewebe.

Ähnlich wie bei der Bleiaufnahme entwickelt sich ein Pigmentsaum der Gingiva durch Wismut. Es bildet sich auch hier eine Schwefelverbindung als Wismutsulfid. Die Pigmentierung wird auch hier durch eine Gingivitis gefördert.

Silber und Quecksilber als Ursache für eine Pigmentierung stammen in der Regel aus gingivanahen Anteilen von Zahnfüllungen.

Selten wird eine Pigmentierung der Gingiva bei Inhalation von Silberstaub und eine dunkelbraune Schleimhautpigmentierung durch Gold bei therapeutischer Anwendung von kolloidalen Goldlösungen beobachtet.

Endogene Pigmentierung

Die Melaninpigmentierung der Mundschleimhaut geht ohne pathologische Veränderungen einher. Sie wird bei verschiedenen Rassen gehäuft beobachtet. Der labiale und bukkale Anteil der Gingiva zeigt in diesen Fällen eine hellbraune Verfärbung. Die Melanoblasten liegen in der Basalzellschicht des Plattenepithels. Gelegentlich findet sich eine Vermehrung der Melanophoren in der Tunica propria.

Eine ausgeprägte Pigmentierung im Bereich der Lippen und um die Mundöffnung kann mit einer generalisierten Polyposis des Darmes einhergehen (Peutz-Jeghers-Syndrom). Wahrscheinlich ist die Veränderung einfach dominant vererblich. Es werden jedoch auch sporadische Fälle beobachtet.

3. Entwicklungsbedingte Veränderungen der Mundschleimhaut

Wangensaumlinie

Bei der entwicklungsgeschichtlichen Bildung der Mundhöhle entsteht bei der Verschmelzung der Lippenanlage eine Saumregion, die streifenförmig in Höhe der Zahnschlußebene vom Mundwinkel bis in die Schlundgegend zieht. Im Säuglingsalter ist diese Region durch zottenförmige Papillen gekennzeichnet, die sich mit Abschluß der Säuglingsperiode weitgehend zurückbilden. Bei vollständiger Rückbildung bleibt eine Epithelverdickung zurück, die als erhabene und vom Niveau der Wangenschleimhaut vorspringende Wangensaumlinie imponiert.

Epsteinsche Epithelperlen

Im Bereich der Gaumennaht können als Reste der embryonalen Verschmelzung des Epithels des Gaumens Epithelreste persistieren. Es kann sich dabei im vorderen Gaumenabschnitt um die Grenzlinie handeln, die die Nasen-Gaumen-Gänge bilden, während sie in den hinteren Abschnitten von der epithelialen Zone abstammen, die vom Foramen incisivum bis zur Grenze zwischen hartem und weichem Gaumen zieht.

Histologisch handelt es sich um Epithelperlen mit regelrechter Plattenepithelschichtung, die eine echte Verhornung im Zentrum aufweisen können. Sie können durch Granulationsgewebe in Form der Fremdkörperreaktion abgebaut werden.

Heterotope Talgdrüsen

Durch die entwicklungsgeschichtliche Beziehung zwischen Haut und Schleimhaut in der Lippen-Wangen-Region wird verständlich, daß in diesem Bereich neben Schleimdrüsen der Wangenschleimhaut auch Talgdrüsen vorkommen können.

Sie werden als hellgelbe Fleckung der Wangenschleimhaut hinter dem Mundwinkel in der Schleimhaut sichtbar. Sie sind bei etwa 80% der Gesamtbevölkerung nachweisbar. Durch ihre sekretorische Aktivität nach der Pubertät treten sie besonders nach diesem Zeitabschnitt hervor.

Histologisch sind in der Lamina propria der Schleimhaut in kleinen Läppchen angeordnete Talgdrüsen nachzuweisen, die keine Beziehung zu Haarbälgen zeigen, sondern selbständig auf der Oberfläche des Deckepithels münden. Ihr Vorkommen liegt im Bereich der normalen Variationsbreite.

Neurokutane Syndrome

Pigmentfleckenpolypose (Peutz-Jeghers-Syndrom)

Die Pigmentfleckenpolypose ist gehäuft bei braunäugigen, dunkelhäutigen Menschen mit dominanter Heredität und familiärer Häufung zu beobachten. Diese Erkrankung ist durch eine Melanose der Mundschleimhaut, Pigmentanomalien im Gesicht und an den Finger- und Zehenstreckseiten gekennzeichnet. Darmpolypen sind vor allem im Jejunum entwickelt und bilden häufig eine Ursache für Darminvaginationen.

Histologisch bestehen die Darmpolypen aus einer drüsenreichen polypösen Wucherung der Darmschleimhaut mit neuromuskulären Faseranteilen im Stiel der Polypen. Diese Erkrankung wird wegen der Pigmentanomalien als dysrhaphische Störung in der Saumregion aufgefaßt und deshalb zu den neurokutanen Syndromen gerechnet.

Sturge-Weber-Syndrom

Beim Sturge-Weber-Syndrom sind neben einer Angiomatose des Kleinhirns oder der Retina im Gesichts- und Mundbereich segmental angeordnete Naevi flammei oder Makrocheilien nachzuweisen.

Neurofibromatose

Bei der Neurofibromatose vom Typ der Recklinghausenschen Erkrankung treten Makro- und Hemimakroglossie, außerdem Makruli und Pigmentanomalien der Wangenschleimhaut auf (S. 189).

4. Immunität und Allergie

Der erste Kontakt des Organismus mit körperfremdem Eiweiß (z. B. infektiöses Agens) hinterläßt im Wirtsorganismus eine dauernde Information, die dazu dient, bei erneutem Kontakt das Agens erfolgreich zu inaktivieren.

Diese Information beruht auf der Bildung spezifischer Antikörper. Es handelt sich dabei also um eine normale Reaktion, um einen Schutzmechanismus, der als Normergie bezeichnet wird.

Antikörper sind einige Tage nach dem ersten Antigenkontakt nachweisbar. Die maximale Konzentration stellt sich nach 2–3 Wochen ein. Nach diesem Zeitraum entwickelt sich ein Abfall der Antikörperkonzentration (primäre Immunantwort).

Bei jedem späteren Kontakt mit dem gleichen Antigen treten die Antikörper früher und in größerer Menge auf (sekundäre Immunantwort). Das antikörperbildende System verfügt seit dem ersten Kontakt über informierte Zellen (memory cells), durch die das System für die Bildung eines spezifischen Antikörpers vorbereitet ist. Die Applikation eines Antigens, die zur Bildung spezifischer Antikörper führt, wird als Immunisierung oder Sensibilisierung bezeichnet.

Hypersensibilität

Beim erneuten Kontakt eines immunologisch informierten (sensibilisierten) Systems mit dem Antigen ist neben einer Reaktion vom Typ der sekundären Immunantwort auch eine gewebsschädigende Reaktion, eine Hypersensibilitätsreaktion, möglich.

Typ 1: Anaphylaxie

Bei der ersten Injektion eines löslichen Antigens braucht kein sichtbarer Effekt aufzutreten, es bildet sich aber eine Sensibilisierung. Bei einer Wiederholung der Injektion nach 2–3 Wochen kann eine generalisierte, tödliche Hypersensibilität auftreten. Es bildet sich ein anaphylaktischer Schock. Er ist gekennzeichnet durch eine spastische Kontraktion der Bronchialmuskulatur, eine Steigerung der Kapillarpermeabilität und eine Thrombozytopenie. Der Exitus tritt unter dem Bild der akuten Asphyxie auf. Spezifische Antikörper lagern sich an die Oberfläche von Mastzellen und zirkulierende basophile Leukozyten an (homozytotrope Antikörper). Bei Kontakt mit spezifischen Antigenen tritt eine sehr rasche Degranulierung der Mastzellen und die Freisetzung von Histamin auf.

Bei ca. 10% der Menschen liegt eine familiäre Disposition für eine Überempfindlichkeitsreaktion gegenüber bestimmten exogenen Antigenen, z. B. Pollen, Tierhaaren und Nahrungsmitteln, vor. Sie wird als atopische Allergie bezeichnet. Beim Kontakt mit diesen Antigenen (oder Allergenen) tritt eine lokale anaphylaktische Reaktion auf (z. B. sogenannter Heuschnupfen, Asthma bronchiale).

Typ 2: Zytotoxische Hypersensibilität

Bei der Bindung von Antikörpern an Antigene der Zelloberfläche tritt eine Begünstigung der Phagozytose der antigenhaltigen Zellen durch Änderung der Oberflächenladungen durch Opsonin-Adhaerens an Phagozyten auf. Es kann durch Zytolyse bei einer Aktivierung des Komplementsystems ein Zellmembranschaden auftreten.

Typ 3: Immunkomplextyp

Die Bindung von löslichem Antigen an Antikörper führt zu einer Bildung eines Antigen-Antikörper-Komplexes (Immunkomplex), der eine entzündliche Reaktion erzeugt.

Die Intensität der Reaktion wird bestimmt durch die Menge des Antigens und der Antikörper, und die Qualität der Reaktion wird bestimmt durch die Relation zwischen Antigen und Antikörpern.

Arthus-Reaktion

Bei Antikörperüberschuß tritt eine rasche Präzipitation der gebildeten Komplexe auf. Es bildet sich eine lokalisierte Reaktion (Arthus-Reaktion). Die intradermale Injektion eines löslichen Antigens in einen hyperimmunisierten Organismus mit hohem Titer präzipitierender Antikörper bewirkt eine lokale Reaktion. Das Maximum der Reaktion stellt sich nach 3–8 Stunden ein.

Zellabhängige Hypersensibilität (Transplantatabstoßung)

Diese Form der Reaktion wird als immunologische Reaktion vom verzögerten Typ bezeichnet. Sie ist gekennzeichnet durch Freisetzung bestimmter Faktoren (Lymphokinine), die eine mononukleäre Reaktion bewirken. Außerdem tritt eine Transformation von Lymphozyten zu Lymphoblasten auf, die antigenhaltige Zellen zerstören. Diese Form der Reaktion entwickelt sich in Stunden nach dem Kontakt mit dem Antigen und kann tagelang anhalten. Histologisch ist sie gekennzeichnet durch mononukleäre Infiltrate, Ödem und einen Kapillarschaden. Die Rolle der Makrophagen bei dieser Reaktion ist ungeklärt. Möglicherweise sind sie für die Übertragung der Information zwischen Antigen und antikörperbildenden Zellen verantwortlich.

Autoimmunkrankheiten

Körpereigenes Gewebe wird durch Entzündungen oder durch Bestrahlung so verändert, daß es als Fremdeiweiß empfunden wird. Die gebildeten Antikörper sind dann gegen das körpereigene Gewebe wirksam. Durch diese Antigene können lokale und generalisierte Reaktionen ausgelöst werden. Die Mundhöhle kommt ständig mit Substanzen in Berührung, die als Antigene wirksam sein können. In der Gingiva propria liegen in der gesunden Schleimhaut Ansammlungen von Plasmazellen, die wahrscheinlich ein Zellreservat für eine ständig wirksame lokale Abwehrreaktion darstellen, wobei angenommen werden kann, daß in den Plasmazellen die Immunglobuline für diese Reaktion bereitgestellt werden.

Allergische Reaktion in der Mundschleimhaut

In der Mundschleimhaut kann eine allergisch-hyperergische Reaktion häufig durch Lebensmittelbestandteile (z. B. Proteine, Nußöl, Früchte usw.) und oft durch Medikamente ausgelöst werden. Bei der allergisch-hyperergischen Reaktion der Mundschleimhaut auf Medikamente können grundsätzlich 2 Formen unterschieden werden. Die *Stomatitis medicamentosa* entwickelt sich als orale Manifestation auf enteral oder durch Inhalation aufgenommene Medikamente, die *Stomatitis venenata* bei einer Kontaktallergie.

Stomatitis medicamentosa

Bei den medikamentös ausgelösten allergisch-hyperergischen Reaktionen spielt die Antibiotikaallergie die bedeutendste Rolle. Die Rate der Sensibilisierung auf Penizillin ist vom Applikationsort abhängig. Es ist bei einer enteralen Applikation mit einer Sensibilisierung in 0,1%, bei intramuskulärer in 1–2% und bei lokaler Applikation in 5–12% der Fälle zu rechnen. Die lokale Applikation von Penizillin ist deshalb in der Mundhöhle kontraindiziert.

Die Reaktion vollzieht sich unter dem Bild des anaphylaktischen Typs der immunologischen Reaktion mit typischer Hautmanifestation in Form einer Urtikaria mit großen polyzystischen, konfluierenden Effloreszenzen. Im Gesicht, im Mund und im Rachen bildet sich ein

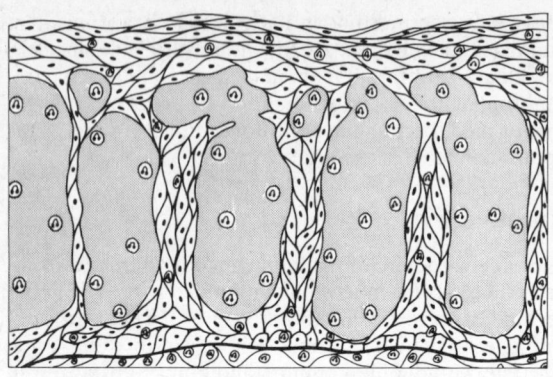

Abb. 7   Allergische Reaktion in der Mundschleimhaut. Intraepitheliale Blasenbildung. Intra- und subepitheliale leukozytäre Infiltrate.

Quincke-Ödem mit Schwellung der Augenlider, der Lippen, akuter Makroglossie und inspiratorischem Stridor durch Kehlkopfödem aus.

Die Stomatitis medicamentosa entsteht in der Regel in einem Zeitintervall von etwa 36–48 Stunden zwischen Applikation und Reaktion. Sie ist durch Schleimhautschwellung, oberflächliche Schleimhautnekrosen und Ulzerationen der Gingiva gekennzeichnet. Die Veränderungen bilden sich im Laufe von einigen Tagen nach Absetzen des auslösenden Medikamentes spontan zurück. (Als auslösende Agenzien kommen Sulfonamide, Prokain, Salyzylate und andere Medikamente in Frage.)

Stomatitis venenata

Durch direkten Kontakt mit der Schleimhaut ausgelöste allergisch-hyperergische Reaktionen können durch viele verschiedene Substanzen ausgelöst werden. Sie werden häufiger als Reaktion auf Prothesenkunststoffe beschrieben. Es kommen jedoch auch Zahnpasta und Mundwässer und andere Substanzen für eine solche Reaktion in Frage. Es bildet sich ein Schleimhautödem mit intraepithelialen Bläschen, die mit Ödemflüssigkeit gefüllt sind. Subepithelial und intraepithelial besteht eine dichte, überwiegend leukozytäre Infiltration (Abb. 7).

5. Entzündungen

Allgemeine Pathologie

Die Fähigkeit, auf Einflüsse von außen zu reagieren und schädigende Agenzien zu neutralisieren, gehört zu den Grundphänomenen des Lebendigen. Die Reagibilität umfaßt die Reaktionsbereitschaft, die durch das zentrale und periphere Nervensystem gesteuert wird und die Fähigkeit, humorale und zelluläre Abwehrmechanismen gegen belebte und unbelebte Agenzien aus der Umwelt zu unterhalten. Diese Abwehrreaktionen laufen unter dem Phänomen der entzündlichen Reaktion ab.

Die Entzündung ist ein örtlich begrenzter, komplexer Vorgang, der durch örtliche Kreislaufstörungen, eine Exsudation von Blutplasma, eine Emigration von Blutzellen und durch die Proliferation von emigrierten und ortsständigen Zellen gekennzeichnet ist. Dieser Vorgang ist mit einer örtlichen Steigerung der Stoffwechselleistung verbunden. Er dient dazu, Schädlichkeiten zu neutralisieren und auszuschalten und die Reparation des im Rahmen der entzündlichen Reaktion zugrunde gegangenen Gewebes zu fördern. Mit der Fähigkeit zur Entzündungsreaktion verfügt der Organismus über ein phylogenetisch und ontogenetisch altes Prinzip zur Erhaltung seiner morphologischen und funktionellen Integrität.

Für **Verlauf** und **Dauer** der entzündlichen Reaktionen sind folgende Faktoren entscheidend:

– Art und Intensität der Schädlichkeit (Art und Virulenz der Bakterien oder Viren, Art und Dauer der chemischen oder physikalischen Schädigung);
– die Resistenzlage des betroffenen Organismus (Art und Intensität der Abwehrreaktion im Verhältnis zur Intensität der Schädigung).

Die relativ strenge Gesetzmäßigkeit beim Ablauf der entzündlichen Reaktion hat zu der Erkenntnis geführt, daß die schädigenden Agenzien diese Reaktion nicht direkt auslösen können. Die Einleitung und Steuerung der Reaktion ist an die Bereitstellung von Mittlersubstanzen, »Mediatoren«, gebunden. Diese Substanzen wirken in einem komplizierten aufeinander abgestimmten System, das bisher noch nicht bis in alle Einzelheiten abgeklärt werden konnte.

Sogenannte gefäßaktive oder vasoaktive Amine wie Histamine werden in den Mastzellen und in den basophilen Granulozyten unter katalytischer Wirkung der Histidinkarboxylase produziert und sind in den Granula dieser Zellen gespeichert. In den meisten Organen ist Histamin unter physiologischen Bedingungen nachweisbar. Das Histamin wird durch Degranulation aus den Mastzellen in die Interzellularsubstanz freigesetzt.

Das Histamin wirkt in der Frühphase der entzündlichen Reaktion. Durch seine Wirkung werden die Arteriolen erweitert und die Permeabilität der Gefäßwand gesteigert. Zwischen den Endothelzellen der Kapillaren und der Venolen kommt es durch Kontraktion der Endothelzellen zu einer Erweiterung der Interzellularspalten, so daß flüssige und geformte Bestandteile des Blutes aus dem Gefäßstrom in das Gewebe übertreten können. Die Wirkung des Histamins dauert etwa 15 bis 30 Minuten. Es wird durch eine Histaminase mit deaminierender Wirkung abgebaut, die aus neutrophilen und eosinophilen Granulozyten freigesetzt wird.

Auch das Serotonin wird vorwiegend in den Mastzellen, in den Thrombozyten und in Anteilen des APUD-Zellsystems gebildet. Es wird im Entzündungsfeld rasch inaktiviert. Wie das Histamin bewirkt es eine Permeabilitätssteigerung der Gefäßwand und eine Erweiterung der Kapillaren.

In gleicher Weise wirken aus dem Blutplasma frei werdende Polypeptide wie Bradykinin oder Kalidin. Lysosomale Proteasen wie z. B. das Kathepsin setzen die vasoaktiven Kinine wie Kalekrein und Kalekreinogen frei. Alle Kinine reizen die Endfasern der sensiblen Nerven und sind damit für den charakteristischen Entzündungsschmerz verantwortlich.

Prostaglandine sind Substanzen, die ursprünglich in der Samenflüssigkeit nachgewiesen wurden. Sie stehen chemisch den Fettsäuren nahe und können in allen Organen nachgewiesen werden. Sie werden nur bei Bedarf synthetisiert und haben eine lokal beschränkte Wirkung. Etwa 1 bis 3 Minuten beträgt ihre Halbwertzeit im Blut. Die Prostaglandine haben ein breites Wirkungsspektrum. Bei der entzündlichen Reaktion sind sie in der Spätphase der Permeabilitätsstörung wirksam. Sie können durch Erregung der sensiblen Nervenendigungen Schmerzen hervorrufen. Prostaglandine können Lysosomen stabilisieren und die Freisetzung von lysosomalen Enzymen aus neutrophilen Granula hemmen.

Die Slow-reacting-substance (SRS) ist ein saurer, schwefelhaltiger Mediator mit einem Molekulargewicht von weniger als 500. Der Bildungsort ist noch nicht eindeutig geklärt. Es wird angenommen, daß sie auch in den Mastzellen gebildet wird. SRS bewirkt eine Kontraktion der glatten Muskulatur. Sie wird durch die aus den eosinophilen Granulozyten stammende Arylsulphatase inaktiviert.

Die Systeme der Mediatoren sind nach den bisherigen Vermutungen erst in den Ansätzen ermittelt. Durch eine Verfeinerung der biochemischen und immunologischen Techniken ist eine weitere und genauere Differenzierung dieses Systems zu erwarten.

Kardinalsymptome der Entzündung nach Celsus und Galen

Erstes Kardinalsymptom = Rubor

Wenige Minuten nach der Einwirkung eines Entzündungsreizes entsteht zunächst ein örtlicher, auf wenige Zellen beschränkter Gewebsschaden (eine Nekrose). Zugleich erweitern sich die unmittelbar benachbarten Arteriolen und Kapillaren. Der Effekt ist eine stärkere und beschleunigte Durchblutung des Reaktionsbereiches, die in einer hellroten Färbung der Haut oder Schleimhaut sichtbar wird.

Zweites Kardinalsymptom = Calor

Die durch die Weitstellung der Strombahn ausgelöste, vermehrte arterielle Durchblutung und die dadurch verursachte Steigerung der Stoffwechselvorgänge führt zu einer örtlichen Temperaturerhöhung, die eventuell durch vergleichendes Fühlen (unsicher) mit den Fingern nachweisbar ist.

Unter dem Begriff des Calor fällt auch die allgemeine, als Fieber in Erscheinung tretende Temperaturerhöhung, die durch die direkte Reizung des Temperaturzentrums durch Toxine und körpereigene Entzündungsstoffe (Eiweißzerfallsprodukte = pyrogene Stoffe) hervorgerufen wird und zu einer allgemeinen Stoffwechselsteigerung führt.

Normaltemperatur (rektal)	36,5–37,0 °C
Erhöhte Temperatur	37,1–37,5 °C
Subfebrile Temperatur	37,6–38,0 °C
Fieber	über 38,0 °C

Bei schnell ansteigenden Temperaturen kommt es zum Schüttelfrost, Frostgefühl mit Zittern und Schütteln des ganzen Körpers.

Drittes Kardinalsymptom der Entzündung = Tumor

Durch die verstärkte Durchblutung und die bessere Versorgung des Gewebes mit Sauerstoff und Nährstoffen wird der Widerstand (Resistenz) des Gewebes gegenüber dem Aggressor stärker. Auf diese Weise kann der entzündliche Reiz unwirksam gemacht werden. Die Reaktion bildet sich zurück. Es tritt eine Restitutio ad integrum ein. Bei stärker wirksamem Entzündungsreiz schließt sich der Dilatation der Arteriolen und Kapillaren eine Ektasie der Venolen an. Es bildet sich eine Prästase aus. In den Gefäßen kommt es zu einer Verlangsamung der Strömungsgeschwindigkeit des Blutes. Sie bewirkt eine Permeabilitätssteigerung

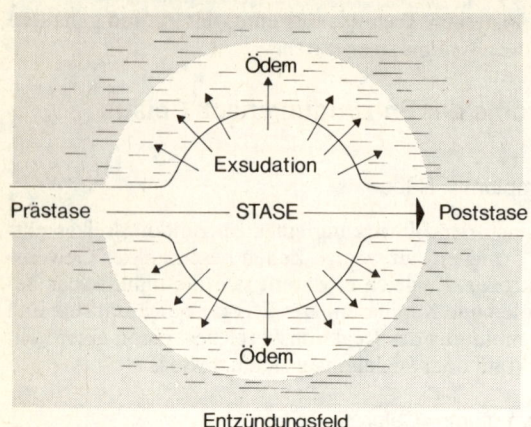

Entzündungsfeld

Abb. 8 Schematische Darstellung der Kreislaufstörungen im Entzündungsfeld. Im Bereich der Gefäßerweiterung Stase mit Permeabilitätssteigerung der Gefäßwand. Im Bereich der Stase Flüssigkeitsübertritt (Pfeile) in das Gewebe. Vor und hinter der Gefäßerweiterung Verlangsamung des Blutstromes = Prästase und Poststase.

mit Austritt von Blutflüssigkeit, Exsudation oder Transsudation. Auch die Lymphgefäße sind im Entzündungsfeld erweitert, und dadurch besteht eine Hemmung der Rückresorption der in das Gewebe übergetretenen Flüssigkeit; es kommt zur Ansammlung des Exsudates im Entzündungsfeld, einem entzündlichen Ödem (Abb. **8**).

Die Volumenvermehrung im Entzündungsfeld erzeugt eine Schwellung.

Klinisch tritt der Tumor im unmittelbaren Entzündungsbereich als druckschmerzhafte (Dolor), mehr oder weniger derbe Schwellung in Erscheinung, während sich als Folge einer kollateralen Transsudation in benachbarten »lockeren« Gewebsabschnitten (Ober- und Unterlid, Ober- und Unterlippe, Wange, Mundboden, Epiglottis, Glottis, Trachea, weicher Gaumen, Uvula) sogenannte kollaterale Ödeme bilden können. Diese sind im Gegensatz zu den schmerzhaft-derben Entzündungsinfiltraten schmerzlos und teigig-weich.

Der klinische Tumorbegriff umfaßt jede entzündliche Schwellung und ist eines der wichtigsten diagnostischen bzw. differentialdiagnostischen Zeichen. Je nach Stadium der Entzündung können klinisch unterschieden werden:

Infiltrat. Weich-derbe bis derb-harte, schmerzhafte, umschriebene Schwellung im unmittelbaren Entzündungsbereich. Entspricht pathophysiologisch der Hyperämie-, Transsudations-, Exsudations- und Infiltrationsphase.

Abszeß. Derbe, druckschmerzhafte, oberflächlich fluktuierende Schwellung als Zeichen der Gewebeeinschmelzung (Eiterung) im Zentrum des Infiltrates. Das Hauptsymptom des Abszesses, die Fluktuation, ist aber nur bei oberflächlich gelegenen Eiterungen (subkutan, submukös) nachweisbar. Bei tief gelegener Abszeßausbreitung in den Spalträumen und Logen der Gesichts- und Halsweichteile ist das Symptom »Fluktuation« nicht nachweisbar.

Merke: Durch nicht vorhandene Fluktuation kann ein Abszeß nicht ausgeschlossen werden.

Phlegmone. Prall gespannte bis derbe, druckschmerzhafte, nicht begrenzte Schwellung bei diffuser, interstitieller Eiterung.

Viertes Kardinalsymptom der Entzündung = Dolor

Durch die Exsudation wird eine erhöhte Gewebsspannung ausgelöst, die zur Erregung sensibler Nervenendigungen führt, zum Entzündungsschmerz.

Klinisch unterscheidet man den Spontanschmerz vom Druck- und Bewegungsschmerz.

Der Spontanschmerz ist meistens ein dumpfer, ausstrahlender, eventuell pulssynchron klopfender Dauerschmerz, der zeitweilig an Stärke zu- oder abnehmen kann. Linderung des Schmerzes durch Kälte, Steigerung durch Wärme. Die Schmerzintensität und der Schmerzcharakter sind abhängig vom quantitativen und qualitativen (akut, subakut, chronisch) Verlauf der Entzündung, also wiederum von der Art und Intensität der Schädlichkeit und der Resistenzlage des Organismus.

Der Druckschmerz und der Bewegungsschmerz werden durch Palpation des Entzündungsgebietes bzw. durch passive Bewegung nachgewiesen. Sie sind wichtige Symptome, vor allem, wenn kein Spontanschmerz angegeben wird.

Fünftes Kardinalsymptom der Entzündung = Functio laesa

Die entzündliche Schwellung und der Schmerz führen zur Einstellung der Motilität, zur Funktionsstörung.

Im Mundhöhlen-Kiefer-Gesichts-Bereich sind die wichtigsten Zeichen der Functio laesa

– der »verlängerte«, nicht belastbare Zahn bei periapikalen Entzündungsprozessen: Der Patient kann nicht auf den Zahn beißen;
– die entzündliche (reflektorische) Kieferklemme bei Übergreifen der

Entzündung auf die Kieferschließer. Der Patient ist außerstande, willkürlich den Unterkiefer völlig zu öffnen. Am Grad der Kieferklemme, die als Distanz zwischen den Schneidekanten der Frontzähne gemessen wird (SKD), kann der Entzündungsablauf mitbewertet werden. Die normale Kieferöffnung beträgt mehr als 40 mm SKD;

– Schluckbeschwerden bei Übergreifen der Entzündung auf die am Schluckakt beteiligte Mundboden-, Zungen-, Gaumen- und Schlundmuskulatur;
– Sprechbehinderung bei Beteiligung der Zunge;
– Kiefersperre bei entzündlichem Erguß in der Kiefergelenkkapsel, wobei hier die Kiefersperre mit einer Kieferklemme kombiniert ist. Der Unterkiefer kann nicht geschlossen werden und weicht, bei einseitiger Gelenkerkrankung, in eine Zwangsstellung (Bonnet-Stellung) zur gesunden Seite hin ab.

Formen der Entzündung nach ihrem histomorphologischen Erscheinungsbild

Exsudative entzündliche Reaktion

Die Einteilung der lokalen entzündlichen Reaktionen nach dem morphologischen Substrat beinhaltet eine zeitliche Reihenfolge. Dabei ist das morphologische Substrat stets durch die zur Zeit der histologischen Untersuchung in einer bestimmten Form geprägten Veränderung gekennzeichnet.

Nach der Gewebsalteration stehen die örtlichen durch die Mediatoren vermittelten Reaktionen an der Gefäßwand im Vordergrund des Erscheinungsbildes. Sie sind durch eine Änderung der Gefäßpermeabilität gekennzeichnet. Es kommt zur Gefäßerweiterung mit Lückenbildung in den kontinuierlichen Wandauskleidungen, die als Ursache für eine Änderung der Blutströmungsgeschwindigkeit in den Gefäßen des Reaktionsbereiches anzusehen ist (Abb. 8). In den betroffenen Gefäßabschnitten entwickelt sich vor dem Zentrum der Reaktion eine Prästase. Im Zentrum eine Stase, die hinter dem Zentrum des Reaktionsbereiches in eine Poststase übergeht. Flüssige Bestandteile des Blutes, zunächst Serum und später Fibrinogen, treten aus dem Gefäßstrom in das Gewebe über. Es bildet sich ein Ödem, das durch eine Auflockerung der bindegewebigen Grundsubstanz mit Auseinanderdrängung der geformten Bestandteile des Bindegewebes sichtbar wird. Der Abtransport der in den Entzündungsbereich eingetretenen flüssigen Blutbestandteile wird durch eine Erweiterung der Lymphgefäße im Zentrum und in der Umgebung des Reaktionsbereiches noch verstärkt. Bei jeder Form des entzündlichen Exsudates kann eine Fibrinabscheidung folgen. Sie kann unter bestimmten Umständen im Vordergrund der Exsudation stehen. Der Grad der Fibrinabscheidung wird dabei durch den Grad der Permeabilitätsstörung der Gefäßwand für Fibrinogen, die Konzentration gerinnungsaktiver Gewebsfaktoren, die Wirksamkeit fibrinolytischer Mechanismen und die Geschwindigkeit der Fibrinresorption bestimmt.

Dem Übertritt von flüssigen Bestandteilen des Blutes in das Gewebe folgt der Übertritt von Blutzellen. Die Wanderung von Leukozyten aus den Gefäßen und an den Reaktionsbereich wird durch chemotaktische und chemokinetische Faktoren reguliert. Es entwickelt sich ein Zusammenspiel chemotaktischer Substanzen, die den Erkennungsmechanismus auslösen und die Wanderungsrichtung der Leukozyten bestimmen. Es werden negative chemokinetische Faktoren wirksam, die die Wanderungsrate herabsetzen und damit eine lokale Konzentration von Zellansammlungen ermöglichen.

Chemokinetische und chemotaktische Faktoren sind erst in den letzten Jahren systematisch untersucht worden und deshalb nur unvollständig charakterisiert. Die bisher vorliegenden Befunde sprechen dafür, daß eine große Zahl von Faktoren besteht, deren Deutung im einzelnen noch nicht abgeklärt werden konnte. Positiv chemokinetisch wirksame Komponenten wie Albumin und Fibrinogen sind im Gewebe in ausreichender Menge vorhanden. Sie sollen eine gute Wanderung der Zellen gewährleisten. Es gibt Hinweise dafür, daß auch negativ chemotaktische Faktoren aktiv werden, die die Wanderungsgeschwindigkeit herabsetzen können und die neutrophilen Granulozyten immobilisieren. Die Faktoren werden nach Phagozytose von Partikeln oder der Aufnahme von Endotoxin aus neutrophilen Granulozyten und Makrophagen freigesetzt, und sie werden über einen noch unbekannten Mechanismus im Blut gebildet.

Chemotaktische Mediatoren oder Zytotoxine haben z. T. eine zellspezifische Wirkung, d. h. sie können auf die chemotaktische Beeinflussung von nur neutrophilen oder nur eosinophilen Granulozyten oder von Makrophagen ausgerichtet sein. Verschiedene Zytotoxine zeigen in ihrer Aktivität große quantitative Unterschiede. Es handelt sich in der Regel um Peptide bzw. Proteine mit einem Molekulargewicht von 500 bis 300000. Es ist bisher nicht geklärt, ob sie durch Synthese oder durch Spaltung größerer Einheiten entstehen.

Verschiedene Bakterien können Substanzen freisetzen, bei denen eine hohe chemotaktische Aktivität in vitro, aber auch im Plasma und im Serum nachweisbar ist. Das Auftreten dieser Aktivität wird nach neueren Untersuchungen mit einer Aktivierung des Komplements in Verbindung gebracht. Dabei spielt die chemotaktische Wirkung des Fragmentes C5A wahrscheinlich eine besondere Rolle. Es konnte gezeigt

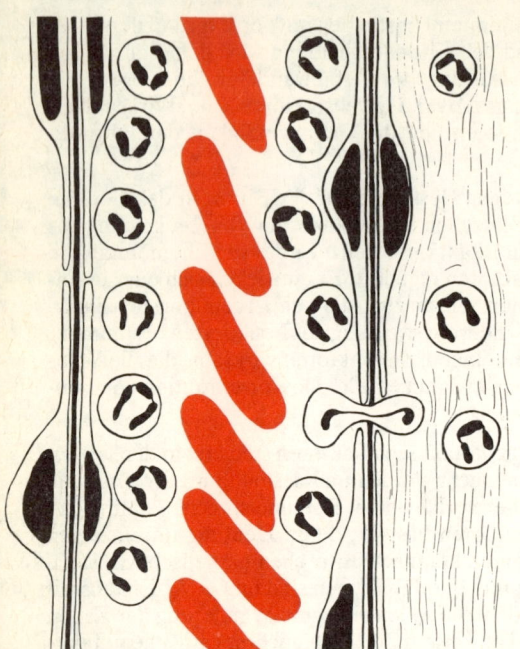

Abb. 9   Leukozytenemigration. Die Leukozyten sammeln sich am Rand des Blutstromes. Sie nehmen Kontakt mit der Endotheloberfläche auf und bewegen sich im Bereich der Kontaktzonen des Gefäßendothels durch Leukotaxine geleitet, durch amöboide Bewegung, in das Entzündungsfeld.

werden, daß bei einem C5-Mangel die Leukozytenwanderung gestört ist. Chemotaktische Substanzen werden vor allem bei Zellnekrosen frei. Durch diesen Vorgang wird die rasche Beseitigung des nekrotischen Materials durch die Phagozytose gewährleistet.

Bei den entzündlichen Vorgängen hat die Freisetzung chemotaktischer Substanzen aus neutrophilen Granulozyten und Makrophagen nach der Phagozytose eine besondere Bedeutung. Die Konzentration dieser Zellen im Entzündungsherd wird vor allem durch diesen Prozeß gesteuert. Die aus Lymphozyten nach Stimulation freigesetzten Lymphokinine z. B. haben auch eine chemotaktische Wirkung auf Leukozyten. Auch aus den zugrundegehenden Erythrozyten werden chemotaktische Substanzen freigesetzt. Bei den aus aggregierten Thrombozyten freigesetzten Zytotoxinen handelt es sich wahrscheinlich um Fettsäuren, wie z. B. Arachidonsäure. Vor dem Entzündungsfeld treten die Leukozyten in den Gefäßen an den Rand des Gefäßstroms (Abb. **9**). Auf der Zelloberfläche ausgebildete Zytoplasmaausläufer treten mit der Zellmembran der Endothelzellen der Gefäßwandauskleidung in Kontakt. Die Leukozyten bilden, nachdem sie sich dem Endothel angelegt haben, Pseudopodien, die sich an den Kontaktzonen zwischen die Endothelzellen schieben und die Kontaktflächen öffnen. Durch die Basallamelle hindurch gelangen die Leukozyten dann in das Bindegewebe. Dort führen Chemotaxine sie in den Reaktionsbereich.

Leukozyten sind Mikrophagen. Sie sind in der Lage, kleine Partikel, vor allem Bakterien durch Phagozytose aufzunehmen und enzymatisch abzubauen. Bei dem Phagozytosevorgang können die Zellen verfetten und dadurch eine gelbliche Färbung des Exsudates hervorrufen.

Nach der Ausbreitung der Leukozytenansammlung im Gewebe, die z. T. von den auslösenden Agenzien abhängig ist, sind die verschiedenen Formen der eitrigen Entzündung zu erklären.

Folgen der exsudativen Entzündung: Die lokal ablaufenden humoralen und zellulären Prozesse sind in der Mehrzahl der Fälle in der Lage, die Reaktion zu begrenzen, die den Prozeß auslösende Alteration zu neutralisieren und die Heilung einzuleiten. Bei einer hohen Virulenz der auslösenden Agenzien und einer Minderung der örtlichen Abwehrmechanismen kann sich die entzündliche Reaktion weiter ausbreiten und zu einer Generalisation des Prozesses führen. Die Ausbreitung kann dabei zunächst in vorgebildeten Höhlen und Spalträumen erfolgen. Greift der Prozeß auf die Wände größerer Gefäße über, können auch die auslösenden Agenzien sich rasch im Gesamtorganismus ausbreiten.

Die vom Organismus lokal aufgebauten Abwehrmechanismen sind in den meisten Fällen in der Lage, die Alteration zu hemmen und ihre Wirkung aufzuheben. So kann eine Heilung oder auch eine Überleitung des klinisch akut verlaufenden Prozesses in eine chronisch protrahierte Form erfolgen.

Bei der Heilung wird das Exsudat über die Lymphbahnen resorbiert. Die Granulozyten werden aufgelöst, ihre Reste werden von Makrophagen durch Phagozytose aufgenommen. Abgebaute Erythrozyten und Reste aus Nekrosen werden ebenfalls durch Phagozytose und intrazellulären Abbau in Makrophagen eliminiert. Es tritt eine Restitutio ad integrum mit einer vollständigen Wiederherstellung der Organstruktur und Funktion ein, wenn nicht die Entzündung mit größeren Gewebsdefekten einhergeht. Die Kontinuität der Organstruktur wird dann über eine Organisation von Granulationsgewebe wieder hergestellt, so daß die Reparation in einer Narbe endet.

Seröse Entzündung

Die seröse Entzündung ist gekennzeichnet durch Austritt eiweißreicher Flüssigkeit aus den geschädigten Kapillaren in benachbarte Hohlräume und Gewebe. Sie tritt durch Einwirkung von Bakterientoxinen und als Begleitreaktion von in der Nachbarschaft ablaufenden entzündlichen

Reaktionen auf. An den Schleimhäuten können sich bei dieser Form der Entzündung intra- und subepitheliale Bläschen ausbilden.

Fibrinöse Entzündung

Ein schwerer entzündlicher Kapillarschaden führt zur Exsudation von Fibrinogen, das extravasal als Fibrin präzipitiert. Diese Präzipitation ist als feine Trübung auf der Oberfläche der Schleimhaut oder als flächenhafte Pseudomembranbildung sichtbar (Abb. **10** und **11**). Die Fibrinauflagerungen sintern zusammen und werden von den subepithelialen Schichten her durch Einwanderung von Leukozyten aufgelöst. Bei der Ablösung der Pseudomembranen bilden sich flache Substanzdefekte, aus denen es bluten kann.

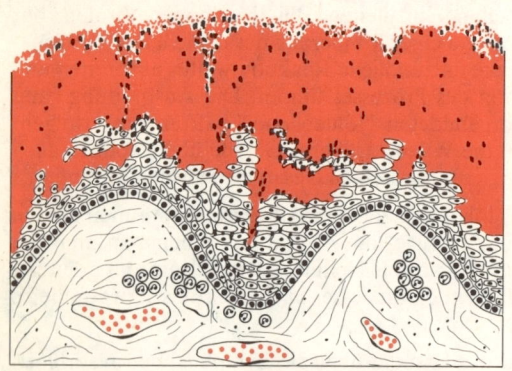

Abb. **10**   Fibrinöse Entzündung der Mundschleimhaut mit Pseudomembranbildung auf der Epitheloberfläche. Basale Epithelzellschicht erhalten.

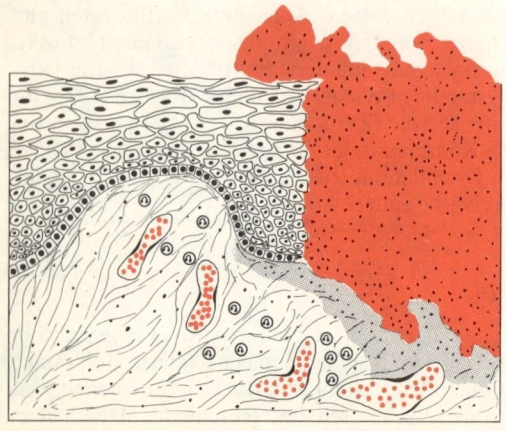

Abb. **11**   Tiefer, bis in die Lamina propria reichender Epitheldefekt mit Pseudomembranbildung. Der Defekt ist mit einem Belag (Schorf) aus Fibrin und Zelldetritus aus der entzündlichen Nekrose gedeckt.

Eitrige Entzündung

Die eitrige Entzündung ist durch eine massive leukozytäre Diapedese mit Bildung von Eiter gekennzeichnet. Der Eiter ist eine Flüssigkeit, die aus reichlich zugrunde gehenden, nekrobiotischen und nekrotischen Leukozyten und nekrotischen Gewebsanteilen (Zelldetritus) besteht. Der Zelldetritus bildet sich unter Einwirkung der proteolytischen Enzyme der Leukozyten. Die eitrigen Entzündungen werden zumeist bakteriell durch Staphylokokken, Streptokokken, Pneumokokken, Gonokokken oder durch Inkorporation von Fremdstoffen oder artfremdem Eiweiß im Gewebe ausgelöst.

Nach der Ausbreitung der Reaktion sind verschiedene Formen der eitrigen Entzündung zu unterscheiden:

Empyem

Eine Eiteransammlung in einem vorgebildeten Hohlraum, z. B. einer Gelenkkapsel oder einem Hohlorgan, wird als Empyem bezeichnet. Die Eiteransammlung entwickelt sich durch Übertritt der Leukozyten und der Eitererreger aus der Wand in die Lichtung der Hohlräume.

Phlegmone

Die phlegmonöse Ausbreitung der eitrigen Entzündung ist häufig durch Streptokokken ausgelöst. Von einer ursprünglich lokalisierten Eiterung kann sich die entzündliche Reaktion auf das in der Umgebung ausgebildete Ödem ausbreiten. Die Organstruktur bleibt erhalten. Streptokokken, die reichlich Hyaluronidase enthalten und Fibrinolysin bilden, erzeugen diese Form der Reaktion.

Abszeß

Durch Bakterientoxine kann es zu einer ausgedehnten Gewebsschädigung mit Ausbildung einer Nekrose kommen, die in kurzer Zeit zu einer Massenemigration von Leukozyten führt. Die Leukozyten phagozytieren die Bakterien und setzen proteolytische Enzyme frei. Diese Form der eitrigen Entzündung spielt sich in festen Geweben ab und bildet sich in Bereichen von Bakterienansammlungen im Gewebe, die entweder fortgeleitet auf traumatischem Wege oder hämatogen in das Gewebe gelangt sind.

Charakteristisch für die abszedierende Entzündung ist ein massiver Gewebsuntergang mit nachfolgender Verflüssigung. Im Zentrum der abszedierenden Entzündung entsteht ein mit Flüssigkeit (Eiter) gefüllter Hohlraum. Außen an diese zentrale Nekrose schließt sich eine Zone aus erhaltenen Leukozyten an. Bei Fortbestehen der Reaktion bildet sich im Randbereich ein Granulationsgewebe aus, das durch Proliferation ortsständiger und emigrierter Zellen entsteht (s. proliferative Reaktion). Das Granulationsgewebe schließt den Abszeß nach außen gegen das gesunde Gewebe ab. Durch die Flüssigkeitsansammlung und den Zelldetritus wird die abszedierende Entzündung über lange Zeit unterhalten. Eine Heilung ist nur dann möglich, wenn das Material nach außen entleert wird, z. B. durch Ruptur infolge der Drucksteigerung innerhalb des Abszesses oder durch chirurgische Inzision. Der Defekt wird durch Narbengewebe ersetzt.

Hämorrhagische Entzündung

Als Folge eines schweren Kapillarschadens, der durch toxische Einwirkung auf das Endothel entsteht, werden die Gefäßwände für Erythrozyten durchlässig. Sie können in das Gewebe austreten.

Proliferative entzündliche Reaktion

Die klinisch akut verlaufenden Entzündungen sind in der Regel dem morphologischen Bild der exsudativen entzündlichen Reaktion zuzuordnen. Die Einordnung der Reaktion kann im Einzelfall sehr schwierig sein, vor allem, wenn ein protrahierter Verlauf durch wiederholte Exazerbation überdeckt wird.

Die akuten Verlaufsformen der Entzündung können wahrscheinlich abhängig von Art und Intensität des Agens und der Abwehrlage des Organismus und des betroffenen Organbereiches in einen klinisch schleichenden, protrahierten chronischen Verlauf übergehen. Bei der klinisch chronischen Verlaufsform der Entzündung tritt im Reaktionsbereich die Proliferation ortsständiger und emigrierter Zellen in den Vordergrund. Diese Zellen bestimmen das morphologische Substrat. Unter Proliferation ist in diesem Zusammenhang eine durch die Entzündung in Gang gesetzte Vermehrung der Zellteilung im Entzündungsfeld zu verstehen. Diese Abgrenzung der proliferativen Entzündung kann nicht so aufgefaßt werden, daß bei der exsudativen Reaktion keine Proliferation und umgekehrt bei der proliferativen Reaktion keine Exsudation stattfindet. Beide Reaktionsformen ergänzen sich. Für die Klassifikation wird das Überwiegen der einen oder anderen Reaktionsform gewertet. Die biochemischen Grundvorgänge für die Steuerung und Erhaltung dieser proliferativen Vorgänge sind bisher nur wenig bekannt.

In der Grundstruktur des Bindegewebes sind neben der nicht sichtbaren flüssigen Grundsubstanz die geformten Bestandteile, die Faserelemente und die ortsständigen und mobilen Zellen zu unterscheiden. Alle zellulären Einzelkomponenten sind am proliferativen Vorgang beteiligt.

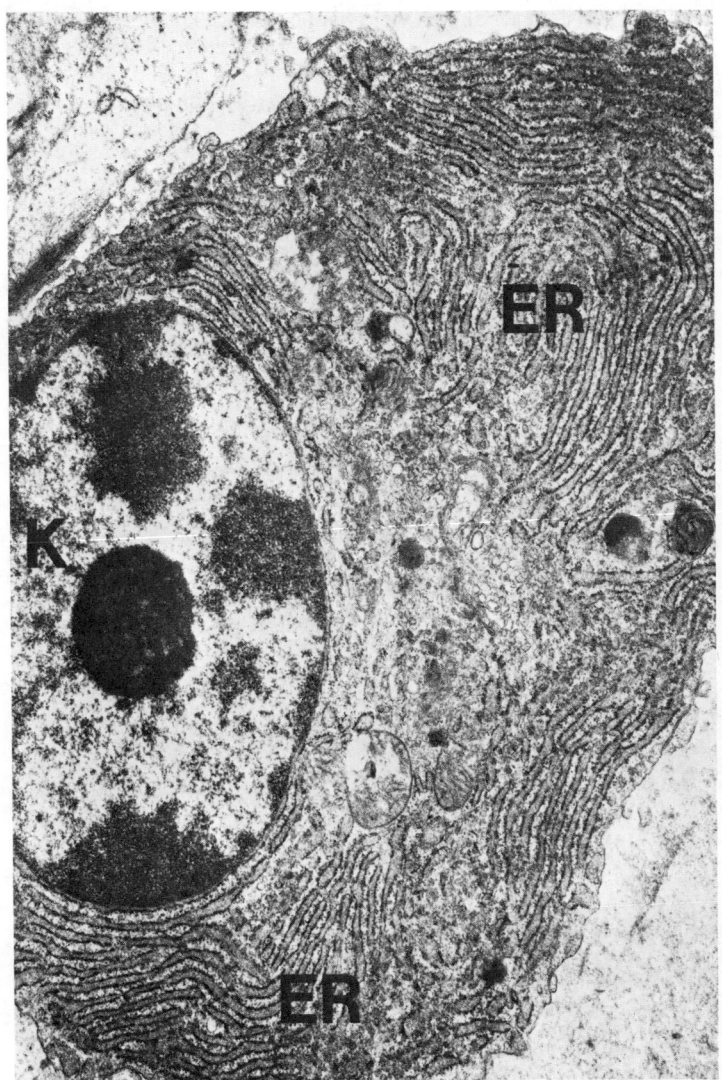

Abb. **12** Plasmazelle im Entzündungsfeld. Radspeicherartige Verdichtung des Karyoplasmas in dem exzentrisch liegenden Zellkern (K). Dicht gelagerte Membranen des rauhen endoplasmatischen Retikulums (ER), in denen Immunglobuline gebildet werden. Elektronenmikroskopische Aufnahme; Vergr. 16000fach.

Im Reaktionsbereich treten viele lymphoide Zellen (Lymphozyten, Lymphoblasten, Immunoblasten, Plasmoblasten, Plasmazellen, Abb. 12) auf. Es wird angenommen, daß diese in Proliferation tretenden lymphoiden Zellen örtlich immunologische Funktionen erfüllen. Sie sind wahrscheinlich in der Lage ortsständige, zellgebundene und humorale Immunreaktionen zu unterhalten.

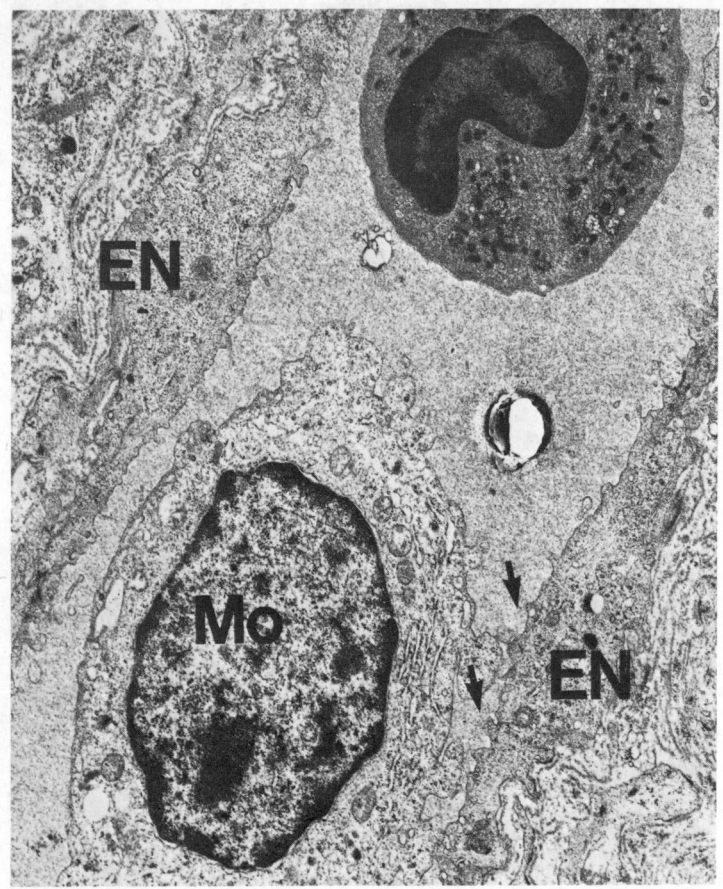

Abb. 13 Kapillare im Entzündungsfeld. Weiße Blutzelle (Monozyt = Mo) tritt mit der Gefäßendothelzelle (EN) in Kontakt (Pfeile). Elektronenmikroskopische Aufnahme; Vergr. 9000fach.

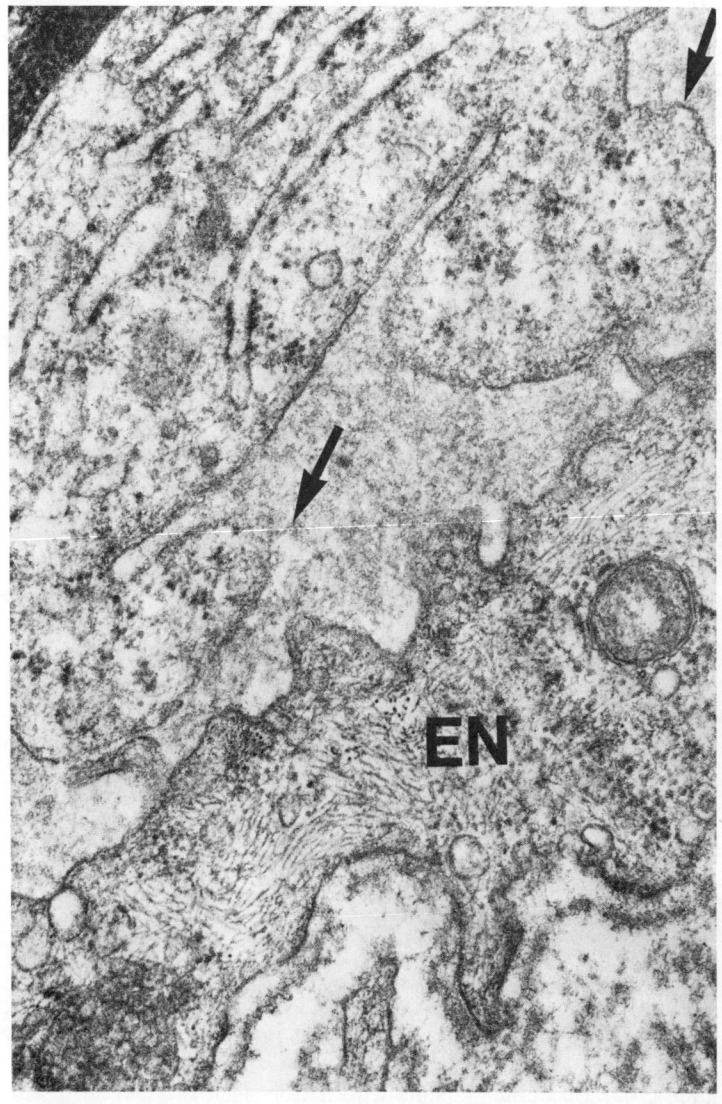

Abb. 14 Auf der Oberfläche der weißen Blutzelle (Monozyt) entstehen füßchenförmige Fortsätze (Pfeile), die sich der Gefäßendothelzelle (EN) unmittelbar anlegen. Vergr. 40 000fach.

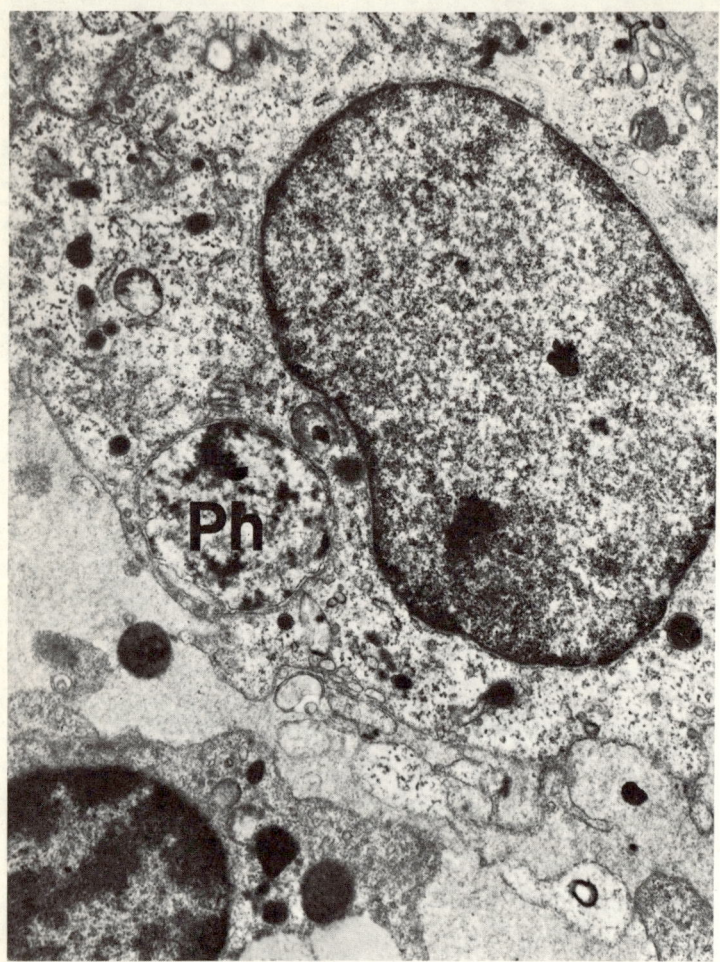

Abb. 15   Makrophage im Entzündungsfeld. Phagolysosomen (Ph), in denen phagozytierte Zellbestandteile aus dem Bereich der Nekrose abgebaut werden. Vergr. 10000fach.

Eine große Bedeutung kommt den Makrophagen zu. Sie bilden sich wahrscheinlich aus Blutmonozyten, die aus dem Gefäßstrom in der Spätphase der exsudativen Reaktion in das Gewebe auswandern (Abb. **13** und **14**). Sie sind zur Makrophagozytose befähigt. Sie legen sich größeren Partikeln (z. B. Zellbestandteilen aus der Nekrose) oder nekrobiotischen Zellen an. In den Kontaktzonen bildet sich auf der Zelloberfläche eine mundähnliche Öffnung, über die die Partikel in das Zytoplasma der Zellen eingeschleust werden. Von Zellmembran umgeben werden diese Partikel in das Zytoplasma der Zellen eingelagert (Abb. **15**).

Zum Abbau der aufgenommenen Substanzen werden im Zytoplasma gebildete und gespeicherte lysosomale Enzyme in die Einschlußkörper eingeschleust, mit deren Hilfe die aufgenommenen Partikel intrazytoplasmatisch abgebaut werden können. Die Makrophagen können unter bestimmten Umständen (z. B. bei der Tuberkulose oder Sarkoidose) durch besondere, im einzelnen bisher nicht bekannte Einflüsse geprägt werden und sich in Granulomen ordnen. Aus den Makrophagen können durch Fusion mehrkernige Riesenzellen entstehen.

Das morphologische Substrat der proliferativen Reaktion wird wesentlich durch das Verhalten der Fibroblasten bestimmt. Die Grundvorgänge, die die Proliferation und Aktivierung der Fibroblasten regeln, sind im einzelnen nur wenig bekannt. Die bisher vorliegenden Befunde sprechen dafür, daß Leukozyten und Makrophagen Enzyme freisetzen, besonders Proteasen, die die Proliferation der Fibroblasten anregen und die Neubildung von Kollagenfasern in den Fibroblasten aktivieren. Wahrscheinlich sind an der Steuerung der Fibroblastenaktivierung aber auch andere Mediatorsysteme beteiligt, die bisher noch nicht ermittelt werden konnten.

Kapillaren und andere Blutgefäße sind an den proliferativen Prozessen beteiligt. Auch für die Kapillarsprossung sind die Faktoren, die die Proliferation regeln, nur wenig bekannt. Vermutlich besteht auch für diese Teilkomponente der Proliferation ein Mediatorsystem. Experimentelle Befunde sprechen dafür, daß unter anderem neutrophile Granulozyten und aktivierte Makrophagen eine Gefäßproliferation auslösen können. Es kommt dabei zu einer gerichteten, in Komplexen angeordneten Proliferation von Endothelzellen. Im Bereich dieser Kapillarsprossen entsteht durch den Blutdruck in nachgeschalteten Gefäßabschnitten ein neues Gefäßlumen, so daß ein auf das Zentrum des Entzündungsherdes ausgerichtetes Längenwachstum der Gefäße möglich wird.

Formen der proliferativen entzündlichen Reaktion:

Granulierende Reaktion

Die granulierende Reaktion ist durch Bildung eines Granulationsgewebes gekennzeichnet, das durch Proliferation ortsständiger und emigrierter Zellen entsteht. Es dient der Reparation von Gewebsdefekten, die im Zuge der Entzündung entstehen, und geht in Narbengewebe über.

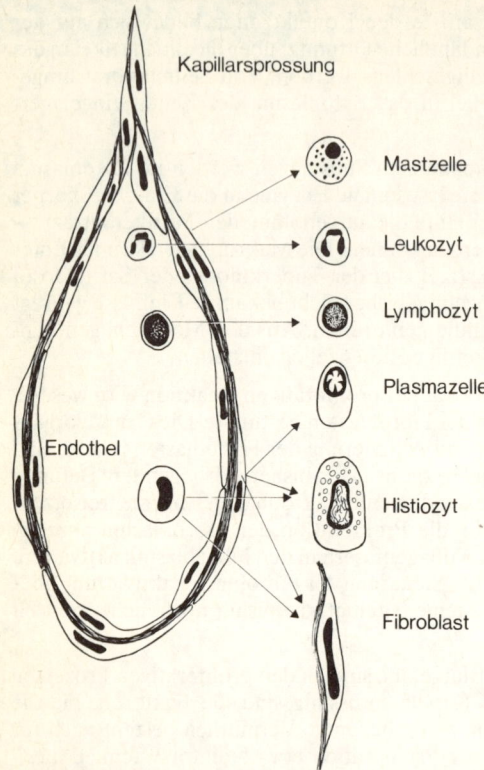

Kapillarsprossung

Mastzelle

Leukozyt

Lymphozyt

Plasmazelle

Endothel

Histiozyt

Fibroblast

Abb. **16** Herkunft der Zellen des Granulationsgewebes.

Das Granulationsgewebe besteht aus Kapillarsprossen, Fibroblasten, neugebildeten Kollagenfasern, Lymphozyten, Plasmazellen und Histiozyten (Abb. **16**). Beim Übergang in das Narbengewebe veröden die neugebildeten Gefäße. Die Fibroblasten gehen in Fibrozyten über bei gleichzeitiger Bildung plumper, kollagener Fasern. Im Endstadium bilden sich die zellulären Elemente weitgehend zurück.

Das Granulationsgewebe bildet sich als äußere Abgrenzung der abszedierenden Entzündung, die sich in Form eines Fistelganges bis zur Oberfläche ausbreiten kann. Der dabei entstehende Fistelgang ist mit Granulationsgewebe ausgekleidet. Über diese Fistelgänge kann die Entleerung eines Abszesses über eine weite Strecke auf der Oberfläche erfolgen.

Das Granulationsgewebe bildet eine membranartige Abgrenzung der Nekrose zum angrenzenden gesunden Gewebe. Man spricht daher von

einer Abszeßmembran. Auch primär vaskulär oder traumatisch bedingte Nekrosen werden vom Granulationsgewebe abgegrenzt, das die narbige Reparation des Defektes bedingt.

Granulomatöse Reaktion

Die granulomatöse Entzündung ist durch Bildung von Granulomen
gekennzeichnet. Es handelt sich dabei um knötchenförmig angeordnetes Granulationsgewebe, das häufig einen typischen Aufbau zeigt (s.
spezifische Entzündungen, S. 58).

Bakterielle Entzündungen

Die unspezifischen, eitrigen Entzündungen (pyogene Infektionen) sind
die häufigsten Entzündungen im Mund-, Kiefer- und Gesichtsbereich.
Verursacht werden sie durch pyogene Kokken (vorwiegend Staphylokokken und Streptokokken), die als fakultativ pathogene Keime die
Mundhöhle und die Haut ubiquitär besiedeln, die aber auch bei man-
gelnder Hygiene in der Praxis oder im Krankenhaus übertragen werden
können (Hospitalismus). Dabei handelt es sich dann meist um hochpa-
thogene Mikroorganismen, die gefürchtete Wund- und Allgemeinin-
fektionen hervorrufen können und häufig gegen zahlreiche Antibiotika
resistent sind. Bei Ansammlung der Mikroorganismen durch Vermehrung in entsprechendem Gewebemilieu (kariöse Defekte, nekrotische
Pulpa, Zahnfleischtaschen, Verletzungen usw.) oder durch Veränderung ihrer Lebensbedingungen (Verschiebung der Keimflora in der
Mundhöhle), aber auch durch die Veränderung des Verhältnisses von
Erregervirulenz zur Abwehrlage des Organismus können die Mikroorganismen ihre pathogenen Eigenschaften entfalten.

Da die Mikroorganismen nicht imstande sind, die geschlossene Epithel-
decke zu durchdringen, bedarf es pathologischer Epitheldefekte, durch
welche die Erreger in die Tiefe des Gewebes gelangen können.

Katarrhalische Stomatitis

In der Mundschleimhaut treten häufig flüchtige Entzündungen auf, die
mit einer Rötung und Schwellung der Schleimhaut einhergehen und bei
denen es zur oberflächlichen Epithelabstoßung kommt.

Histologisch besteht eine Auflockerung des Epithels mit Erweiterung
der Interzellularräume, in denen gelapptkernige Leukozyten liegen. Im
subepithelialen Bindegewebe tritt eine ödematöse Auflockerung mit
Gefäßweitstellung auf. Das Bindegewebe ist ebenfalls von polymorphkernigen Leukozyten durchsetzt (Abb. **17** und **18**).

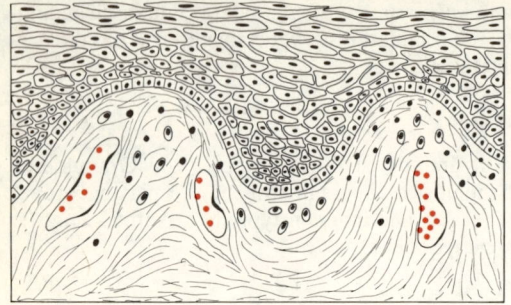

Abb. **17** Normaler Aufbau der Mundschleimhaut. Plattenepithel mit gleichmäßigen Reteleisten im angrenzenden Bindegewebe. Blutgefäße mit einzelnen Lymphozyten und Plasmazellen.

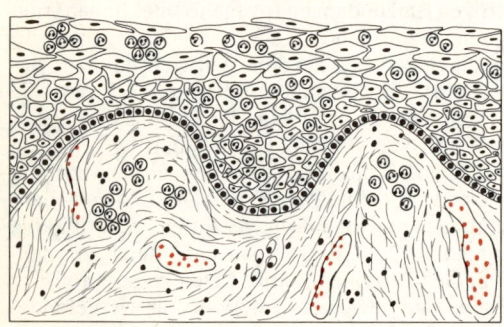

Abb. **18** Eitrig-phlegmonöse Entzündung der Mundschleimhaut. Leukozytenansammlungen in der Lamina propria. Diffuse Durchsetzung des Epithels mit Leukozyten.

Ätiologisch sind pathogene Keime bei Infektionskrankheiten, aber auch Stoffwechselstörungen wie Magen-Darm-Erkrankungen und Nierenerkrankungen mit Urämie bedeutsam. Außerdem können örtlich wirksame Faktoren wie heiße Speisen, Prothesenreize, Zahndefekte oder Medikamente für diese Form der Entzündung verantwortlich sein.

Serofibrinöse Stomatitis

Die serofibrinöse Entzündung der Mundschleimhaut ist durch unterschiedlich tiefgreifende Epitheldefekte gekennzeichnet, in deren Bereich fibrinös-membranöse Beläge entstehen (s. Abb. **10**).

Der Fibrinbelag deckt den Epitheldefekt ab. Das Fibrin ist von Zelldetritus und polymorphkernigen Leukozyten durchsetzt. Im subepithelialen Bindegewebe tritt eine ausgeprägte Hyperämie mit geringen Ansammlungen von Leukozyten auf.

Eitrige Stomatitis

Durch Eindringen von Bakterien in die tiefen Schichten (meistens durch Verletzung, Bißwunden, Prothesen) entsteht die eitrige Entzündung der Mundschleimhaut.

Ulzeröse Stomatitis = Gingivitis/Stomatitis ulcerosa sive Stomatitis/Gingivitis necroticans gangraenescens sive akut nekrotisierende und ulzerierende Gingivitis = ANUG

Erreger sind fusiforme Stäbchen (Fusibacterium nucleatum) und Spirochäten (Borrelia vincenti), die als saprophytische Bewohner der Mundhöhle fakultativ pathogen sind und eine putride Infektion verursachen können.

Ursachen sind

- prädisponierende Faktoren: Parodontitis profunda, Schmutzgingivitis, Dentitio difficilis;
- Verschiebung der physiologischen Mundhöhlenflora, z. B. durch Antibiotikagaben, Überwiegen der Fäulnisbakterien;
- Verminderung der Lokal- und Allgemeinresistenz wie Marasmus, Skorbut, Leukosen und Agranulozytose (oft erstes klinisch erkennbares Symptom dieser Krankheiten = »low-resistance-syndrome«);
- selten (!) bei Schwermetallablagerungen in der Gingiva (Endstromgebiet).

Die ulzeröse Stomatitis ist mit der kindlichen Angina Plaut-Vincent nach Grippe, Masern, Scharlach und unzweckmäßiger Mundpflege, z. B. Mundauswischen beim Säugling und Kleinstkind, identisch.

Beginnt am Gingivalrand und den Papillenspitzen, Ausbreitung auf weitere Gingivabezirke, dann sogenannte Abklatschgeschwüre an der Mundschleimhaut (Stomatitis). Sonderformen: Noma, exanthematische trophische Gangrän.

Die ulzeröse Stomatitis ist durch raschen, unterschiedlich tief reichenden Zerfall des Epithels und des angrenzenden Bindegewebes charakterisiert. Bei der rasch ablaufenden Zerstörung des Gewebes sind meistens nur am Rande der Geschwürsbildungen Reste des Oberflächenepithels erhalten (s. Abb. **11**). Die nekrotischen Gewebsmassen werden abgestoßen und am Boden des Geschwürs bildet sich ein Granulationsgewebe aus, das die Vernarbung des Prozesses einleitet. Wenn bei der Geschwürsbildung Fäulniserreger mitwirken, kann von einer gangräneszinierenden Stomatitis gesprochen werden.

Besonders häufig entstehen solche ulzerösen Entzündungen der Mundschleimhaut bei allgemeiner Schwächung der Resistenzlage des Organismus (Hungerzustände, hämorrhagische Diathese, Skorbut, Streß).

Diese ulzerösen Entzündungsprozesse der Mundschleimhaut können auch bei chronisch-toxischen Schwermetallvergiftungen entstehen (Quecksilber, Blei, Kupfer, Wismut, Phosphor). Dabei kommt es zu Stoffablagerungen, die besonders im Zahnfleischrand konzentriert sind (S. 6).

Gelegentlich tritt eine ausgedehnte ulzeröse Entzündung als Folge einer Autoinfektion mit Mundhöhlensaprophyten bei Kindern zwischen 2 und 12 Jahren nach Allgemeinkrankheiten wie Grippe, Masern, Scharlach, Blutkrankheiten und Avitaminosen auf, wenn örtliche Faktoren, wie schlechte Pflege, Zahnkaries, und Verletzungen der Schleimhaut hinzukommen.

Aktinomykose (aktinomykotische Mischinfektion)

Die Aktinomykose ist eine chronische, nicht ansteckende Infektionskrankheit mit der Besiedlung des Gewebes mit menschenpathogenen Spezies der Gattung Actinomyces (Actinomyces israelii, Actinomyces naeslundii, bzw. Arachnia propionica). Diese im allgemeinen nur unter anaeroben Bedingungen gedeihenden Mikroorganismen sind häufig Bestandteile der Mundflora. Nur zusammen mit Begleitbakterien (Bacterium comitans, Kokken u. a.), die durch fermentative Gewebeauflösung den Boden vorbereiten, vermag er seine Pathogenität zu entfalten (Mischinfektion). Die Gattung Actinomyces wird zu der Familie der Actinomycetaceae zugerechnet. Es handelt sich dabei um grampositive bis gramlabile ca. 1 µm dicke Stäbchen bis Fäden.

Die Infektion kann durch Schleimhautverletzungen, durch nekrotische Zahnpulpa, Extraktionswunden und Zahnfleischtaschen erfolgen. Sie breitet sich im Bindegewebe meistens im Bereich des Mundbodens (zervikofaziale Aktinomykose) aus. Die Zunge und die Speicheldrüsen sind selten befallen. Es imponiert meistens eine bretthartе Schwellung des Mundbodens mit dunkelrot-bläulicher Verfärbung der erkrankten Hautabschnitte. Es bilden sich multiple Fisteln in der Haut der Halsregion. Die Reaktion breitet sich allmählich im subkutanen Fettgewebe aus. Die Abheilung geht mit ausgedehnten Narbenbildungen einher. Der Erregernachweis kann im Abszeßeiter, zuverlässiger mikrobiologisch durch Anaerobenkultur oder durch fluoreszenz-serologische Differenzierung erfolgen.

Histologisch ist eine abszedierende Entzündung nachweisbar, die durch eine Granulationsgewebszone abgegrenzt wird. Außen schließt sich eine unterschiedlich breite Narbenzone an. In den zentralen Eitermassen bilden die Mikroorganismen dichte Knäuel mit einem Durchmesser von 1 bis 2 mm, die als Aktinomyzesdrusen bezeichnet werden (Abb. **19**). In der Mitte dieser Gebilde sind die Keime mehr oder weniger wirr angeordnet. Sie ordnen sich in der Peripherie in radiärer

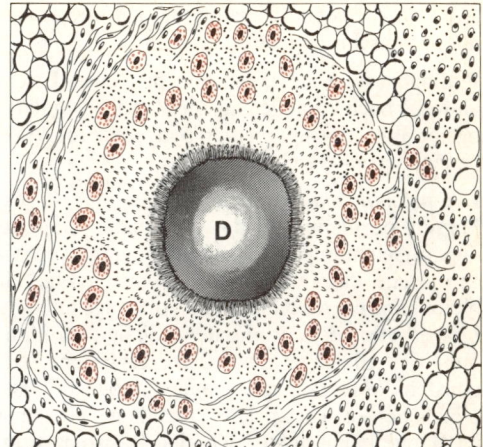

Abb. **19** Aktinomykoti-
sche Mischinfektion. Im
Zentrum Druse (D); mit
umgebender Nekrose
und lockerem Granula-
tionsgewebe, das große
Histiozyten enthält. In
den Histiozyten reichlich
phagozytiertes Material
(Xanthomzellen).

Struktur und zeigen keulenförmige Verdickungen. Im Eiter finden sich
neben zahlreichen neutrophilen Granulozyten und Zelltrümmern meist
viele anaerobe Bakterien anderer Art.

Die **differentialdiagnostische** Abrenzung der entzündlichen Reaktion
kann durch den mikroskopischen Nachweis der typischen Drusen oder
den mikrobiologischen Nachweis der Keime erfolgen.

Chronische Stomatitis

Bei langdauerndem Verlauf der Entzündung treten die proliferativen
Veränderungen im Entzündungsfeld gegenüber den exsudativen in den
Vordergrund. Das subepitheliale Bindegewebe ist dann von Lymphozy-
ten und Plasmazellen durchsetzt. Es tritt eine vermehrte Bildung kolla-
gener Fasern (Sklerosierung) und eine verstärkte Vaskularisation des
Bindegewebes auf.

Gleichzeitig kann eine Atrophie oder eine reaktive Hyperplasie des
Oberflächenepithels entstehen. Die Hyperplasie geht mit einer Verlän-
gerung der Epithelpapillen und herdförmiger Hyperkeratose einher.
Chronische Irritation der Schleimhaut durch Prothesenklammern erzeugen am häufigsten eine solche chronisch-entzündliche Reaktion in
der Mundschleimhaut.

Apikale Parodontitis

Definition. Nach Pulpanekrose durch den Wurzelkanal erfolgende Infektion mit Eitererregern. Entzündliche (Abwehr-)Reaktion im peri-

apikalen Gewebe (Desmodont, Knochenmark). Pathologisch-anato-
misch: umschriebene Osteomyelitis.

Pathogenese. Eindringen von pyogenen Erregern in das periapikale
Gewebe nach vorangegangener Infektion und Nekrose der Pulpa. Häu-
figster Infektionsweg einer pyogenen Infektion des Kiefers und der
benachbarten Weichteile.

Die *primäre akute apikale Parodontitis* (direktes Übergreifen einer
Pulpitis purulenta auf das periapikale Gewebe) mit akuten Entzündungserscheinungen ist selten. Häufiger entwickelt sich eine primär
chronische Parodontitis apicalis im Gefolge einer Pulpagangrän und
bleibt klinisch, da symptomlos, oft lange unbemerkt. Doch ist die akute
Exazerbation der chronischen apikalen Parodontitis bei einer Verschiebung des Gleichgewichtes Erregervirulenz: Abwehrreaktionen zuun-
gunsten des Organismus jederzeit möglich. Ursachen dafür können der
plötzliche Verschluß des Wurzelkanales, zahnärztliche Manipulation
im Wurzelkanal, aber auch eine Resistenzverminderung des Organismus (grippaler Infekt – »Verkühlung« –, andere interkurrente Erkrankungen) sein. Die Erreger sind Staphylokokken, Streptokokken, Kolibakterien, Pneumokokken, Pyozyaneusbazillen und verschiedene
Anaerobier der Mundhöhlenflora. Überwiegend werden Mischinfektionen dieser Keime beobachtet. Beim Übertritt der putriden Infektion
(Gangrän) des Wurzelkanals in das periapikale Gewebe tritt stets ein
Wandel zur pyogenen Infektion ein. Die hohe Beteiligung des Staphylococcus aureus und des Streptococcus pyogenes (serologische Gruppe A)
läßt vermuten, daß die von diesen Keimen gebildeten Fermente Fibrinolysin und Hyaluronidase eine wichtige Rolle beim Zustandekommen
der Infektion spielen.

Akute apikale Parodontitis

Selten ist die primär apikale Parodontitis als akute entzündliche Reaktion auf das Eindringen von Eitererregern aus dem Wurzelkanal in das
periapikale Gewebe. Häufiger kommt die sekundär akute apikale Parodontitis vor als Folge der Exazerbation einer bereits bestehenden chronischen apikalen Parodontitis.

Hyperämie mit seröser Durchtränkung, zunächst des Desmodonts,
dann des Knochenmarkes. Rasch einsetzende zellige Infiltration, Gewebeeinschmelzung, Eiterung, osteoklastischer Knochenabbau
(Abb. **20**).

Die Frühphase der Reaktion des periapikalen Gewebes ist gekennzeichnet durch Gefäßerweiterung, eine örtliche Zirkulationsstörung
mit ödematöser Durchtränkung des Bindegewebes. Wanderzellen und
mobilisierte Gefäßwandzellen sammeln sich im Reaktionsbereich. Die

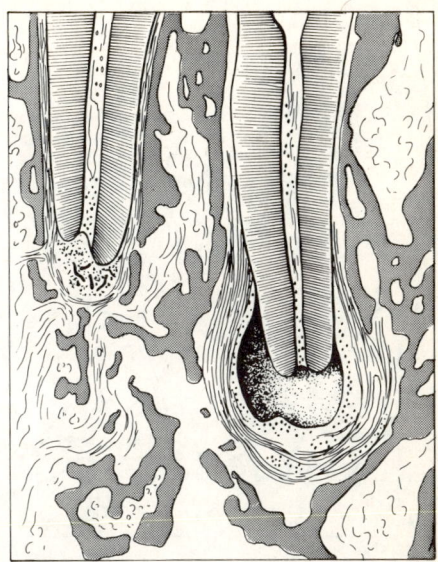

Abb. **20**   Apikale Parodontitis. Apikales Granulationsgewebe mit zahlreichen Gefäßen von faserreicher Bindegewebsschicht umgeben (links). Einschmelzung und Abszeßbildung mit bindegewebiger Abszeßmembran (rechts).

Osteoklasten am Knochen sind mobilisiert. Der Knochenabbau setzt mit Entzündungsbeginn ein.

Virulenz der Bakterien und Reaktionszustand des Gewebes sind maßgebend für den Grad der leukozytären Reaktion und das Ausmaß der Gewebseinschmelzung, die sich der initialen Zirkulationsstörung anschließt. Nach dem **histologischen** Bild sind phlegmonöse und abszedierende Ausbreitungsformen der Entzündung zu unterscheiden. Bei der abszedierenden Reaktionsform bildet sich eine Abszeßabgrenzung durch reaktiv-proliferative Reaktionen des umgebenden Bindegewebes. Im Gebiet der Einschmelzung herrschen Knochenabbauvorgänge vor. Die osteoblastische Aktivität fehlt vollständig. Bei der phlegmonösen Ausbreitungsform tritt eine diffuse Durchsetzung des Gewebes mit Entzündungszellen auf.

Die akute apikale Parodontitis verläuft in charakteristischer Weise in 4 Phasen, die allerdings je nach Ablauf des Entzündungsgeschehens verschieden rasch einander folgen bzw. ineinander übergehen (Abb. **21**).

1. Phase (desmodontale, periodontale Phase)

Das Entzündungsgeschehen ist im wesentlichen auf den Desmodontalspalt beschränkt. Klinisch erscheint der Zahn »verlängert« (Frühkontakt: Der Zahn wird durch das Ödem und den serösen Erguß aus seiner

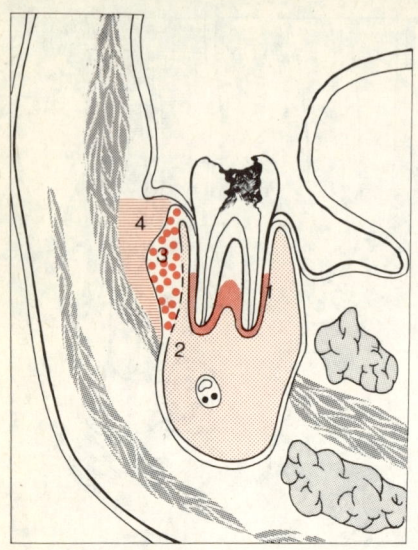

Abb. 21   Ausbreitungs-
phasen der akuten apika-
len Parodontitis.
1 Desmodontale Pha-
se (Periodontitis)
2 Enossale Phase
3 Subperiostale Phase
(subperiostaler Abszeß)
4 Weichteilphase (hier:
submuköser Abszeß)

Alveole in Richtung Okklusionsebene herausgedrängt). Axialer (vertikaler) Druck- und Klopfschmerz des Zahnes, Spontanschmerz, welcher
rasch an Heftigkeit zunimmt, eventuell vergrößerte, druckschmerzhafte regionäre Lymphknoten.

Therapie. Trepanation des Wurzelkanales und damit Eröffnung und
Entlastung des periapikalen Prozesses. Bei Erhaltungsunwürdigkeit des
Zahnes Extraktion.

2. Phase (enossale Phase)

Die Infektion breitet sich im Knochenmark aus, wobei sie dem kürze-
sten Weg zur Knochenoberfläche folgt (klinisch keine Osteomyelitis).
Der Übergang von der Phase 1 ist fließend und kann innerhalb weniger
Stunden erfolgen. Die Symptome sind durch zunehmende, heftige,
ausstrahlende, vom Patienten oft nicht lokalisierbare Schmerzen gekennzeichnet, die als klopfend oder pulsierend empfunden werden. Der
Zahn ist jetzt auch horizontal klopfempfindlich. Bei Ausbreitung der
Infektion in das Vestibulum oris beginnende Rötung der Schleimhaut
des Alveolarfortsatzes und apikaler Druckschmerz. Der Schmerz wird
durch Wärme gesteigert, Kälte kann ihn lindern. Das Allgemeinbefin-
den des Patienten ist häufig beeinträchtigt, Fieber ist möglich.

Therapie. Trepanation des Wurzelkanales; wenn nicht möglich oder
erfolglos: Knochentrepanation (Schrödersche Lüftung). Bei Erhal-

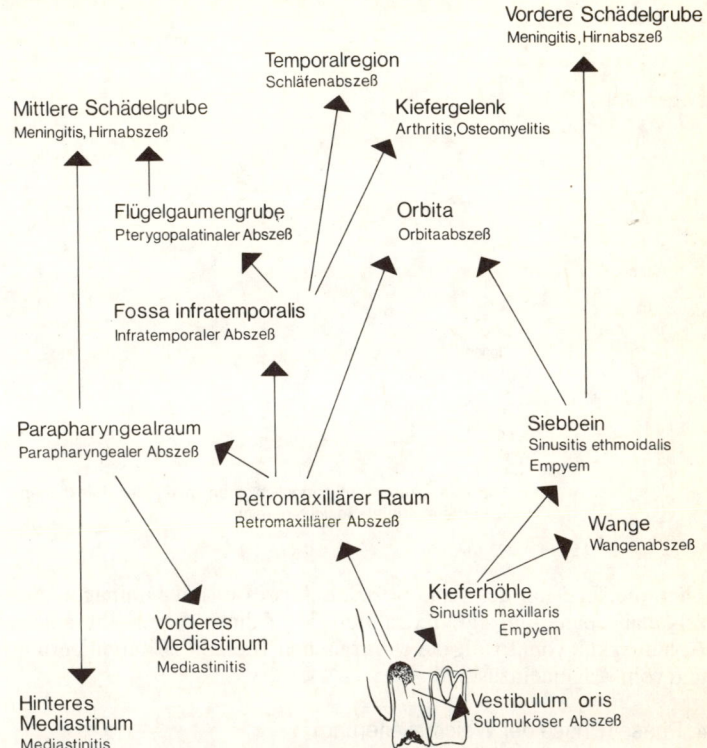

Abb. 22 Ausbreitungsmöglichkeiten pyogener Infektionen im Oberkiefer.

tungsunwürdigkeit des Zahnes Extraktion. Kälteapplikation, bei Fieber oder bei Erfolglosigkeit der chirurgischen Therapie Antibiotikamedikation.

3. Phase (periostale Phase)

Die Eiterung hat nach Penetration der Kortikalis das Periost erreicht. Klinisch: Höhepunkt der Entzündung. Zunahme der örtlichen Weichteilschwellung als derbes, stark druckschmerzhaftes Infiltrat. Gleichzeitig entwickelt sich in den ödemprädisponierten Zonen des Gesichtes (Ober- und Unterlid, Ober- und Unterlippe, Wange) ein zunehmendes, weiches, schmerzloses kollaterales Ödem. Unerträgliche, ausstrahlende Schmerzen im Entzündungsbereich mit erheblicher Beeinträchtigung des Allgemeinzustandes.

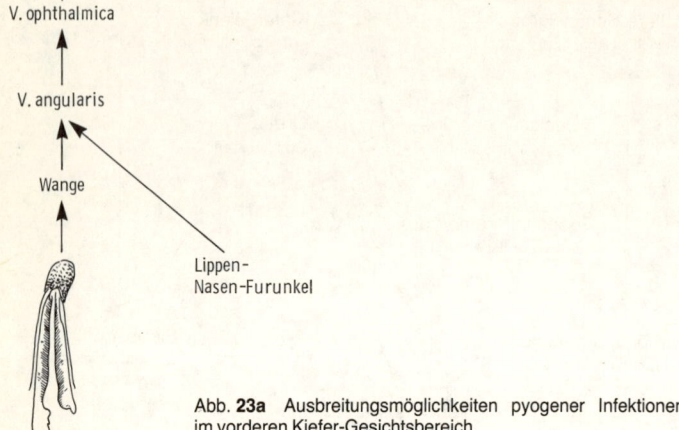

Sinus cavernosus

V. ophthalmica

V. angularis

Wange

Lippen-
Nasen-Furunkel

Abb. 23a Ausbreitungsmöglichkeiten pyogener Infektionen im vorderen Kiefer-Gesichtsbereich.

Therapie. Inzision des subperiostalen Abszesses mit Drainage; Wurzelkanaltrepanation; ggf. Extraktion des Zahnes. Chemotherapie in Abhängigkeit vom Erfolg der chirurgischen Therapie (Eiterentleerung) und vom Allgemeinzustand.

4. Phase (Phase der Weichteileiterung)

Mit dem Durchtritt des Eiters durch das Periost ist der Höhepunkt der Entzündung zunächst überschritten, allerdings drohen bei Ausbreitung der Infektion in die tiefer gelegenen Spalträume und Logen der Gesichts- und Halsweichteile die Komplikationen der Weichteil- und Logeneiterungen (Abb. **22** und **23a–b**).

Die Schmerzen lassen im allgemeinen nach, das kollaterale Ödem bildet sich zurück, doch nimmt die lokale Schwellung am Ort der Eiterung (Infiltrat, Abszeß) zu. Die Schwellung ist stark druckschmerzhaft, bei oberflächlicher Lage sind Schleimhaut oder Haut gerötet. Fluktuation ist nur bei oberflächlich (subkutan, submukös) gelegenen Abszessen nachweisbar.

Therapie. Abszeßeröffnung, ggf. mit gleichzeitiger Extraktion des ursächlichen Zahnes. Chemotherapie bei unergiebiger Inzision, bei Logeneiterungen und bei stark herabgesetztem Allgemeinzustand.

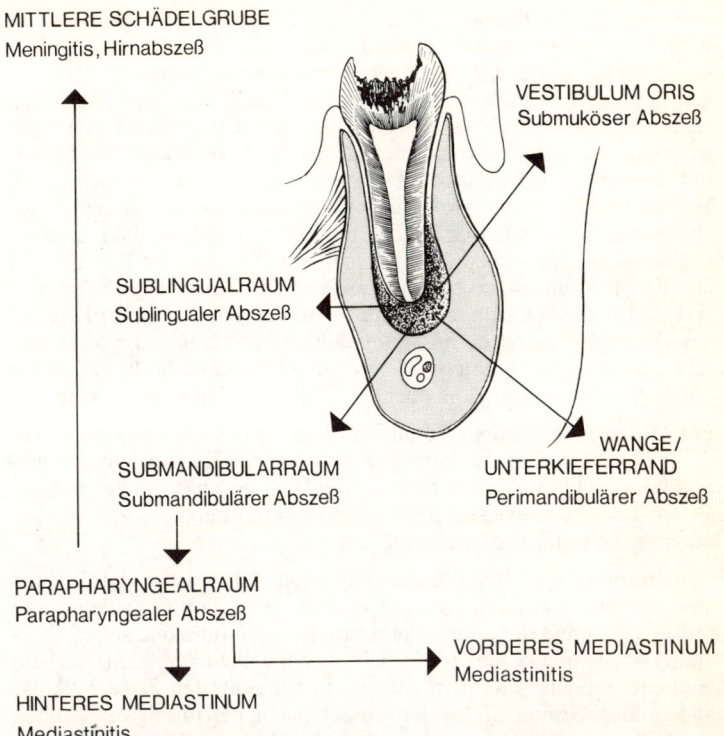

MITTLERE SCHÄDELGRUBE
Meningitis, Hirnabszeß

VESTIBULUM ORIS
Submuköser Abszeß

SUBLINGUALRAUM
Sublingualer Abszeß

SUBMANDIBULARRAUM
Submandibulärer Abszeß

WANGE /
UNTERKIEFERRAND
Perimandibulärer Abszeß

PARAPHARYNGEALRAUM
Parapharyngealer Abszeß

VORDERES MEDIASTINUM
Mediastinitis

HINTERES MEDIASTINUM
Mediastinitis

Abb. 23b   Ausbreitungsmöglichkeiten pyogener Infektionen im Unterkiefer.

Chronische apikale Parodontitis

Die chronische apikale Parodontitis entwickelt sich, klinisch unbemerkt, im Anschluß an eine Pulpagangrän oder (selten) nach einer primär akuten apikalen Parodontitis, wenn die Infektionsursache (Wurzelkanal) ohne oder ohne ausreichende Behandlung blieb.

In diesem Falle ist das Verhältnis von Erregervirulenz zur Abwehrreaktion für den Organismus günstiger. Je nach Krankheitsablauf (chronisch, chronisch mit subakuten Schüben) können sich unterschiedliche klinische und pathomorphologische Zustandsbilder entwickeln.

Im periapikalen Raum entwickelt sich als Reaktion auf die vom Wurzelkanal eindringenden Erreger ein mehr oder weniger gefäßreiches Granulationsgewebe, das – je nach Verlauf der Entzündung – durch faserreiches, gefäßarmes Bindegewebe umgeben oder ganz ersetzt wird. Der periapikale Knochen wird dabei allmählich durch Osteoklasten abgebaut. Das so entstandene periapikale »Granulom« kann auf den Desmodontalspalt begrenzt sein, allmählich aber auch an Größe zunehmen. Durch subakute Schübe, meist mit vorübergehenden geringfügigen klinischen Symptomen, können sich innerhalb des Granulationsgewebes gut begrenzte Abszesse entwickeln. Bei schleichendem Verlauf der Entzündung kann das »Granulom« durch reaktiven Knochenanbau mit verstärkter Einlagerung von Kalksalzen mit einer kompaktaähnlichen Knochenschicht umgeben werden, die im Röntgenbild als »Kompaktalinie« erscheint und bei entsprechender Größe des periapikalen Prozesses eine radikuläre Zyste vortäuschen kann. Erreicht das Granulationsgewebe im Desmodontalspalt verbliebene Malassezsche Epithelreste, so kann sich durch deren reaktive Proliferation ein epithelführendes Granulom oder eine radikuläre Zyste entwickeln.

Bei chronisch subakutem Verlauf entsteht eine chronisch-granulierende apikale Parodontitis (Partsch), bei der sich, klinisch nahezu symptomlos, das Granulationsgewebe unter Bildung eines Fistelganges zur Oberfläche hin entwickelt und dort als intermittierend sezernierende odontogene Fistel in Erscheinung tritt.

Histomorphologie. Histologisch entwickelt sich bei der chronischen apikalen Parodontitis ein runder Herd, der zentral aus Granulationsgewebe besteht und der durch eine straffe Bindegewebszone außen abgegrenzt ist (Abb. **24**), die in die erhaltene Wurzelhaut übergeht. Bei dem epithelführenden Granulom entsteht in der zentralen Zone retikulär angeordnetes Epithel. Es besteht aus schmalen, netzförmig verzweigten Epithelzügen. Die einzelnen Epithelzellen haben ein helles, lockeres Zytoplasma und sind nur schwer abzugrenzen. Innerhalb der Epithelzüge sind die verzweigten Zellen weitmaschig angeordnet. Zwischen den Epithelsträngen und den häufig arkadenartig angeordneten Epithelfortsätzen liegt Granulationsgewebe (Abb. **25**).

Therapie. Der periapikale Granulationsherd wird durch eine Wurzelspitzenresektion oder durch Exkochleation nach Entfernung des Zahnes ausgeräumt. Beim Vorliegen einer Fistel muß diese gleichzeitig exzidiert werden.

Dentitio difficilis (Durchbruchstörungen der Zähne)

Durchbruchstörungen der Zähne, ausgenommen die der Weisheitszähne und dabei besonders der unteren, sind außerordentlich selten.

Beim normalen Zahndurchbruch nähert sich die vom Zahnsäckchen (vereinigtes inneres und äußeres Schmelzepithel) umgebene Zahnkrone der straffen und dem Alveolarfortsatz fest anhaftenden Gingiva

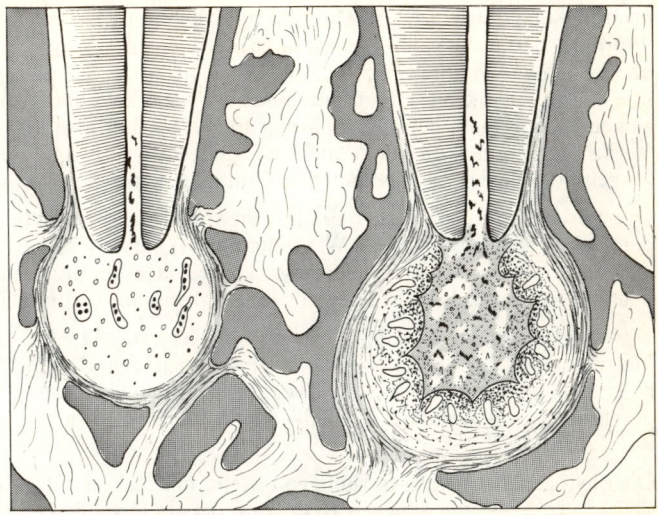

Abb. **24**   Chronisch apikale Parodontitis. Abszeßhöhle von stark zellig infiltriertem Granulationsgewebe umgeben. Am Rand faserreiches Bindegewebe; Knochenabbau.

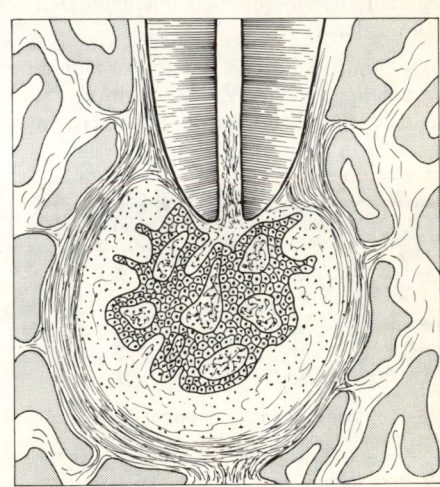

Abb. **25**   Epithelführendes Granulom. Durch den chronischen Entzündungsreiz ist das Epithel der Malassezschen Epithelreste in Strängen und Netzen proliferiert.

propria. Sobald sich das Schmelzepithel und die Basalschicht der Gingiva propria berühren, verschmelzen sie zu einer gemeinsamen, den Zahn überziehenden Epithelschicht (Abb. **26**). Die vom Schmelzepithel überzogene Zahnkrone schiebt sich durch das manschettenartig zurückziehende Gingivaepithel, so daß ein eigentlicher »Zahndurchbruch« mit Verlust der Epithelkontinuität nicht stattfindet. Erst während der Gebrauchsperiode des Zahnes geht diese Epithelkontinuität verloren.

Durchbruchstörungen werden deshalb im Milchgebiß und im bleibenden Gebiß (ausgenommen bei Weisheitszähnen) nur beobachtet, wenn traumatische Schädigungen des Zahnsäckchens oder durch die Schleimhaut penetrierende Infekte eine vorzeitige Entzündung verursachen.

Dieser Vorgang kann beim Weisheitszahn gestört sein, der infolge Platzmangels häufig außerhalb des Alveolarfortsatzes und damit außerhalb der Gingiva propria im Bereich der beweglichen Mundschleimhaut durchbricht, was Anlaß zu vielfältigen entzündlichen Komplikationen ist (s. Abb. **27**).

Die phylogenetische Entwicklung von Kiefer und Zähnen führt offensichtlich zu einer allmählichen Reduktion der Kiefergröße bei gleichbleibender Größe der einem getrennten Erbgang unterliegenden Zähne. Die Folge dieses Mißverhältnisses von Kiefergröße und Zahngröße sind Durchbruchstörungen der dadurch häufig platzbeengten Weisheitszähne, aber auch Zahnretention, Zahnverlagerung und Reduktion der Zahnzahl. Von letzterem sind neben den Weisheitszähnen insbesondere die seitlichen Schneidezähne und die zweiten Prämolaren betroffen, während Zahnretentionen besonders häufig bei den Weisheitszähnen, den oberen Eckzähnen und den unteren Prämolaren beobachtet werden.

Als Dentitio difficilis bezeichnet man die entzündlichen Komplikationen beim gestörten Zahndurchbruch. Sie ist ein typisches Krankheitsbild des raumbeengten unteren Weisheitszahnes.

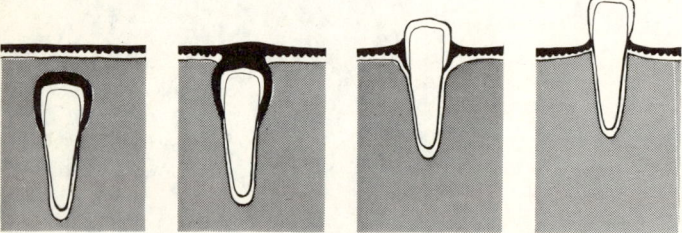

Abb. **26**   Normaler Zahndurchbruch. Keine Taschenbildung, weil der Zahn im Bereich der fest mit dem Knochen verwachsenen Gingiva propria durchbricht, wobei das Schmelz- und das Gingivaepithel zu einer einheitlichen, den Zahn überziehenden Schicht miteinander verschmelzen.

Der raumbeengte untere Weisheitszahn gelangt bei seinem Durchbruch unter die bewegliche Schleimhaut des Trigonum retromolare. Diese wird, da nicht fest mit dem Kieferknochen verwachsen, von dem höhertretenden Weisheitszahn emporgehoben, so daß die Verschmelzung von Schmelzepithel der Zahnkrone mit dem Gingivaepithel nicht oder nur im mesialen Anteil der Weisheitszahnkrone eintreten kann, die sich dicht hinter dem Zwölfjahrmolaren der dort noch angehefteten Gingiva nähert. Durch mechanische Insulte und Einreißen der Gingiva, welche durch die häufig verzögerte oder zum Stillstand gekommene Durchbruchsbewegung des Weisheitszahnes begünstigt wird, kommt es zur Taschenbildung zwischen dem Schmelzepithel und dem Bindegewebe der Mukosa. Diese die Zahnkrone umgebende perikoronare Tasche, in welcher sich Zelldetritus und Speisereste ansammeln, ist ein idealer und jeglicher Selbstreinigung unzugänglicher Schlupfwinkel für die fakultativ pathogenen Keime der Mundhöhle. Eine Schlupfwinkelinfektion, die chronisch verlaufen kann, in der Regel aber zu einer akuten entzündlichen Reaktion führt, ist die Folge. Durch entzündungsbedingten Knochenabbau kann sich die perikoronare Tasche erheblich vergrößern (Abb. **27**).

Histomorphologisch findet sich eine eitrig-exsudative Entzündung im Bereich der die Tasche begrenzenden Schleimhaut, deren Ausbreitung in den umgebenden Knochen möglich ist.

Da der obere Weisheitszahn auch bei Platzmangel im Bereich der mit Gingiva propria bedeckten Tubera maxillae durchbricht, sind selbst bei Verlagerung des Zahnes entzündliche Komplikationen im Sinne einer Dentitio difficilis wesentlich seltener.

Klinisch macht sich die perikoronare Entzündung durch Schmerzen, Rötung und zunächst ödematöse, dann infiltrative Schwellung der die Zahnkrone umgebenden Schleimhautkapuze bemerkbar. In der Tasche selbst bildet sich Eiter, der im allgemeinen nicht spontan abfließen

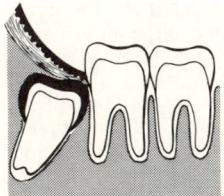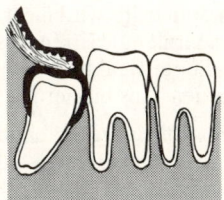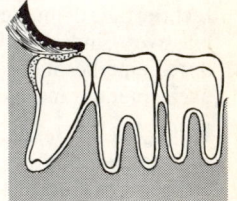

Abb. **27**   Entstehung einer Dentitio difficilis des unteren Weisheitszahnes. Zwischen Zahnkrone und Schleimhaut entsteht eine Tasche, weil der Zahn wegen Platzmangels im Alveolarfortsatz im Bereich der beweglichen Mukosa durchbricht, diese anhebt und deshalb die Vereinigung von Schmelz- und Gingivaepithel ganz oder teilweise ausbleibt.

kann. Die regionären Lymphknoten sind druckschmerzhaft vergrößert
(Stadium I). Bei weiterer Ausbreitung der Infektion kommt es wegen
der Nachbarschaft der Kieferschließmuskulatur frühzeitig zu einer Kieferklemme. Die Eiterung kann auf den Taschenbereich begrenzt sein
oder sich submukös, entlang der Linea obliqua in die Gegend des 1.
Molaren und des 2. Prämolaren ausbreiten (Stadium II). Schließlich
kommt es zum Fortschreiten der Eiterung in die benachbarten Logen
und Spalträume (Stadium III) oder bei entsprechender Immunitätslage
des Organismus zur Kieferosteomyelitis. Eine seltene, aber mögliche
Komplikation der Dentitio difficilis ist die Stomatitis ulcerosa der Gingiva und Mundschleimhaut (S. 33).

Therapie. Die Behandlung besteht in der möglichst frühzeitigen Beseitigung der Schlupfwinkelinfektion durch lokale Maßnahmen (Taschen-
behandlung). Bei fortgeleiteter Eiterung sind die Abszesse zu eröffnen
und je nach Krankheitsverlauf chemotherapeutische Maßnahmen einzuleiten. Nach Abklingen der akut entzündlichen Erscheinungen muß
der Weisheitszahn, soweit dies nicht mit der Abszeßeröffnung erfolgt
ist, fast stets entfernt werden, da der nicht zu behebende Platzmangel
mit großer Sicherheit zum Rezidiv führt.

Kieferosteomyelitis

Definition. Die Osteomyelitis ist eine *akute* oder *chronische* Entzündung des Knochenmarks als Folge des Eindringens von virulenten Eitererregern. Definitionsgemäß ist deshalb auch die apikale Parodontitis
eine Osteomyelitis, denn alle entzündlichen Reaktionen im oder am
Knochen erfolgen im Knochenmark, in den Haversschen Kanälen und
im Periost, während der mineralisierte Knochen selbst nur passiv reagiert. Trotzdem ist es sinnvoll, einige klinisch und pathomorphologisch
klar definierte Krankheitsbilder, die im Knochen nur umschriebene
Reaktionen hervorrufen, aus dem Krankheitsbegriff der Osteomyelitis
herauszunehmen und sie als apikale Parodontitis, Alveolitis, Osteosklerose usw. zu bezeichnen. Immunologisch ist diese Unterscheidung ge-
rechtfertigt, denn die Osteomyelitis wird nicht nur durch ein besonders
massives Eindringen hochvirulenter Erreger verursacht, sondern auch
durch eine besondere, erhöhte Reaktionsbereitschaft des Organismus
nach einer vorausgegangenen Sensibilisierung (S. 9).

Pathogenese. Bei der Vielzahl eitriger Infektionen im Kiefer (Pulpitis,
apikale Parodontitis, Tascheninfektionen, infizierte Zysten u. a. m.)
erscheint es zunächst verwunderlich, daß die Osteomyelitis ein relativ
seltenes Krankheitsbild ist, denn weit häufiger »durchwandern« – auch
hochakute – Infektionen den Knochen lediglich von der Eintrittspforte
(z. B. apikales Parodontium) zur Knochenoberfläche, um dann dort
mehr oder weniger schwere Weichteileiterungen hervorzurufen. Der

Organismus ist in der überwiegenden Mehrheit aller pyogenen Kiefer-
infektionen imstande, den Prozeß innerhalb des Knochenmarkes abzu-
riegeln und ihn nach Entlastung und Beseitigung des Primärherdes
vollständig auszuheilen, während bei der Osteomyelitis der betroffene
Knochenabschnitt der Nekrose verfällt oder chronischen Veränderungen unterliegt, die auch nach Beseitigung des Primärherdes nicht spontan ausheilen.

Für die Osteomyelitis muß deshalb angenommen werden – gleichgültig
ob sie hämatogen oder örtlich fortgeleitet entsteht –, daß der Organismus zum Zeitpunkt der Infektion gegen die eindringenden Erreger
bereits sensibilisiert ist und sich im Stadium der Hyperergie befindet.
Die Manifestation einer Osteomyelitis hängt deshalb ab von

– der Virulenz der eingedrungenen Erreger (Virulenz = Summe der
  pathogenen Fähigkeiten der Mikroorganismen),
– der Anzahl der Erreger,
– der Resistenz des Organismus, die sich zusammensetzt aus

  der erworbenen Immunität (Umstimmung des Organismus durch
  frühere Kontakte mit dem Erreger) und

  der Art- und Individualresistenz, welche die Beeinflussung der
  Reaktionsfähigkeit durch Alter, Geschlecht, Allgemeinzustand,
  Ernährungszustand, örtliche Gewebedurchblutung und – auch
  zeitlichen – Globulinmangel zusammenfaßt.

Die Kieferosteomyelitis ist im Gegensatz zur Knochenmarkeiterung der
Extremitäten fast stets eine fortgeleitete odontogene Infektion; hämatogene Infektionen des Kiefers sind selten, werden aber gelegentlich im
Kindesalter im Rahmen einer metastasierenden Osteomyelitis beobachtet.

Die *Erreger* sind, wie bei der apikalen Parodontitis, vorwiegend hämo-
lysierende Staphylokokken, Streptokokken, Kolibakterien, Pneumokokken u. a., wobei Mischinfektionen überwiegen.

Die Eintrittspforten der Kieferosteomyelitis sind

Wurzelkanal (apikales Parodontium)	ca.	67%
Dentitio difficilis	ca.	14%
Bruchspaltinfektionen	ca.	4%
fortgeleitete Infektionen	ca.	4%
(Furunkel, Weichteilverletzungen)		
verlagerte Zähne	ca.	2%
Parodontitis marginalis profunda	ca.	2%
unbekannte Ursache (hämatogen?)	ca.	7%

Entsprechend dem Lebensalter zugeordnet findet man eine Häufung
typischer Verlaufsformen und Lokalisationen der Osteomyelitis (Chro-

nopathologie). So ist im Säuglingsalter eindeutig der Oberkiefer bevorzugt, während bereits zum Ende des ersten Lebensjahres die Unterkieferosteomyelitis dominiert. Während die Osteomyelitis des Säuglings stets einen hochakuten, bedrohlichen Verlauf nimmt, ist die Infektion im Kindesalter häufiger chronisch, zum Teil extrem chronisch ohne klinische Eiterung (Osteomyelitis sicca). Auch beim Jugendlichen und Erwachsenen wird mit einem Verhältnis von Oberkiefer : Unterkiefer = 25 : 75 eindeutig der Unterkiefer bevorzugt.

Gegenüber früher (Vorantibiotikazeit) läßt sich auch eindeutig ein Krankheitswandel beobachten, der akute Krankheitsbeginn wird seltener (ca. 27%), weit häufiger werden primär chronische Verlaufsformen (ca. 73%) beobachtet, die zudem auf umschriebenere Kieferabschnitte lokalisiert sind.

Osteomyelitis des Säuglings und Kleinstkindes

Die Säuglingsosteomyelitis ist eine hochakute, für das erkrankte Kind bedrohliche Infektion, die zu schweren Intoxikationen mit Störungen der Atmungs- und Kreislauffunktion führen kann. Die eindeutige Bevorzugung des Oberkiefers spricht für eine rhinogene Infektion. Die Osteomyelitis nimmt infolge fehlender Sensibilisierung des unausgereiften Immunitätssystems des Kleinkindes stets einen akuten Verlauf. Es handelt sich nicht um eine Zahnkeimosteomyelitis, wie fälschlicherweise gelegentlich noch immer angenommen wird: Die Zahnkeime sind, wenn überhaupt, nur sekundär beteiligt.

Klinisches Bild. Erkrankungsbeginn mit hohem Fieber, Unruhe, Erbrechen und Durchfällen. Rasch zunehmende Schwellung der betroffenen Wangenseite mit zunächst ödematöser, dann infiltrativer Schwellung der gleichseitigen Augenlider, Bindehautödem (Chemosis) und Lidschluß. In dem spongiösen, gut durchbluteten Knochen des Oberkiefers breitet sich die Infektion rasch aus. Nasennebenhöhlen und Orbitagewebe sind befallen im Bereich von Wange-Mundvorhof; eventuell bilden sich am Gaumen und im Unterlid Abszesse.

Das *Blutbild* zeigt eine deutliche Linksverschiebung (Anstieg der unreifen Formen), in schweren Fällen mit ausgesprochener Abwehrschwäche auch eine Leukopenie.

Im weiteren Verlauf (Übergang in das sekundär chronische Stadium) kommt es zu Knochennekrosen und deren Demarkierung durch Granulationsgewebe (Sequester) mit meist multiplen Fistelbildungen im Mundvorhof und am Gaumen. Dabei können Zahnkeime mitbetroffen und als »Sequester« demarkiert werden. Können ausgedehnte Knochennekrosen nicht verhindert werden, so sind spätere, unter Umständen schwere Kieferwachstumsstörungen die Folge.

Die **Histomorphologie** entspricht der akuten Osteomyelitis des Erwachsenen.

Therapie. Neben der beim Säugling notwendigen Allgemeinbehandlung steht die Chemotherapie im Vordergrund. Mit ihr gelingt heute im allgemeinen die Beherrschung dieses schweren Krankheitsbildes. Die chirurgische Therapie sei so konservativ wie möglich, d. h. sie soll sich auf die Eröffnung der Abszesse und die Entfernung völlig demarkierter Sequester beschränken.

Osteomyelitis im Kindes- und Erwachsenenalter

Akute Kieferosteomyelitis

Bei ungünstigen Resistenzverhältnissen des Organismus kommt es im Bereich der Kiefer, fast immer fortgeleitet (93%), zu einer massiven Keiminvasion in das Knochenmark mit zunächst ungehinderter Ausbreitung (Markphlegmone).

Schwere Krankheitserscheinungen (Fieber, Schüttelfrost, reduzierter Allgemeinzustand) charakterisieren das klinische Erscheinungsbild, zu dem ferner eine Leukozytose, beschleunigte BSG und Proteinurie gehören. Unter heftigen, »bohrenden« und »klopfenden« Kieferschmerzen kommt es zu einer rasch einsetzenden druckschmerzhaften Schwellung der benachbarten Weichteile. Wichtige Frühsymptome sind (weil der Röntgenbefund in der akuten Krankheitsphase negativ ist) der dumpfe Klopfschall der Zähne des betroffenen Kieferabschnittes, die ödematöse Schwellung der Gingiva mit eventueller Eiterentleerung aus den Zahnfleischtaschen am 2. und 3. Krankheitstag und im Unterkiefer frühzeitige Sensibilitätsstörungen des N. alveolaris inferior und N. mentalis (Vincent-Symptom).

Histomorphologie. Das histologische Bild der akuten Osteomyelitis ist durch eine dichte Infiltration der Markräume mit polymorphkernigen Leukozyten gekennzeichnet. Osteoblasten verschwinden im betroffenen Bereich vollständig. Es sind vermehrt Osteoklasten zu beobachten, die einen lakunären Abbau der Knochensubstanz bewirken (Abb. **28**). Mit fortschreitender entzündlicher Reaktion entwickeln sich Gewebseinschmelzungen mit Bildung kleiner Abszesse, in denen nekrotische Knochenbälkchen liegen. In der Umgebung des osteomyelitischen Herdes treten in den Markräumen vermehrt neutrophile Granulozyten, Lymphozyten und Plasmazellen auf. Das Bindegewebe in der Umgebung zeigt eine ausgeprägte Proliferationstendenz, die zur bindegewebigen Abgrenzung des Prozesses führen kann.

Die **Behandlung** besteht neben Allgemeinmaßnahmen in der möglichst frühzeitigen, hochdosierten antibiotischen Therapie, die den Übergang der Erkrankung in das sekundär chronische Stadium verhindern soll.

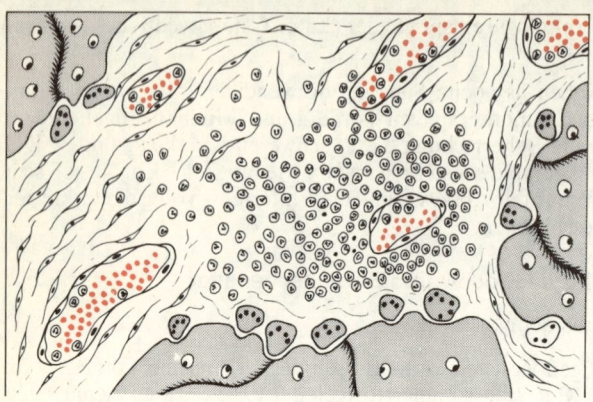

Abb. 28   Akute Osteomyelitis. Dichte Leukozytenansammlung im Knochenmark mit ausgeprägter Hyperämie. Osteoklastärer Knochenabbau.

Sekundär chronische Osteomyelitis

Gelingt es nicht, die akute Osteomyelitis auszuheilen, so stellen sich etwa 8–10 Tage nach Erkrankungsbeginn Nekrotisierungserscheinungen des Kieferknochens ein.

Im Knochen bilden sich eitergefüllte Resorptionshöhlen, die miteinander verschmelzen können. Um die zentralen Entzündungsherde entsteht Granulationsgewebe, das noch gesunde Gewebeabschnitte von nekrotischem Knochen trennt (Sequestration). Gleichzeitig bahnt das Granulationsgewebe dem Eiter einen Weg durch die Kortikalis nach außen, wo es zur Fistelbildung kommt. Reaktiv kann es im Anschluß an die Knochenabbauzonen, vor allem im Bereich des Periostes, zum Knochenanbau, klinisch zur Auftreibung des Kiefers kommen. Jedoch bleiben diese Anbauvorgänge hinter den Abbauvorgängen zurück, so daß ganze Kieferabschnitte schließlich der Nekrose verfallen können. Die Markräume enthalten ein gefäßreiches Granulationsgewebe, das das normalerweise vorhandene Fettmark vollständig ersetzen kann. Der Knochen wird im Entzündungsbereich durch osteoklastische lakunäre Resorption abgebaut. Das zunächst noch zellreiche Granulationsgewebe wird im Verlauf der Erkrankung durch faserreiches und gefäßärmeres Bindegewebe ersetzt, in dem nur noch Reste der Spongiosabälkchen liegen können (Abb. **29**).

Klinisch bildet sich die im akuten Stadium vorhandene massive Weichteilanschwellung zurück, an ihre Stelle treten mehr umschriebene druckschmerzhafte Infiltrate, die bei neuen akuten Schüben allerdings wieder rasch anschwellen können. Auch das klinische Krankheitsbild ist

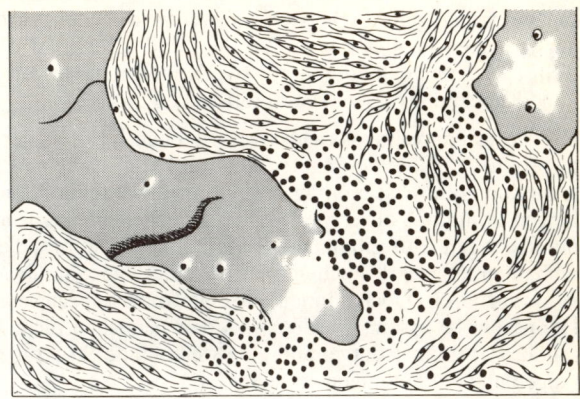

Abb. 29 Chronische osteomyelitische dichte Rundzellinfiltration. Fragmente nekrotischer Knochenbälkchen.

durch die mangelhafte Durchblutung und den reduzierten Stoffwechsel im Erkrankungsgebiet gekennzeichnet. Die antibiotische Therapie allein vermag die Heilung nicht mehr herbeizuführen. Durch Entfernung der Sequester und gegebenenfalls durch die Abtragung der Kortikalis im Erkrankungsgebiet (Dekortikation) – um von dort her den Gefäßanschluß und die Durchblutung zu fördern – wird die chemotherapeutische Behandlung unterstützt.

Folgen der nekrotisierenden Osteomyelitis sind Kieferdefekte, eventuell mit Zahnverlusten, Spontanfrakturen des Unterkiefers, Defektpseudarthrosen und Wachstumsstörungen im Kindesalter.

Primär chronische Osteomyelitis

Sie ist heute das häufigste Erscheinungsbild der Osteomyelitis, wobei sie sich in ihren umschriebenen Formen histomorphologisch von der sekundär chronischen Osteomyelitis nicht unterscheidet. Ohne akuten Krankheitsbeginn, oft nahezu symptomlos, kommt es, je nach Reaktionslage des Organismus, zu mehr oder weniger umschriebenen Knochennekrosen oder bei bland-chronischem Verlauf auch nur zu infektionsbedingten massiven Knochenumbauvorgängen. Der Krankheitsverlauf wird entscheidend durch die frühzeitige vaskuläre Insuffizienz des erkrankten Gewebes sowie durch die spezifische Immunitätslage des Organismus zum Zeitpunkt der Infektion bestimmt.

Klinisch kann eine umschriebene Form (primär subakut-chronische lokalisierte Osteomyelitis) von einer chronisch-diffusen Form (sklerosierende Osteomyelitis) unterschieden werden. Während bei der lokalisierten primär chronischen Osteomyelitis Knochennekrosen mit gut abgegrenzten Sequestern im Vordergrund stehen, ist die chronisch-diffuse Osteomyelitis durch massive Knochenumbauvorgänge, häufig ohne Knochennekrosen, charakterisiert.

Bei der Osteomyelitis sicca (Garré) tritt ebenso wie bei der Osteomyelitis productiva (Pseudo-Paget; Axhausen) klinisch keine Eiterung (Abszeßbildung) in Erscheinung. Neben rezidivierenden Weichteilschwellungen kommt es durch periostalen Knochenanbau zur allmählichen, oft mächtigen Auftreibung des Kieferknochens, während die Knochenumbauvorgänge im Knocheninnern zu einer Paget-ähnlichen Knochenstruktur führen. Doch können einzelne Knochenbezirke durch Granulationsgewebe ersetzt werden, was dem Knochen nicht nur klinisch, sondern auch im Röntgenbild eine wechselnde Struktur mit Verdichtungen und Aufhellungen verleiht.

Die **Therapie** ist vornehmlich auf eine Verbesserung der Durchblutungsverhältnisse ausgerichtet. Diese wird durch Dekortikation mit gleichzeitiger Ausräumung von Granulationsherden erreicht; in völlig therapieresistenten Erkrankungsfällen muß der betroffene Kieferabschnitt reseziert und durch ein Knochentransplantat ersetzt werden.

Infizierte Osteoradionekrose (Strahlenosteomyelitis)

Die Bestrahlung des Kieferknochens, wie sie im Rahmen der Behandlung maligner Kiefer- und Mundhöhlengeschwülste erfolgt, führt zu einer latenten Knochenschädigung, die durch den Untergang von Osteozyten und Osteoblasten, in einer Fibrosierung des Markes und in einer allmählich einsetzenden Gefäßschädigung, vor allem auch in dem für die Ernährung des Knochens wichtigen Periost, gekennzeichnet ist. Dieser latente Gewebeschaden, der klinisch zunächst nicht in Erscheinung tritt, schreitet über viele Jahre fort bzw. dauert an. Reparationsvorgänge, wie sie an strahlengeschädigter Haut oder Schleimhaut beobachtet werden können, finden sich am strahlengeschädigten Knochen praktisch nicht. Deshalb ist der vorgeschädigte Knochen sowohl in seiner primären Infektabwehr als auch in allen seinen reparativen Leistungen erheblich beeinträchtigt. Im Gegensatz zur Osteomyelitis beobachtet man auch keine reaktive Leistung des Periostes mit Knochenneubildung.

Im allgemeinen sind die Strahlendosen, mit denen der Kiefer belastet wird, nicht so hoch, daß es zu einer aseptischen vollständigen Knochennekrose kommt, doch ist der Knochen durch jede weitere Schädigung auch noch Jahre nach dem primären Strahlenschaden im höchsten Maße gefährdet. Von Zahnfleischtaschen, periapikalen Prozessen, infizierten Extraktionswunden, Prothesendruckstellen u. a. m. greift die Infektion ungehindert auf den vorgeschädigten Knochen über, der immer in der gesamten Ausdehnung der radiogenen Schädigung zugrunde geht (Kombinationsschaden).

Klinisch entsteht unter heftigen Schmerzen ein Haut- oder Schleimhautulkus, das keinerlei Heilungstendenz erkennen läßt. Aus diesem und häufig aus weiteren Fisteln entleert sich eitrig-putrides Sekret, bei Perforation zum Innern der Mundhöhle auch Speichel. Der blaßgrau verfärbte Knochen liegt frei, abgrenzendes Granulationsgewebe ist nicht vorhanden.

Aufgrund des völligen Versagens der körpereigenen Infektabwehr ist es selbst durch Antibiotika nicht möglich, den Krankheitsprozeß zu beeinflussen, lediglich eine Ausbreitung der Infektion in den Randzonen kann verhindert werden.

Die **Therapie** besteht deshalb in der vollständigen Entfernung des strahlengeschädigten und sekundär infizierten Knochengewebes.

Odontogene Kieferhöhlenentzündungen

Der überwiegende Teil der Kieferhöhlenentzündungen wird über rhinogene Infektionen ausgelöst. Man rechnet damit, daß etwa 10% aller Kieferhöhlenentzündungen dentogen entstehen. Es handelt sich dabei um fortgeleitete Entzündungen auf dem Boden einer Pulpitis, eines Wurzelabszesses, eines Wurzelgranuloms oder über eine Mund-Antrum-Verbindung nach Zahnextraktion. Häufig bildet sich zunächst eine kollaterale, seröse Entzündung, die sich als Wegbereiter für eine ausgedehntere, die gesamte Kieferhöhle umfassende Entzündung darstellt.

Histologisch findet sich eine polypöse Verdickung mit starker seröser Durchtränkung des Bindegewebes und unterschiedlich dicht angeordneten Infiltraten aus polymorphkernigen Leukozyten, Lymphozyten und Plasmazellen. Die Gefäße des subepithelialen Bindegewebes sind weitgestellt (Abb. **30**). Es finden sich weite Lymphspalten. Das mehrreihige Flimmerepithel auf der Oberfläche ist erhalten. In ihm treten viele Becherzellen auf. Das Oberflächenepithel kann von Entzündungszellen durchsetzt sein. Die Kieferhöhlenentzündung kann per continuitatem über osteomyelitische Knocheneinschmelzung zur Osteomyelitis des Oberkiefers, zur Periostitis oder zum subperiostalen Abszeß und zur Orbitalphlegmone führen.

In der Umgebung odontogener Zysten, die in die Kieferhöhle durchbrechen können, bildet sich eine umgebende entzündliche Reaktion aus. Diese ist häufig von einer ausgeprägten Fremdkörperreaktion begleitet, wenn in die subepithelialen Bindegewebsanteile Cholesterin aus dem Zysteninhalt in das Bindegewebe übertritt.

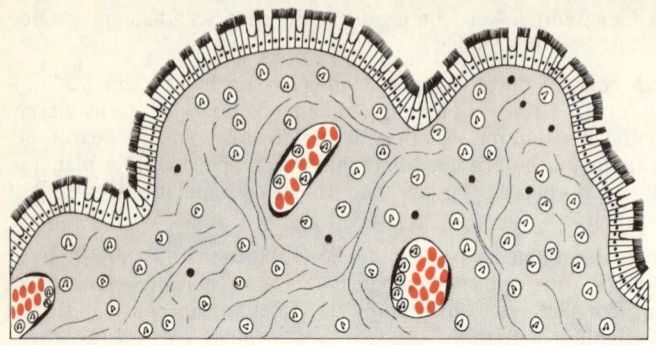

Abb. 30   Entzündung der Kieferhöhlenschleimhaut. Hyperämie der Tunica propria, ödematöse Schwellung und phlegmonöse Durchsetzung mit Leukozyten.

Virusbedingte Erkrankungen der Mundschleimhaut

Herpes simplex (labialis)

Das Herpesvirus führt in den infizierten Zellen zu einem zytopathogenen Effekt mit intranukleären Einschlußkörpern und verursacht klinisch unterschiedliche Krankheitsbilder.

Der Herpes labialis ist die häufigste Form der Herpesvirusinfektion im Erwachsenenalter. Am Lippenrot und in dessen Umgebung treten intraepitheliale, wasserklare Bläschen auf, die sekundär platzen und zu einer Erosion führen, die von einer Kruste abgedeckt wird. Im Randbereich der Bläschen sind histologisch azidophile Einschlußkörper mit hellem Hof nachzuweisen. Die Infektion kann sich weiter in der Mundhöhle ausbreiten.

Stomatitis herpetica (aphthosa)

Die Stomatitis herpetica stellt eine charakteristische Reaktion der Schleimhaut und eine Erstinfektion mit Herpesviren dar. Sie tritt vorwiegend im Kindesalter auf, nachdem die kurzdauernde Immunität der ersten Lebenswochen, die auf diaplazentar übertragenen Antikörpern beruht, erloschen ist.

Im Bereich der Zunge, der Wange und der Gingiva entsteht nach Inkubationszeit von 4–6 Tagen eine serofibrinöse Entzündung. Sie ist durch eine fleckförmige Rötung, Schleimhautschwellung, flüchtige Bläschen und Erosionen mit gelblichweißen Belägen gekennzeichnet.

Es bildet sich ein übler, fauliger Mundgeruch, ein vermehrter Speichel-
fluß und eine Schwellung der Lymphknoten aus.

Zoster trigemini

Bei einer hämatogenen Infektionsausbreitung der Herpesviren kann in
der Mundschleimhaut eine den Varizellen ähnliche Virusinfektion mit
Erkrankung der Kopf- und Rumpfhaut entstehen. Der sekundäre Befall zerebrospinaler Ganglien von Hirnnerven und peripheren Nerven
ist Ausgangspunkt für die neurodermale Viruserkrankung. Die Manifestation der Erkrankung soll durch eine sogenannte Abwehrschwäche
zustande kommen. Bei Befall des 2. Trigeminusastes erkranken Oberlippe und Wange, bei der des 3. Astes Unterlippe und Wange. Typisch
sind halbseitige Bläschenbildung, neuralgiforme Schmerzen, dann ödematöse Weichteilschwellung mit Rötung der Haut, Bläschenbildung
innerhalb des Versorgungsbereiches des betroffenen Trigeminusastes;
später evtl. eitergefüllte Pusteln, die unter Borkenbildung austrocknen.
Das Exanthem klingt nach 2–3 Wochen ab. Später oft langanhaltende
atypische Trigeminusneuralgie als Folgezustand und häufig vorüberge-
hende Lähmungen.

Die Epithelzellen zeigen in den betroffenen Arealen **histologisch** eine
ballonierte Degeneration mit Kerneinschlüssen.

Aphthenerkrankungen

Aphthen (griech. = Schwämmchen) sind trübe, weißlichgelbe, erhabene, scharf begrenzte, stecknadelkopf- bis pfennigstückgroße Bläschen,
dann Flecken mit rötlichem Saum. In herdförmig ausgebildeten Epi-
thelnekrosen entsteht eine starke fibrinöse Insudation in das Schleim-
hautepithel. Die so entstandenen Pseudomembranen werden abgestoßen und der Defekt vom Rande her epithelialisiert.

Chronisch-rezidivierende (habituelle) Aphthen

Die habituellen, chronisch-rezidivierenden Aphthen treten bevorzugt
an den Schleimhautumschlagsfalten von Zunge und Wange, besonders
bei Erwachsenen auf. Sie werden als nicht infektiös angesehen und
bilden sich chronisch-rezidivierend, besonders bei Verdauungs- und
Menstruationsbeschwerden und bei Magengeschwüren.

Chronische Aphthosis

Die chronische Aphthosis stellt einen Sammelbegriff für eine Reihe von
Erkrankungen dar, die auf eine hämatogene Virusinfektion zurückgeführt werden und mit aphthösen Schleimhautveränderungen und Ge-

fäßveränderungen wie Arteriolitis und Thrombophlebitis einhergehen (z. B. Behçetsche Krankheit, Ulcus vulvae acutum Lipschütz).

Behçet-Krankheit

Bei der Behçet-Krankheit handelt es sich um eine Stomatitis aphthosa, die von entzündlichen Augenveränderungen (Hypopyon-Iritis, Episkleritis, Uveitis und Konjunktivitis) und bis pfenniggroßen ulzerösen Genitalveränderungen begleitet wird. Die Ursache dieser Erkrankung ist unbekannt. Sie verläuft schubweise und kann schwere und unter Umständen tödliche Komplikationen aufweisen wie z. B. Meningoenzephalitis und Gefäßrupturen.

Aphthosis von Touraine

Bei der Aphthosis von Touraine kommt es neben den Aphthenbildungen in der Mundschleimhaut zu ähnlichen Veränderungen im Respirationstrakt, im Magen-Darm-Trakt und im Bereich des Genitale. Außerdem können ophthalmologische und zentral nervöse Erscheinungen auftreten. Wahrscheinlich handelt es sich um eine generalisationsfähige Allgemeinerkrankung, möglicherweise auf infektiöser Basis.

Pilzerkrankungen der Mundschleimhaut

Kandidiasis

Bei der Kandidiasis (*Erreger:* Soorpilz Candida albicans) entwickeln sich auf der Mundschleimhaut weiße Rasen und kleine Stippchen mit granulierender Oberfläche. Die Pilzrasen haften fest auf der Mundschleimhaut, so daß bei dem Versuch, sie von der Schleimhaut abzuziehen, kleine Blutungen entstehen.

Histologisch besteht im Bereich des Pilzrasens ein Epitheldefekt mit Schorfbildung aus Epitheldetritus und polymorphkernigen Leukozyten (Abb. **31**). Der Schorf ist von Candida albicans flechtartig durchsetzt.

Der Soorpilz (Candida albicans) ist saprophytischer Bewohner der Mundhöhle und als solcher fakultativ pathogen. Bei Verschiebung des biologischen Gleichgewichtes der Mundhöhlenflora, z. B. durch parenterale, enterale, besonders aber lokale Antibiotikaanwendung, kommt es zum Überwiegen der Kandidapilze und zur Soorerkrankung. Besonders gefährdet sind auch Patienten nach therapeutischen Bestrahlungen mit ionisierenden Strahlen im Mundhöhlen-Gesichts-Bereich, die a) zu einer Strahlenstomatitis und b) zu einer Hypofunktion der Speicheldrüsen mit Verminderung der Speichelsekretion geführt haben.

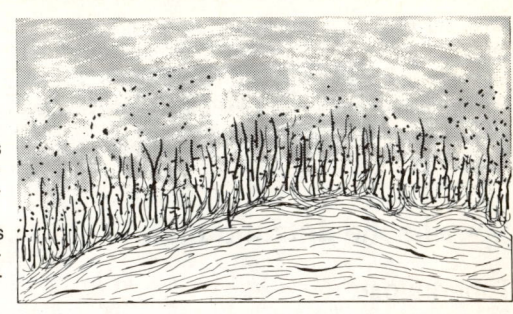

Abb. **31**   Kandidiasis.
Mit Fibrin und Zelldetritus
belegter Schleimhautde-
fekt mit vollständiger Epi-
thelzerstörung. In dem
Defekt Durchsetzung des
Bindegewebes der Lami-
na propria mit einem Pilz-
myzel.

Histoplasmose

Von der Histoplasmose wird bevorzugt das retikuloendotheliale System
befallen. Es können dabei generalisierte Lymphknotenschwellung und
Hepatosplenomegalie beobachtet werden. Diese Erkrankung tritt in
den USA (Mississippi-Gebiet) und in Südamerika gehäuft auf. In Mit-
teleuropa ist sie selten.

In der Mundhöhle bilden sich die Veränderungen im Bereich der Zunge, des Zahnfleisches und der Wangenpartien aus. Im Bindegewebe,
unter dem Plattenepithel, entwickeln sich kleine Knötchen, die einen
ähnlichen Aufbau zeigen wie Tuberkel. Im Zentrum der Knoten liegt
eine nicht verkäsende Nekrose mit Neigung zur Abszedierung. Innerhalb monozytoider Zellen sind die Histoplasmen nachweisbar.

Blastomykose

Unter dem Begriff der Blastomykose werden Pilzerkrankungen zusammengefaßt, deren Erreger sich im Gewebe in Sproßform, in Kulturen,
vornehmlich in Myzel und Konidien vermehren. In der Mundhöhle
treten Schleimhautulzerationen auf. Die regionären Lymphknoten des
Halsbereiches können mitbeteiligt sein.

Histologisch geht die Erkrankung mit Bildung tuberkuloider Granulome mit Riesenzellen einher. In den Riesenzellen liegen die Blastomyze-
ten als rundliche Gebilde mit hellem Zentrum in lichtbrechender Hülle.

Sporotrichose

Durch kleine Verletzungen der Mundschleimhaut kann der Erreger
Sporotrichon schencki in die Schleimhaut gelangen. Es bildet sich ein
Primärulkus. Sekundär werden Lymphbahnen und regionäre Lymph-
knoten beteiligt.

In der Tiefe der Schleimhaut können sich Abszesse und Granulome bilden. Im Zentrum liegt eine Nekrose, um die sich eine konzentrische Schichtung aus Leukozyten, Rundzellen, epitheloiden Zellen und Riesenzellen anschließt. Die histologische Abgrenzung zur Tuberkulose und zur Lues kann schwierig sein.

Spezifische Entzündungen

Tuberkulose

Primärinfekt

Der tuberkulöse Primärinfekt bildet sich in einem Organismus, der vorher noch nicht mit Tuberkelbakterien infiziert war oder die Immunität gegen Tuberkelbakterien verloren hat. Die tuberkulöse Primärinfektion kann sich in der Mundhöhle abspielen. Die Tuberkelbakterien gelangen mit der Nahrung (mit infizierter Milch oder Eiern) in die Mundhöhle. Der Primärherd kann sich dann im Bereich kariöser Zähne oder in den Tonsillen ausbilden; selten entsteht er in der Wangenschleimhaut oder am Zungenrand. Vom Primärherd aus gelangen die Tuberkelbakterien über die Lymphbahnen in die zugehörigen Lymphknoten des Halses. Es entsteht eine Halslymphknotentuberkulose. Der Primärherd in der Mundhöhle heilt wahrscheinlich sehr schnell ab und kann daher nur sehr selten diagnostiziert werden.

Unter dem Einfluß der in das Gewebe eingedrungenen Bakterien bilden sich typische *Tuberkel* aus. Sie bestehen aus Epitheloidzellen, großen schmalen Histiozyten mit bohnenförmigen, zum Teil eingebuchteten Zellkernen und Riesenzellen mit hufeisenförmig an der Zellperipherie angeordneten, gleichmäßig großen Zellkernen (Langhanssche Riesenzellen). In der Umgebung der Granulome bildet sich ein Saum aus Lymphknoten aus. Die Granulome können dicht liegen und sind außen von kollagenreichem Bindegewebe eingefaßt (Abb. **32**).

Je nach Wechselbeziehung zwischen Virulenz der Bakterien und Reaktionsfähigkeit des befallenen Gewebes sind nach dem morphologischen Bild zwei Formen zu unterscheiden: Die Reaktionsform, bei der nur gering ausgebildete Nekrosen in den Tuberkeln auftreten, werden als *produktive* Form der Tuberkulose bezeichnet. Bei der *exsudativen* oder verkäsenden Form der Tuberkulose sind im Zentrum der Tuberkel breite, verkäsende Nekrosen ausgebildet.

Eine hämatogene Entstehung der Tuberkulose in der Mundhöhle ist wohl sehr selten. Gelegentlich greifen tuberkulöse Gewebsreaktionen von der Wange und der Lippe her auf die Mundhöhle über.

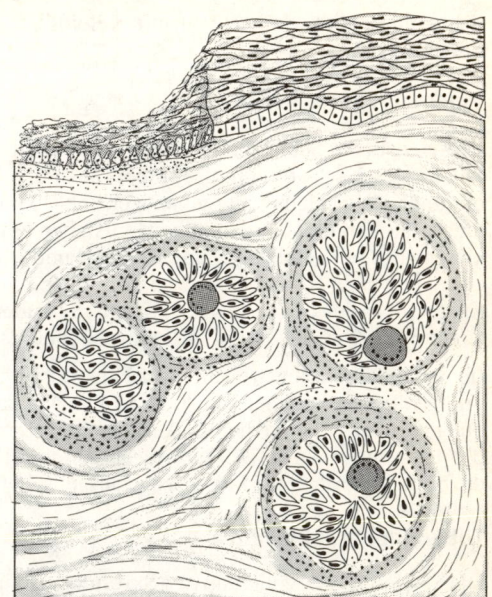

Abb. **32** Tuberkulöses Ulkus mit umgebendem Epitheloidzellsaum. Daneben tiefliegend produktive Tuberkel ohne zentrale Nekrose.

Lupus vulgaris

Der Lupus vulgaris ist im Bereich der Mundhöhle die häufigste Form der Tuberkulose. Die Erkrankung bildet sich sekundär, wobei der Primärherd meistens in der Lunge lokalisiert ist und ruhen kann. Der Lupus der Mundschleimhaut kann aber auch neben einer Organtuberkulose oder neben einer primären Tuberkulose der Haut bestehen.

In der Schleimhaut bestehen meist stecknadelkopfgroße, leicht erhabene Papeln, die eine gelblichbraune Eigenfarbe besitzen.

Im **histologischen** Bild sind die tuberkulösen Granulome in den Bindegewebsschichten unmittelbar unter dem Oberflächenepithel ausgebildet. Die Granulome bestehen aus Epitheloidzellen und Riesenzellen und sind außen von einer Zone aus Rundzellen umgeben. Nekrosen sind außerordentlich gering ausgebildet oder fehlen ganz. Die Tuberkel liegen in größeren Komplexen zusammen, sind aber auch durch die Rundzellzone meistens gut als einzelne abzugrenzen.

Die Zahl der Tuberkelbakterien in den Granulomen ist in den meisten Fällen so gering, daß sie färberisch nicht nachzuweisen sind. Am Oberflächenepithel können je nach Lage der Tuberkel eine Parakeratose oder kleine Geschwürsbildungen auftreten, die mit einer eingezogenen

Schleimhautnarbe, manchmal mit Keloidbildung (fibromartigen Bildungen), abheilen.

Tuberculosis ulcerosa

Diese Form der Schleimhauttuberkulose befällt vor allem kachektische Patienten mit schweren Lungentuberkulosen. Sie ist durch Geschwürsbildung der Schleimhaut gekennzeichnet. Durch Zusammenfließen mehrerer zerfallender Knötchen entstehen unregelmäßig begrenzte Geschwüre mit gelblich belegtem Grund und leicht unterhöhlten Rändern. Das nekrotische Gewebsmaterial kann von Leukozyten durchsetzt sein. In der Umgebung liegen typische Tuberkel aus Epitheloidzellen und Riesenzellen; meist mit zentraler Nekrose.

Im Rand der Geschwüre kann es zu ausgeprägten, atypischen Epithelproliferationen kommen, die häufig kaum von karzinomatösen Neubildungen zu unterscheiden sind. Ausgehend von einer tuberkulösen Lymphangitis entstehen perlschnurartig aufgereihte Tuberkel an der Zunge, die bis tief zwischen die Muskelzüge ausgebreitet liegen können.

Tuberculosis colliquativa

Die Tuberculosis colliquativa (Skrofuloderm im Hautbereich), die durch Einschmelzungsprozesse in der Schleimhaut gekennzeichnet ist, ist in der Mundhöhle selten. Bevorzugt sind Zunge, Wangenschleimhaut und harter Gaumen befallen. Typisch ist eine Mitbeteiligung der Halslymphknoten; es entwickeln sich solitäre (selten) oder mehrere schmerzlose knotige Infiltrate mit zunehmender Größe, nekrotischer Einschmelzung, Fistelbildung (»kalter Abszeß«) und schließlich ulzerösem Zerfall der bedeckenden Haut. Besonders bei Kindern muß bei chronischen Halslymphknotenschwellungen an eine Tuberkulose gedacht werden, wenn eine odontogene Infektion ausgeschlossen werden kann.

Auch **histologisch** steht die Einschmelzung ganz im Vordergrund. Detritus und zerfallende Leukozytenmassen bilden das Zentrum der Erkrankungsherde, die außen von Granulationsgewebe mit wenig Epitheloidzellen und einzelnen Riesenzellen abgegrenzt sind. Tuberkelbakterien sind meist zahlreich im histologischen Schnitt nachweisbar. Unter Bildung großer, häufig stark eingezogener Narbenbildungen kann der langdauernde Prozeß abheilen.

Sarkoidose (Morbus Boeck-Besnier-Schaumann)

Die Sarkoidose ist eine *epitheloidzellige Granulomatose,* die vor allem die hilären Lymphknoten der Lungen und die Lunge selbst befällt. Darüber hinaus können alle Organe von den Veränderungen betroffen

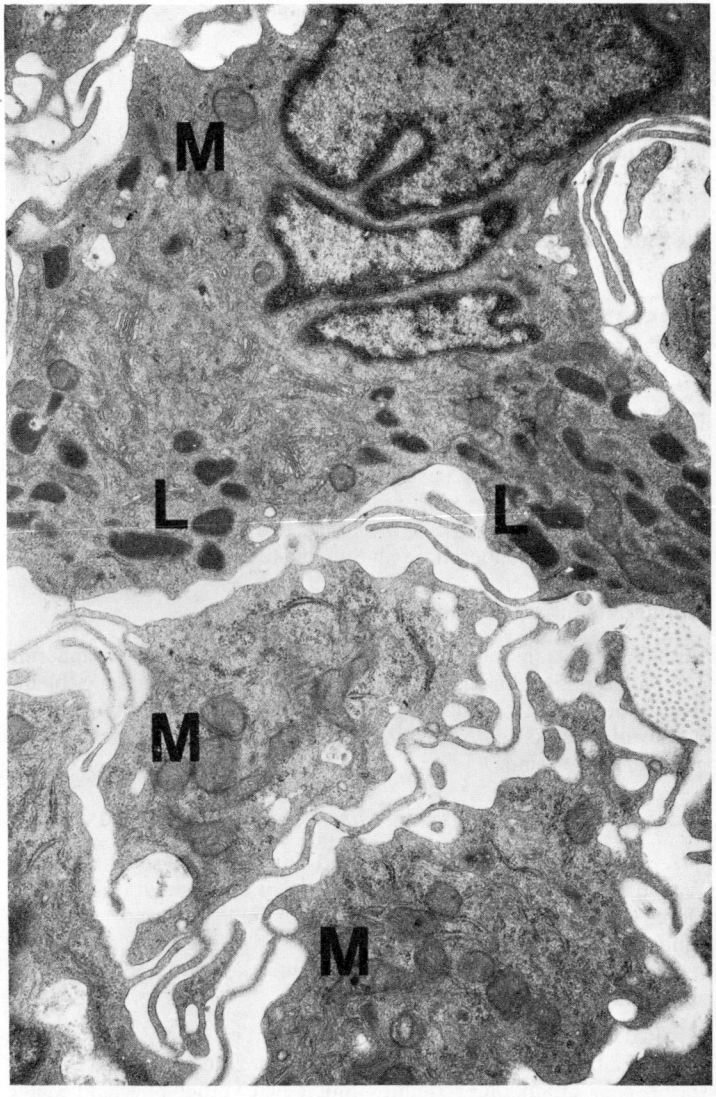

Abb. 33 Typische Epitheloidzellen im Sarkoidgranulom. Zellen reich an Mitochondrien (M) und Lysosomen (L). Auf der Oberfläche lange Zytoplasmafortsätze. Elektronenmikroskopische Aufnahme; Vergr. 5000fach.

werden. Eine Beteiligung der Mundschleimhaut ist bei etwa 3% der Sarkoidosefälle angegeben.

Die Granulome bestehen aus unregelmäßig angeordneten Epitheloidzellen mit oberflächlichen, schmalen Zytoplasmaausläufern und einzelnen Langhansschen Riesenzellen (Abb. **33**). Im Gegensatz zur Tuberkulose fehlt bei diesen Granulomen in der Regel die zentrale Nekrose. Die Granulome werden außen von einer hyalinen Zone umgeben und fortschreitend hyalinisiert (hyaline Transformation). Die Ätiologie dieses Krankheitsbildes ist bisher nicht geklärt.

Lues

Primärinfekt

Der syphilitische Primärinfekt liegt am häufigsten an der Lippe und an der Zungenspitze, seltener in der Wangenschleimhaut. Er entwickelt sich etwa 3 Wochen nach der Infektion und besteht zunächst aus einem Epitheldefekt, aus dem sich später ein rundes Ulkus mit wallartigem Rand und schmierigem Grund ausbildet. Die Spirochäten (Treponema pallidum) sind mit Silberimprägnation darstellbar.

Mundschleimhautveränderungen bei Lues II

Im Sekundärstadium der Lues sind die Mundschleimhautveränderungen vielgestaltig. An mechanisch besonders beanspruchten Schleimhautpartien treten nässende, weißlich gefleckte Schleimhautpapeln auf, die **histologisch** durch plasmazelluläre Granulome mit Gefäßreaktion gekennzeichnet sind.

Spätsyphilitische Mundschleimhautveränderungen (Lues III)

Ulzeröse Prozesse an der Zunge und am Gaumen, seltener an der Wange, sind im Tertiärstadium der Lues zu beobachten (Gummata). Durch Zerstörung der Zungenmuskulatur bildet sich eine tiefe Furchung mit Narben- und Lappenbildungen und gelegentlich präkanzerösen Epithelumwandlungen aus. Am Gaumen können große rundliche, zur Nase perforierende Defekte entstehen.

Wie in der Haut kann in der Mundschleimhaut eine diffuse interstitielle luische Entzündung als Spätsyphilis auftreten. Ohne daß es zur Bildung spezifischer Granulome kommt, finden sich vornehmlich um kleine Gefäße herum Vermehrungen von Plasmazellen und Lymphozyten. Als *Folge* der langdauernden Entzündung kommt es zur Fibrose mit narbigen Schrumpfungen. Der Befall der Lippe kann zu einer Makrocheilie, der Befall der Zunge zu einer Makroglossie führen.

Morbus Crohn

Etwa 10% der Patienten mit einem Morbus Crohn des Darmes zeigen Mundschleimhautveränderungen in Form von Schleimhautschwellungen und Ulzerationen.

Makroskopisch kann das Bild eine pflastersteinähnliche Oberflächenstruktur aufweisen. Im **histologischen** Bild findet sich eine dichte lymphozytäre Infiltration der subepithelialen Bindegewebszone mit Bildung von Keimzentren. An den kleinen Schleimdrüsen können Veränderungen bestehen, die dem Morbus Sjögren, bei chronischer Polyarthritis oder beim Lupus erythematodes visceralis entsprechen. Epitheloidzellgranulome sind nur in einem Teil der Fälle nachweisbar.

Die Ätiologie der Erkrankung ist bisher unbekannt.

6. Regeneration und Wundheilung

Regeneration

Unter Regeneration versteht man einen Ersatz von Gewebe durch gleichartiges Gewebe, das voll die Funktion ausführen kann.

Dieser Gewebsersatz ist notwendig, wenn Zellen durch funktionelle Beanspruchung zugrunde gehen. Die Oberflächenzellen des Plattenepithels schilfern zum Teil fortlaufend ab durch die mechanische Beanspruchung der Schleimhaut (S. 1). Sie werden vom Stratum basale her ständig ersetzt. Dieser Vorgang wird als physiologische Regeneration bezeichnet.

Bei exogener oder endogener Gewebsschädigung müssen die nekrotisch gewordenen Gewebsanteile wieder ersetzt werden. Dieser Vorgang wird als reparative Regeneration bezeichnet.

Die Regenerationsfähigkeit der einzelnen Gewebsarten ist unterschiedlich. Sie wird bestimmt vom Differenzierungsgrad des Gewebes. Je höher die Differenzierung ist, um so geringer ist die Fähigkeit zur Regeneration.

Wundheilung

Unter dem Begriff der Wundheilung wird der Gesamtkomplex der Vorgänge zusammengefaßt, der an der Behebung des durch eine Verwundung entstandenen Gewebsschadens beteiligt ist. Es handelt sich dabei um eine entzündliche Reaktion, die eine exsudative und eine proliferative Phase durchläuft. Die Besonderheit der Wundheilung liegt darin, daß neben der im Bindegewebe ablaufenden Reaktion eine Regeneration des Epithels stattfindet, so daß eine gewebsspezifische Reparation des Defektes entsteht. Das Endergebnis dieses Vorganges ist die Narbe, in deren Bereich unter Umständen, abhängig von der Lokalisation, auch eine Wiederaufnahme der spezifischen Funktion möglich wird. Es sind im Ablauf eine primäre Wundheilung und eine sekundäre Wundheilung zu unterscheiden.

Primäre Wundheilung

Kleine, oberflächliche Epitheldefekte werden durch Migration von Epithelzellen innerhalb kurzer Zeit gedeckt.

Bei glatten Operationswunden kleben die Wundränder durch Blutaustritt zusammen. Durch die Nekrose wird eine Leukozytenemigration in dem Wundbereich angeregt; ebenso wandern Fibroblasten in den Wundbereich ein. Es kommt zur Sprossung von Endothelzellen. Dieser Vorgang führt zum Zusammenfügen der Wundflächen ohne Narbenbildungen.

Bei tieferen Schnittwunden kommt es durch die Zerstörung der unter dem Oberflächenepithel angeordneten elastischen Fasern zu einer Retraktion der Wundränder.

Es müssen daher die Wundflächen aneinandergelegt – adaptiert – werden, um eine primäre Heilung zu erreichen. Bei flächenhaften Zerstörungen erfolgt ein Wundverschluß durch Blutaustritt. Das Blut koaguliert durch freiwerdende Gewebsthrombokinase; es bildet sich über dem Defekt Schorf aus. Unter dem Schorf tritt eine Heilung durch Epithelmigration ein.

Die Wundheilung stellt eine Form der entzündlichen Reaktion dar. Das dabei auftretende entzündliche Exsudat wird durch Phagozytose, durch enzymatische Auflösung und durch Resorption in die Blutbahn beseitigt.

Sekundäre Wundheilung

Bei Wunden, in denen reichlich nekrotisches Gewebe und Exsudat entsteht, kommt es zur sekundären Wundheilung. Der Ersatz des zerstörten Gewebes durch Granulationsgewebe erfolgt langsamer und bedingt die Bildung eines funktionell minderwertigen Narbengewebes. Der Heilungsprozeß kann durch die Persistenz des Exsudates und des Detritus stark verzögert werden. Eine übermäßige Granulationsgewebsbildung auf der Oberfläche der Haut oder der Schleimhaut wird als »wildes Fleisch« bezeichnet (S. 29). Durch diese Granulationsgewebsbildung wird die Reepithelialisierung behindert. Eine übermäßige Kollagenbildung führt zum Narbenkeloid, einer extrem überschießenden Narbenbildung, wobei entstehende wulstige, derbe und das Hautniveau überragende Narbenstränge erhebliche Funktionsstörungen mit sich bringen und – besonders im Gesicht – häßlich entstellend sind. *Narbenkeloide* entstehen als Folge einer angeborenen Gewebedisposition und sind bei entsprechend veranlagten Patienten kaum vermeidbar und kaum therapierbar.

Die *Narbenhypertrophie,* die ebenfalls zu breiten, entstellenden und funktionsbehindernden Narben führt, ist die Folge einer ungenügenden Wundversorgung (mangelnde Ruhigstellung, zu große Spannung der Wundränder, zu frühe Nahtentfernung). Sie kann durch korrektive Eingriffe beseitigt werden.

Bei der Wundheilung sind also 3 Phasen zu unterscheiden:

- eine exsudative Phase, der sich
- die proliferative Phase und
- die Narbenbildung anschließt.

Der **Ablauf** der Wundheilung kann durch lokale und durch allgemeine Faktoren beeinflußt werden.

Lokale Faktoren. Eine ausreichende Blutversorgung ist Voraussetzung für eine ausreichende Zufuhr von Zellen und Substanzen, die für den Aufbau eines Granulationsgewebes benötigt werden. Daneben muß durch die Blutversorgung ein rascher Abtransport von Stoffwechselendprodukten und die Resorption des enzymatisch aufgelösten Zelldetritus gewährleistet sein.

Exogene Schädlichkeiten wie Infektionserreger oder Fremdkörper können, solange sie nicht aus dem Wirkungsbereich entfernt sind, eine kontinuierliche Exsudatbildung anregen und damit den Heilungsprozeß wesentlich verlangsamen.

Die Immobilisierung des geschädigten Gewebes beschleunigt wesentlich den Heilungsprozeß. Dieses trifft besonders für Knochen-, Muskel- und Sehnenverletzungen zu. Die totale Zerstörung einer funktionellen Einheit macht einen Ersatz unmöglich. Gelegentlich ist eine gewisse Restitution möglich, wenn das mesenchymale Stützgewebe erhalten bleibt.

Allgemeine Faktoren. Der Ernährungszustand des betroffenen Individuums ist für den Ablauf eines erfolgreichen Heilungsprozesses mit verantwortlich. Das Vitamin C (Reifung der Fibroblastensynthese des Prokollagens, Kollagenbildung, Integrität der Kapillarwand) und Vitamin D (besonders bei reparatorischen Vorgängen, die mit Knochen- neubildung einhergehen) können den Heilungsprozeß wesentlich beeinflussen.

Darüber hinaus ist die Heilung von endokrinen Faktoren abhängig. Die Nebennierenrindenhormone (Glukokortikoide, Kortison, indirekt ACTH) hemmen den Heilungsprozeß durch Depression der entzündlichen Reaktion und durch direkte Wirkung auf die Proliferationsaktivität in der reparativen Phase und auf das Wachstum der Fibroblasten, die Proliferation der Endothelzellen und die Kollagenproduktion.

Heilung der Knochenwunde

Die meisten operativen Eingriffe am Kieferknochen bzw. Alveolarfortsatz hinterlassen eine komplizierte Knochen-Schleimhaut-Wunde. Eine Heilung »per primam intentionem«, wie sie definitionsgemäß bei Schleimhaut-, Haut- oder anderen Weichteilwunden zustande kommen kann, ist bei der Knochen-Schleimhaut-Wunde nicht möglich, da der entstandene Knochendefekt immer »sekundär« über den Umweg der Granulationsgewebsbildung und dessen allmähliche Organisation zur Ausheilung gelangt.

Dennoch unterscheiden wir im klinischen Sprachgebrauch eine »primäre Heilung« der Knochenwunde und verstehen darunter die direkte Heilung über die Organisation des Blutkoagulums und eine »sekundäre Heilung«, bei welcher Heilung und Regeneration direkt von der Wundoberfläche des Knochens ausgeht, wenn kein Koagulum vorhanden ist.

Folgende Heilungsmodi der Knochen-Schleimhaut-Wunde können unterschieden werden:

– die offene, primäre Heilung (z. B. Extraktionswunde, Exkochleationswunde usw.);
– die gedeckte, primäre Heilung (die Schleimhaut wird über dem Knochendefekt verschlossen, z. B. nach Zystektomie);
– die offene, sekundäre Heilung (z. B. nach einer Wundheilungsstörung, wenn kein Koagulum vorhanden ist).

Offene, primäre Heilung einer Knochen-Schleimhaut-Wunde

Die primäre Heilung einer offenen Knochenwunde verläuft über die Organisation des im Defekt sich bildenden Blutkoagulums. Dieses ist somit die wichtigste Voraussetzung für eine ungestörte Wundheilung, da es als transitorische Defektfüllung nicht nur einen biologischen Wundverband bildet, sondern die Grundlage der Knochenregeneration ist.

Das klassische Beispiel dieser Art der Wundheilung ist die der Extraktionswunde. Fehlt das Blutkoagulum, so muß die Regeneration des Defektes und die Knochenneubildung durch allmählichen peripheren Knochenanbau an der Knochenwundfläche erfolgen.

Unmittelbar nach Entfernung des Zahnes, wobei die desmodontalen Fasern zerreißen, zahlreiche Gefäße im Desmodont und an der Alveolenwand abgerissen und eröffnet werden, kommt es zur Blutung in dem entstandenen Knochendefekt. Das Blut gerinnt schnell, bereits wenige Stunden nach der Extraktion ist die Alveole mit einem festen Koagulum ausgefüllt, welches gegen den Alveoleneingang durch eine Fibrinschicht abgedeckt ist. Durch die Vernetzung des Fibrins und die dadurch bewirkte Kontraktion werden die freien Gingivalränder am Alveoleneingang zusammengezogen und damit die zur Mundhöhle freie Fläche verkleinert.

Nach etwa *12 Stunden* finden sich in den der Alveole benachbarten Markräumen neben frischen Blutungsherden erste Ansammlungen von

Leukozyten, Lymphozyten, Plasmazellen und Histiozyten, die in Richtung Alveolenwand wandern und sich zunächst im fundusnahen Teil des Koagulums ansammeln.

Nach *18 Stunden* treten zellige Infiltrate in den wandnahen Teilen des Koagulums, besonders aber am Alveoleneingang auf, wo sie zusammen mit der Fibrinschicht einen schützenden Abschluß gegen die Mundhöhle bilden. In den Markräumen der Alveolenumgebung finden sich jetzt massenhaft die oben genannten zelligen Elemente sowie Fibroblasten und erste Kapillarsprossen, die vom Rand her in das Koagulum einwachsen.

Zunehmend wird das Koagulum von einwandernden Zellen durchsetzt, während nach *24 Stunden* im Randgebiet Granulationsgewebe, Bindegewebszellen und Kapillarsprossen beobachtet werden.

Nach *4 Tagen* ist das Koagulum weitgehend durch frisches Granulationsgewebe ersetzt, in den Randgebieten ist bereits lebhafte Osteoblastentätigkeit festzustellen, während im Bereich der interradikulären und interdentalen Septen »überstehender« Knochen durch Osteoklasten abgebaut wird. Oberflächlich, am Alveoleneingang, findet man jetzt Riesenzellen vom Fremdkörpertyp. Die Oberfläche des Koagulums ist zu diesem Zeitpunkt weitgehend von einer dünnen Epithelschicht überzogen, die ihren Ausgang vom inneren Saumepithel nimmt.

Nach einer Woche ist die Epithelisierung abgeschlossen, die Alveole ist mit Granulationsgewebe erfüllt, in welchem jetzt die bindegewebigen Anteile überwiegen, während an den Alveolenrändern lebhafte Knochenneubildung im Gange ist.

Nach *21 Tagen* hat der geflechtartige Knochen die Alveole schon zu ⅔, nach etwa 4 Wochen ist die gesamte Alveole durch Faserknochen ausgefüllt, der sich jetzt allmählich in lamellären Knochen umwandelt.

Gedeckte, primäre Heilung einer Knochenwunde

Nach dem operativen Eingriff wird der entstandene Knochendefekt durch die Naht der Mundschleimhaut dicht verschlossen. Unterhalb der schützenden und primär heilenden Schleimhautdecke wird das den Defekt ausfüllende Blutkoagulum in gleicher Weise organisiert und durch den neuen Knochen ersetzt wie bei der offenen Primärheilung der Knochenwunde.

Bei Knochendefekten von mehr als 12–15 mm Durchmesser bleibt diese Primärheilung jedoch häufig aus, wenn keine Maßnahmen zur Stabilisierung des Koagulums getroffen werden. Bei einem Koagulum dieser Größe überwiegt in der Vernetzungsphase des Fibrins die Kontraktionskraft gegenüber der Adhäsion des Koagulums an der Knochenwandung. Das Koagulum wird von der Knochenwand teilweise abgezogen, und in diesen entstehenden Hohlraum wird Serum ausgepreßt. In diesem Zustand ist das Koagulum im höchsten Grade infektionsgefährdet, außerdem bildet sich in dem mit Serum gefüllten Hohlraum kein Granulationsgewebe oder erst sehr spät, so daß Wundhöhlen dieser Größe von Wundheilungsstörungen bedroht sind, sich infizieren, offen nachbehandelt werden müssen und die Heilung und Defektregeneration schließlich nach dem Modus der offenen sekundären Heilung erfolgen muß.

Doch kann die Kontraktion des Koagulums verhindert werden, wenn man in die Knochenhöhle denaturierten Gelatineschwamm oder Kollagen einbringt, welche die Polymerisation langer Fibrinfäden verhindern und so die Eigenkontraktion des Koagulums vermindern. Allerdings muß diese Behandlung unter Antibiotikaschutz erfolgen, da der zur Stabilisierung des Koagulums eingebrachte Gelatineschwamm bzw. das Kollagen in besonderem Maße infektionsanfällig sind. Bei nicht ausreichender Blutung aus der Knochenwunde kann vorkoaguliertes, mit Gelatineschwamm oder Kollagen versetztes Blut, welches einer Vene entnommen wurde, in die Defekthöhle eingebracht werden. In jüngerer Zeit werden größere Knochendefekte auch mit Trikalziumphosphat-Granulat gefüllt. Dieses wird allmählich resorbiert und durch Knochen ersetzt.

Offene, sekundäre Heilung einer Knochenwunde

Bleibt die Blutung nach einem operativen Eingriff aus (trockene Alveole) oder wird das Koagulum durch eine Wundinfektion zerstört (Alveolitis), so bleibt als Endzustand ein leerer Knochendefekt, der durch Wundtamponade geschützt werden muß.

Da die Organisation eines Koagulums nicht erfolgen kann, vollzieht sich die Regeneration und Defektheilung durch allmählichen Knochenanbau von den Defektwandungen her.

Aus den Markräumen der Alveolenumgebung wächst Granulationsgewebe, das die Knochenwunde mit einer dünnen Schicht überzieht, in die Alveole. Dieses Granulationsgewebe wird vom Alveoleneingang allmählich epithelisiert, so daß nach Wochen ein epithelisierter Knochendefekt vorliegt. Das subepitheliale Granulationsgewebe wird durch Osteoblastentätigkeit von der Knochenwandung her allmählich durch neugebildeten Knochen ersetzt, so daß sich die Defekthöhle langsam verkleinert. Durch ständigen peripheren Knochenanbau führt auch dieser Heilungsmodus zur allmählichen Defektausfüllung, doch dauern diese Regenerationsvorgänge, je nach Größe des primären Defektes, viele Wochen bis Monate.

7. Erkrankungen der Zahnhartsubstanz

Anatomische Vorbemerkungen

Die Zähne bestehen überwiegend aus Hartsubstanz, die die Pulpenhöhle umschließt. Die Hartsubstanzanteile bestehen aus Dentin, Schmelz und Zement.

Das Dentin bildet die Hauptmasse des Zahnes und besteht aus einer verkalkten Grundsubstanz mit eingelagerten, etwa $0,3$ μm dicken kollagenen Fibrillen. Die kollagenen Fibrillen verlaufen parallel zur Dentinoberfläche und ziemlich genau in Längsrichtung des Zahnes. Das Dentin wird von zahlreichen Kanälchen durchzogen, die einen leicht S-förmig gekrümmten Verlauf senkrecht zu den Kollagenfasern von innen nach außen aufweisen. In ihnen liegen die Fortsätze der Odontoblasten, die an der Grenzzone zwischen Dentin und Pulpa angeordnet sind (Tomes-Fasern). Sie haben wichtige Funktionen bei der Ernährung und der Reizleitung im Dentin.

Drei Formen des Dentins können unterschieden werden. Das primäre Dentin entsteht während der Zahnentwicklung. Das Sekundärdentin wird nach Ablauf der Zahnentwicklung während der Gebrauchsperiode des Zahnes von den Odontoblasten ständig neu erzeugt. Seine Bildung erzeugt periodisch in allen Zähnen des Gebisses gleichzeitig Anbaulinien und bewirkt eine zunehmende Einengung der Pulpenhöhle. Zwischen den einzelnen Schichten des neugebildeten Dentins entstehen die Owen-Linien. Das Tertiärdentin wird nach direkter Pulpaüberkappung oder Vitalamputation von neugebildeten Odontoblasten erzeugt. Es handelt sich dabei um eine echte Reparaturleistung des Markorgans.

Der Schmelz ist eine wesentlich härtere und sprödere Substanz, die das Dentin im Bereich der Zahnkrone bedeckt. Er besteht aus Schmelzprismen, deren Durchmesser 3 bis 6 μm beträgt und die senkrecht zur Zahnoberfläche verlaufen. Nach Abschluß der Zahnbildung findet keine Neubildung von Schmelz statt. Der Schmelz enthält keine organischen Bestandteile. Das Zement bedeckt den Zahn auf der Oberfläche beginnend im Zahnhalsbereich, anschließend an den Schmelz. Das Zement ist ebenso wie das Dentin aus verkalkter Grundsubstanz und kollagenen Fasern aufgebaut. Es enthält nur im Bereich sekundärer Zementablagerungen Zellen. Die Hauptmasse ist zellfrei. Eine Zementneubildung während des Lebens ist möglich und hinterläßt ebenso wie im Dentin Anbaulinien.

Die zentralen Abschnitte des Zahnes bestehen aus der Zahnpulpa. Sie ist aus einer gallertigen Grundsubstanz mit stern- und spindelförmigen

Bindegewebszellen und Kollagenfasern aufgebaut. Blutgefäße, Lymphgefäße und Nerven sind reichlich vorhanden. Die Grenzfläche der Pulpa zum Dentin wird von einem Odontoblastensaum gebildet. Gefäße und Nerven erreichen oder verlassen die Pulpenhöhle durch das Foramen apicale an der Spitze der Zahnwurzel.

Entwicklungsbedingte Veränderungen

Die Zähne zeigen bezüglich ihrer Anzahl, Form, Farbe und Struktur eine große Variationsbreite, so daß im Einzelfall nur schwer die Grenze zu pathologischen Formveränderungen festgelegt werden kann. Der komplizierte Vorgang der Zahnentwicklung ist an eine hohe Stoffwechselaktivität der an diesem Vorgang beteiligten Zellen gebunden. Stoffwechselstörungen in der Entwicklungsphase können deshalb ihren Ausdruck in morphologischen Veränderungen der Zähne finden. Makroskopisch und mikroskopisch sichtbare Strukturveränderungen des Zahnes können häufig durch nur geringfügige Stoffwechselveränderungen hervorgerufen werden. Sie können an allen Bestandteilen des Zahnes nachgewiesen werden.

Abweichungen der normalen Zahn- und Gebißentwicklung können bis in die 6. Embryonalwoche zurückreichen und sich als Bildungs- und Mineralisationsstörungen auswirken. In dieser Periode der Frühentwicklung tritt das Mesoderm in enge Beziehung zum Ektoderm. Die Entstehung der ektodermalen Dysplasien ist daher in diesen Zeitraum zu datieren.

Neben dem Ektoderm, von dem der Zahnschmelz und die Zahnpulpa gebildet wird, können auch Anteile des Mesoderms an Bildungsstörungen beteiligt sein. Mesodermaler Herkunft sind die Pulpa, das Dentin, das Wurzelzement und der größte Teil des Parodonts. Dabei können die Bildungsstörungen des Schmelzes im Gegensatz zu den übrigen Bestandteilen des Zahnes in den späteren Entwicklungsphasen nicht durch regenerative Aktivität des Gewebes ausgeglichen werden.

Neben erblichen Faktoren sind in den letzten Jahren, aufgrund tierexperimenteller Untersuchungen, eine Reihe von Erkrankungen während der Schwangerschaft ermittelt worden, die mit einer Störung der Zahnentwicklung einhergehen können (Tab. 1). Die durch teratogene Faktoren ausgelösten Bildungsstörungen dokumentieren sich überwiegend in einer Abweichung von der normalen Zahl und Form der Zähne und in Form von Dysplasien, Hypoplasien und Hyperplasien. Ausgesprochene Mißbildungen an den Zähnen sind vorwiegend erblich bedingt und nur selten durch teratogene Faktoren hervorgerufen.

Tabelle 1   Zusammenstellung der Erkrankungen in der Schwangerschaft, die mit einer Störung der Zahnentwicklung einhergehen können.

1. Schwere Mangelernährung	Gebißentwicklung nur wenig betroffen
2. Infektiöse Ursachen A. Virusinfektionen (Rubeolen, Zytomegalie) B. Lues	Gelegentliche Schmelzmißbildungen Schwere Schmelzbildungsstörungen
3. Ionisierende Strahlen	Formanomalien der Zähne
4. Medikamenteneinnahme	Farbveränderungen, Schmelzhypoplasien
5. Diabetes mellitus	Vermehrt Schmelzhypoplasien

Unregelmäßigkeiten der Zahnzahl

Hypodontie

Als Hypodontie wird das Fehlen einzelner Zähne bezeichnet, sie ist im Rahmen einer phylogenetischen Gebißreduktion zu sehen. Am häufigsten fehlen die Zahnanlagen für die Weisheitszähne, gefolgt von den oberen und unteren Prämolaren. Wesentlich seltener fehlen die ersten Prämolaren und schließlich die oberen seitlichen Schneidezähne (Abb. 34). Differentialdiagnostisch ist in diesen Fällen an eine Retention der Zähne zu denken. Ein angeborenes Fehlen der Anlage der Milchzähne ist sehr selten. Gewöhnlich sind die seitlichen oberen Milchschneidezähne betroffen. Gleichzeitig fehlt die Anlage der bleibenden Zähne.

Die Ursache für die Hypodontie ist unbekannt. Viele Befunde sprechen dafür, daß eine familiäre Häufung besteht.

Oligodontie

Das Fehlen mehrerer Zahnanlagen wird als Oligodontie bezeichnet. Sie ist im Milchgebiß seltener als im bleibenden Gebiß. Es handelt sich dabei um eine vererbbare Störung, die mit einer Fehlbildung der ektodermalen Gewebe einhergehen kann. Sie kann mit einer fehlenden Entwicklung der Schweiß- und Talgdrüsen und einer mangelhaften oder fehlenden Entwicklung der Kopf- und Körperbehaarung kombiniert sein. Dieser als »ektodermale Dysplasie« bezeichnete Symptomkomplex führt dazu, daß die Patienten bereits im Kindesalter einen typischen greisenhaften Gesichtsausdruck aufweisen. Die Kronen der vorhandenen Zähne sind meist konisch und zapfenförmig. Das vollständige Fehlen aller bleibenden Zähne, eine Anodontie, ist außerordentlich selten und am ehesten bei der ektodermalen Dysplasie zu beobachten.

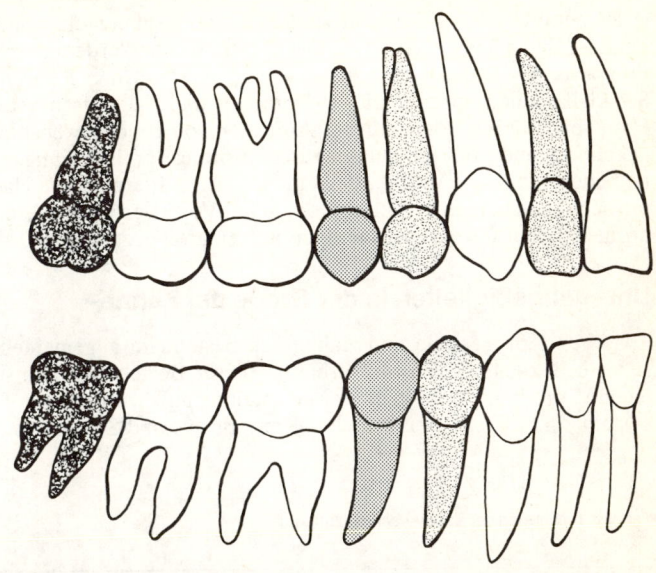

Abb. 34 Schematische Darstellung der Häufigkeit des Fehlens von Zahnanlagen. Die unterschiedlich dichte Schraffierung der betroffenen Zähne gibt die Reihenfolge der Häufigkeit wieder.

Überzählige Zähne

Überzählige Zähne finden sich vor allem im bleibenden Gebiß. Im Milchgebiß sind sie selten. In Form und Größe können die überzähligen Zähne den bleibenden Zähnen sehr ähnlich sein oder aber als verkrümmte Gebilde, als sogenannte Zapfenzähne, auftreten. Als Ursache für die Bildung der überzähligen Zähne wird die Bildung von dritten Zahnkeimen diskutiert, die sich aus der Zahnleiste in unmittelbarer Nachbarschaft zum dazugehörigen regelrechten, bleibenden Zahnkeim entwickeln oder aber ihre Entstehung durch Teilung des Zahnkeimes selbst angenommen.

Elektronenmikroskopische Untersuchungen haben ergeben, daß die zapfenförmig ausgebildeten Zähne eine Mikromorphologie aufweisen wie normal entwickelte Zähne. In einigen Fällen scheint eine erbliche Tendenz zur Entstehung der überzähligen Zähne vorzuliegen. Zahlreiche überzählige, häufig auch retinierte Zähne als zapfenförmige Gebilde, gehören zum Symptomkomplex der »Dysostosis cleidocranialis«. Diese Systemerkrankung ist durch eine vererbbare Wachstumshemmung besonders der Schädelknochen und des Schlüsselbeines gekennzeichnet.

Auch beim Gardener-Syndrom sind impaktierte, überzählige und bleibende Zähne zu beobachten. Dieses Syndrom ist außerdem durch eine Polyposis des Dickdarms, Osteome, vor allem an den Röhren- und Schädelknochen, durch multiple Dermoid- und Talgdrüsenzysten der Haut sowie durch gelegentliches Auftreten von Bindegewebstumoren gekennzeichnet. Für die klinische Beobachtung der überzähligen Zähne bedeutet diese Tatsache, daß eine intensive internistische Nachuntersuchung angeregt werden sollte, um bei Vorliegen eines dieser Syndrome möglichst frühzeitig therapeutisch eingreifen zu können.

Unregelmäßigkeiten in der Größe der Zähne

Zwischen Körpergröße und Zahngröße besteht im allgemeinen eine gewisse Beziehung. Ein Mißverhältnis dieser Beziehung kann sich in einer Mikrodontie oder in einer Makrodontie äußern. In diesen Fällen besteht ein Mißverhältnis zwischen Körpergröße und Zahngröße.

Tabelle **2** Formen der Zahnverschmelzungen

1. Vollständige Verschmelzung von Krone und Wurzel mit gemeinsamem Schmelzmantel, gemeinsamem Dentin, getrennten Wurzelkanälen
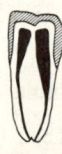

2. Vollständige Verschmelzung von Krone und Wurzel mit gemeinsamem Schmelzmantel, gemeinsamem Dentin, Vereinigung der Wurzelkanäle im Wurzelbereich
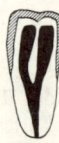

3. Verschmelzung im Kronenbereich mit eingekerbtem Schmelzmantel, getrennte Wurzeln
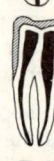

4. Verschmelzung im Wurzelbereich, vollständig getrennter Kronenteil
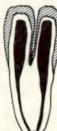

Formanomalien der Zähne

Zahnverschmelzungen entstehen aus einer Vereinigung zweier normaler oder eines normalen und eines überzähligen Zahnkeims. Sie sind im Milchgebiß und im bleibenden Gebiß zu finden. Am häufigsten sind die oberen und unteren Schneidezähne betroffen. Die Verschmelzung kann vollständig oder unvollständig sein, je nachdem ob eine Vereinigung vor der Mineralisation beginnt oder erst nach der Bildung der Krone zustande kommt (Tab. **2**).

Durch Überschußbildung des inneren Schmelzepithels mit einer Invagination und nicht durch die Ineinanderstülpung zweier Zahnanlagen entsteht der Dens indente. Vorzugsweise sind die seitlichen oberen Schneidezähne von dieser Fehlbildung betroffen.

Entwicklungsstörungen des Zahnhartgewebes

Schmelzdysplasie

Unter dem Begriff Schmelzdysplasie werden zwei Formen der Störung der Schmelzentwicklung zusammengefaßt, die Schmelzhypoplasie und die Hypokalzifikation des Schmelzes.

Die Schmelzhypoplasie wird durch alle Veränderungen hervorgerufen, die die Funktion der Ameloblasten in der Periode der Schmelzbildung stören. Die Hypokalzifikation ist dagegen eine Störung der Schmelzreifung. Beide Formen können lokale, systematisierte und erbliche Ursachen haben.

Die lokalen Faktoren, die zur Ausbildung dieser Veränderungen führen, sind in der Regel entzündliche oder traumatische Ursachen. Nutritive Ursachen, wie Vitamin-A- und -D-Mangel, endokrine Störungen und allgemeine Infektionen gehören zu den systematisierten Ursachen. Ein exzessiv hoher Fluoridgehalt des Trinkwassers ist häufig ein Faktor für die Hypokalzifikation. Betroffen sind vor allem die oberen und unteren Schneidezähne. Es bestehen unregelmäßig begrenzte Vertiefungen der Zahnoberfläche, die über die gesamte Zahnkrone verteilt sind (Abb. **35**).

Histologisch sind neben der rauhen Oberflächenbeschaffenheit Poren und Längs- und Querriefen in dem abgeschliffenen Zahnschmelz zu beobachten. Die äußere Schmelzzone zeichnet sich elektronenmikroskopisch durch zahlreiche Mikrolücken und kleinste, z.T. verzweigte Kanälchen aus, die das Schmelzgefüge durchziehen. In diesen Bereichen ist eine Schmelzprismenstruktur nicht zu erkennen. In der durch Pigmentaufnahme bräunlich erscheinenden Schmelzschicht verdichtet sich das Gefüge dadurch, daß die Hohlräume durch große, tafelförmig

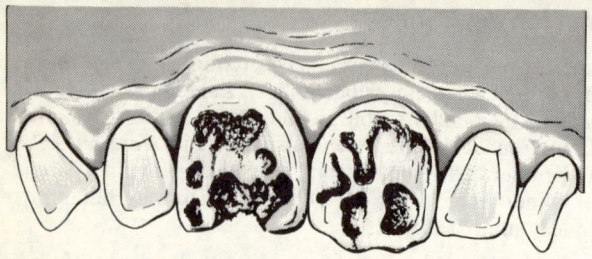

Abb. **35**   Schmelzhypoplasie. Bräunliche, unregelmäßig begrenzte Schmelzdefekte der oberen Schneidezähne.

erscheinende Kristallite ausgefüllt sind und zum Dentin hin eine immer dichter werdende Schmelzprismenstruktur besteht.

Bei den Mineralisationsstörungen des Schmelzes sind elektronenmikroskopisch schneckenartig aufgerollte Strukturen nachzuweisen. Bei stärkeren Gefügeauflockerungen infolge mangelhafter Mineralisation und gleichzeitiger Verbreiterung der Prismensäume tritt eine wirbelartige Desorientierung der Kristallite innerhalb der Schmelzprismen auf. Im Bereich mangelhafter Mineralisation konnten transparent erscheinende, tafelig ausgebildete Kristallite nachgewiesen werden.

Störungen der Dentinbildung

Die Störung der Dentinbildung ist eine dominant, nicht geschlechtsgebundene, vererbbare Erkrankung, die auf eine Fehlleistung der mesodermalen Anteile der Zahnanlage zurückzuführen ist.

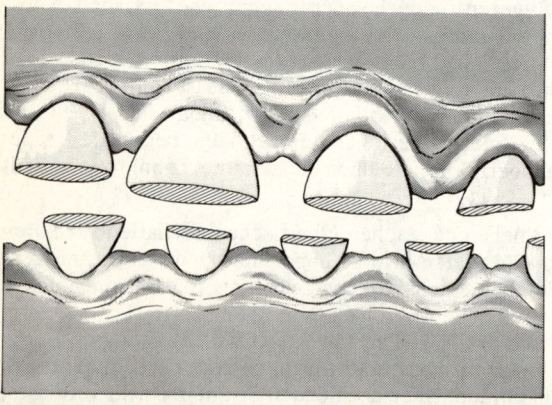

Abb. 36   Dentinogenesis imperfecta. Starke Abrasion der Zähne, z. T. bis zur Pulpenhöhle.

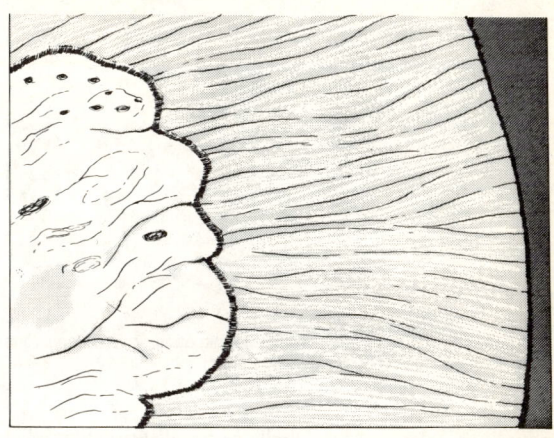

Abb. **37**   Dentinogenesis imperfecta, histologisches Bild. Irregulär angeordnete Dentinkanälchen. Kanälchenarme Bezirke wechseln mit kanälchenreicheren ab.

Die Kronen zeigen bei diesen Patienten als auffallendes Charakteristikum eine graublaue oder gelblich braune Verfärbung mit einer ungewöhnlichen Transluzenz und Opaleszenz des Dentins. Bei funktioneller Beanspruchung der Zähne splittert der Schmelz an den mechanisch besonders beanspruchten Bereichen infolge mangelhafter Verbindung zum Dentin ab. Das Dentin wird dadurch freigelegt und es entwickelt sich eine rasch fortschreitende Abrasion bis zur Eröffnung der Pulpenhöhle (Abb. **36**).

Histologisch zeigt das Dentin eine irreguläre Struktur. Kanälchenarme Bereiche und Areale mit fehlender Dentintubulistruktur herrschen vor (Abb. **37**). Häufig sind weite, unregelmäßig verlaufende Dentinkanälchen nachweisbar. Durch einen überstürzten Dentinanbau können Odontoblasten eingemauert werden.

Farbanomalien der Zähne

Gelblich bis gelblichbraune oder gräuliche Verfärbungen der Zahnkronen sind nach Einnahme von Tetrazyklinpräparaten zu beobachten. Unabhängig von der Applikationsart werden die Präparate der Tetrazyklingruppe in den Knochen und in die sich bildende Zahnhartsubstanz eingelagert. Es kommt dabei zur Bildung von Tetrazyklin-Kalzium-Ortophosphatkomplexen oder zu einer direkten Bindung des Tetrazyklins an die Grundsubstanz. Es besteht eine Fluoreszenz im ultravioletten Licht. Die Zahnverfärbung ist irreversibel. Fertig gebildeter Schmelz nimmt kein Tetrazyklin mehr auf. Die Tetrazykline passieren

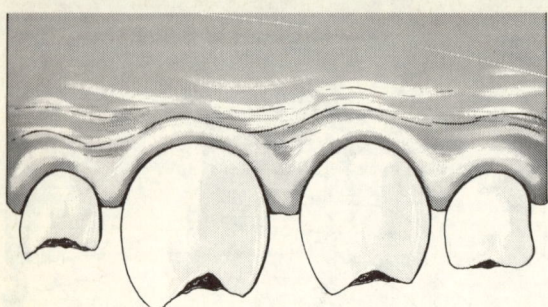

Abb. 38 Hutchinson-Zähne. Tonnenförmig abgerundete Zahnkronen. Halbmondförmige Einziehungen der Schneidekante.

die Plazentarschranke. Da die Mineralisation der Milchzähne im 5. und 6. Fetalmonat beginnt und die Mineralisation der Kronen der bleibenden Zähne mit dem 8. Lebensjahr abgeschlossen ist, kann diese Zeitspanne als kritische Phase aufgefaßt werden.

Bei der erheblichen Überschreitung der minimaltoxischen Dosis für Fluoride von 1 mg pro Liter Trinkwasser kann mit Farbveränderungen des sich entwickelnden Zahnschmelzes gerechnet werden. Eine gelegentlich die ganze Zahnoberfläche beherrschende, an Intensität wechselnde, kreidige bis schmutziggraue Verfärbung oder auch bräunliche Flecken kennzeichnen diese Veränderungen. Die Schmelzoberfläche erscheint aufgerauht, manchmal treten Schmelzerosionen auf.

Bildungsstörungen der Zahnhartsubstanz durch spezifische Entzündung

Besonders gravierende Schädigungen des Zahnaufbaus treten bei der kongenitalen Lues auf. Sie führt in den oberen mittleren Schneidezähnen zu halbmondförmigen Einziehungen der Schneidekante bei gleichzeitig plumper, abgerundeter Form der Zahnkrone (Hutchinson-Zähne) (Abb. **38**). In manchen Fällen sind zusätzlich hypoplastische Störungen der Kaufläche der Erstmolaren zu beobachten.

Karies

Die Karies ist eine sich im Hartgewebe, im Schmelz und im Dentin abspielende Erkrankung des Zahnes, die mit Demineralisierung der anorganischen und der Zerstörung der organischen Substanz des Zahnes einhergeht.

Es werden 4 Grundvoraussetzungen für die Kariesentstehung diskutiert:

- *besondere Bedingungen,* die in der Konstitution des befallenen Organismus liegen (z. B. Entmineralisierung der Hartsubstanz, Schmelzreifung, Speichelzusammensetzung, die Zahnform u. a.);
- *Mikroorganismen* der Mundhöhle und die Zahnplaques;
- der *Kohlenhydratstoffwechsel* in den Plaques in Abhängigkeit von der
  Nahrung;
- der *Zeitfaktor* in bezug auf die Verweildauer der Plaques.

Die Karies wird nach der Topographie der Veränderungen und nach
dem klinischen Verlauf eingeteilt.

Schmelzkaries

Die Zerstörung der Hartsubstanz beginnt am Schmelz, an der Zahnoberfläche. Das die Zahnkrone bedeckende Zahnoberhäutchen, ein
Produkt aus polymerisierten Speichelbestandteilen, quillt unter Säure-
einwirkung im Bereich der bakterienhaltigen Plaques auf und wird
durchbrochen. Der Schmelz liegt danach frei und kann unmittelbar
angegriffen werden. Er verliert in solchen Bereichen seinen Glanz und
nimmt ein kreidiges Aussehen an. Diese Erscheinung geht auf eine
Gefügeauflockerung zurück, die sich in einer Rauhigkeit und Ausbildung eines körnigen Defektes zeigt. Es bildet sich ein Mikrokrater aus,
oder es kann eine schmale und tiefgreifende Schmelzzerstörung in Form
eines schmalen Kanales entstehen. Die beginnende Schmelzkaries ist
durch eine Auflockerung des Prismengefüges entlang der Prismengren-
zen gekennzeichnet, die zur Auflösung der Kristalle führt. Es treten
zunehmend rhomboedrische, große Kristalle auf, die auf eine Umkri-
stallisation des Hydroxylapatits zurückgeführt werden.

In fortgeschrittenen Stadien dringen die Bakterien in die entstehenden
Hohlräume ein und bewirken durch ihre Stoffwechselprodukte eine
weitere Auflösung der Kristallite (Abb. **39**).

Aus dem kariösen Bereich des Schmelzes ist nach polarisationsmikro-
skopischen Befunden eine Schichtung erkennbar (Gustafson, Sauerwein) (Abb. **40**). Der kariöse Prozeß wird außen von einer hellen Zone
umgeben, die durch einen gesteigerten Gehalt an Kalkkristallen auch in
der interprismatischen Substanz gekennzeichnet ist. Dadurch wird die
feinere Schmelzstruktur undeutlich. Es schließt sich eine Zone an, in
der eine Auflösung der Kalksalze stattgefunden hat. Danach folgt eine
Region mit gesteigerter Mineralisierung. Die endgültige Auflösung der
anorganischen Substanz ist in der dann folgenden Region abgeschlossen, und in der obersten Schicht zerfällt das nekrotische Gewebe.

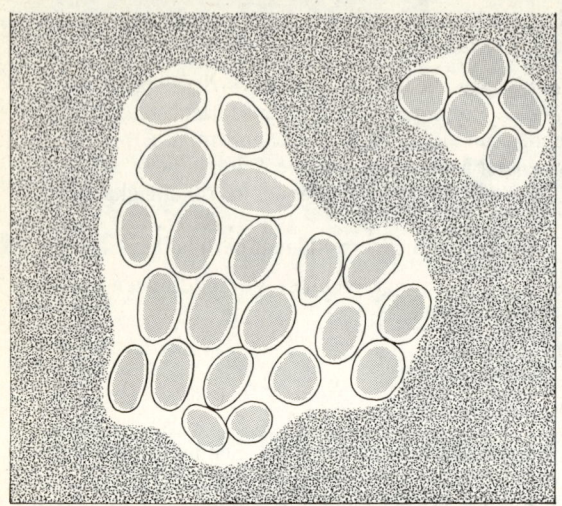

Abb. **39** Schmelzkaries. In Hohlräumen des Schmelzes sammeln sich bei fortgeschrittener Schmelzkaries Mikroorganismen.

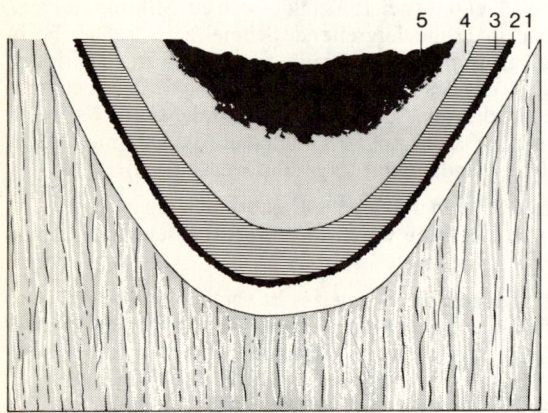

Abb. **40** Schichtung der Schmelzkaries.
1 Helle Zone in der Umgebung kariöser Defekte
2 Auflösung der Kalksalze = positive Doppelbrechung
3 Gesteigerte Mineralisierung
4 Zerfall der organischen Substanz
5 Zerfall des nekrotischen Gewebes

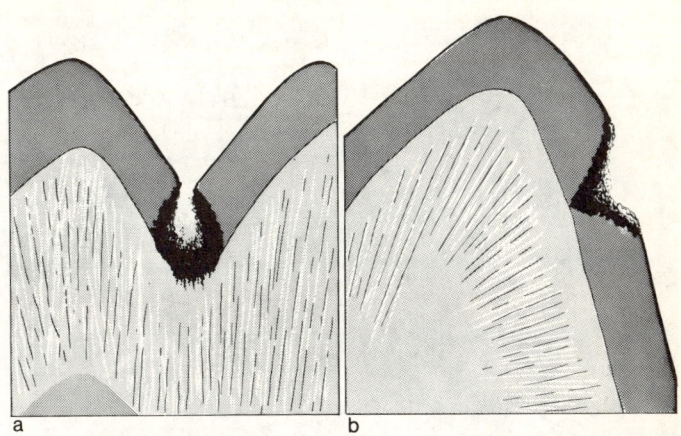

Abb. **41a–b** Schmelzkaries.
a Fissurenkaries. Die kariöse Läsion breitet sich, den Schmelzprismen folgend, am Boden der Fissur radiär aus.
b Approximalkaries. Der kariöse Schmelzdefekt zeigt eine keilförmige Anordnung. Die Spitze des Kegels ist auf das Dentin gerichtet.

Fissurenkaries

Die Fissurenkaries bildet sich von den tiefen Stellen des Fissurentrichters ausgehend und breitet sich seitwärts in die Tiefe fortschreitend bis zur Schmelz-Dentin-Grenze aus. Die Kariesausbreitung folgt der radiären Anordnung der Schmelzprismen im Fissurenbereich (Abb. **41a**).

Approximalkaries

Die Approximalkaries zeigt eine kegelförmige Ausbreitung. Die Grundfläche des Kegels ist zur Zahnoberfläche, die Spitze auf das Zahninnere gerichtet. Die flächenhafte Ausbreitung folgt auch hier der Anordnung der Schmelzprismen (Abb. **41b**).

Das **histologische** Bild der Schmelzkaries spricht dafür, daß die Zerstörung des Schmelzes keine vitale gewebliche Reaktion auslösen kann. Die in der Initialphase der Schmelzkaries auftretenden Veränderungen lassen auf eine physikochemische Reaktion schließen. Sie beruhen auf einer Reaktion des nicht desintegrierten Schmelzminerals mit den durch die Zerstörung des Schmelzes freigewordenen Substanzen.

Dentinkaries

Im Gegensatz zur Schmelzkaries ergeben sich bei der Dentinkaries andere Verhältnisse, weil sich die Mikroorganismen, den Dentinkanäl-

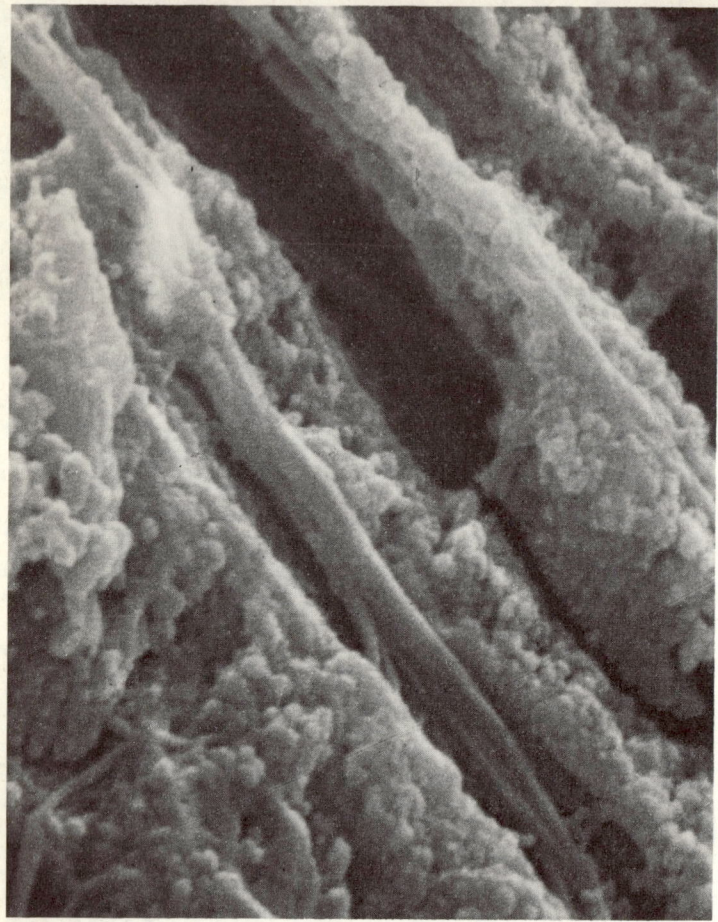

Abb. **42**   Tangential eröffnete Dentinkanälchen. In den Kanälchen liegen die Odontobla-stenfortsätze. Rasterelektronenmikroskopisches Bild; Vergr. ca. 10000fach.

chen folgend, in vorgebahnten Wegen ausbreiten können und die Ent-mineralisierung des an organischen Substanzen reicheren Dentins schneller abläuft (Abb. **42**).

Über den Schmelzdefekt erreichen die Mikroorganismen die Schmelz-Dentin-Grenze. Nach der kegelförmigen Kariesausbreitung im Schmelz dehnt sie sich in breiter Zone im Dentin aus und unterminiert häufig die seitlichen Schmelzzonen.

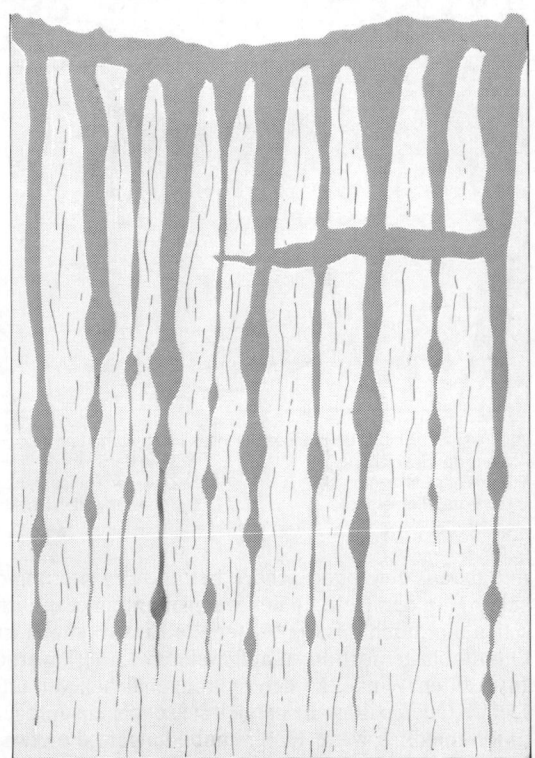

Abb. **43** Histologisches Bild der akuten Dentinkaries. Trichterförmige Erweiterung der Dentinkanälchen in der oberflächlichen Zone. In den tieferen Regionen rosenkranzartige Anordnung der Dentindefekte.

Akute Dentinkaries

Beim Vordringen der Mikroorganismen in die Tiefe des Dentins bildet sich eine rosenkranzartige Erweiterung der Dentinkanälchen. Die einzelnen lakunenartigen Erweiterungen verschmelzen beim Fortgang des Prozesses rasch miteinander. Kleine, rundliche bis ovale Höhlenbildungen, die mit Mikroorganismen, Resten von Dentinsubstanzen und organischen Anteilen angefüllt sind, entstehen. Sie werden als *Karieskavernen* bezeichnet. In den oberflächlichen Anteilen des kariösen Defektes bilden sich trichterförmige Erweiterungen der Dentinkanälchen. Es wird angenommen, daß sich die Grundsubstanz des Dentins bevorzugt in den oberflächlichen, stärker entmineralisierten Bezirken kontrahiert

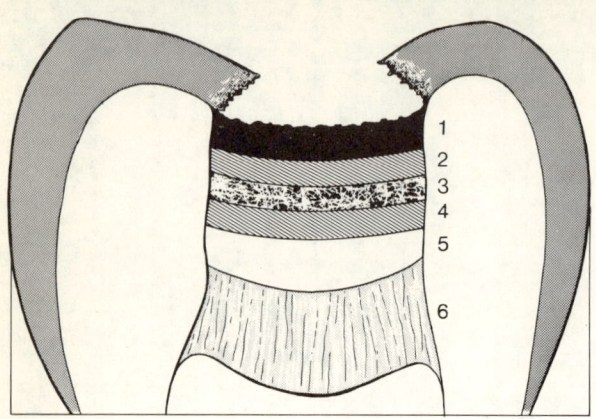

Abb. **44**   Schichtung des kariösen Dentins (nach *Furrer* und *Pilz*).
1 Zone der Erweichung   4 Zone der Trübung
2 Zone der Entkalkung   5 Zone der Transparenz
3 Zone der Pionierpilze   6 Zone der vitalen Reaktion (Reizdentinbildung)

und daraus eine oberflächlich betonte Erweiterung der Kanälchen resultiert. In der Tiefe, in den weniger entmineralisierten Arealen, herrschen die durch direkte bakterielle Einwirkung entstandenen, an den Odontoblastenfortsätzen aufgereihten Karieskavernen vor (Abb. **43**). Im rechten Winkel zu den Dentinkanälchen verlaufen im erweichten Dentin Querspalten. Es handelt sich dabei um unregelmäßig begrenzte, unterschiedlich weite Hohlraumbildungen, die etwa dem Verlauf der kollagenen Fibrillen bzw. der Owenschen Konturlinien folgen. Im Bereich mit Querspalten schreitet der kariöse Prozeß besonders schnell fort. In der Karieszone des Dentins ist nach dem mikroskopischen Bild eine *Schichtung* festzustellen (Abb. **44**).

Die Oberflächenzone enthält die entkalkte und zerfallende Dentingrundsubstanz mit vielen Bakterien und Pilzen. Es folgt eine Zone, die durch die Entkalkung des Dentins gekennzeichnet ist und der sich eine Zone mit weniger Bakterien anschließt. In der Zone der Trübung löst sich die Dentintransparenz auf. Der Boden des kariösen Prozesses wird bei vitaler Pulpa von der Zone der Transparenz gebildet. Diese Zone entsteht durch einen chemischen Prozeß, der von der Vitalität der Pulpa abhängt und auf einer zentripetalen Verkalkung der Odontoblastenfortsätze beruht. Diese verfetten von der Pulpa bis zur Erweichungszone. Der auf einem irreversiblen Vorgang beruhende Verschluß der Dentinkanälchen führt zur Homogenisierung des Dentins. Die Zerstörung des Dentins durch die Bakterien erfolgt an der Oberfläche und von den Dentinkanälchen ausgehend (Abb. **45**). Im anorganischen Anteil

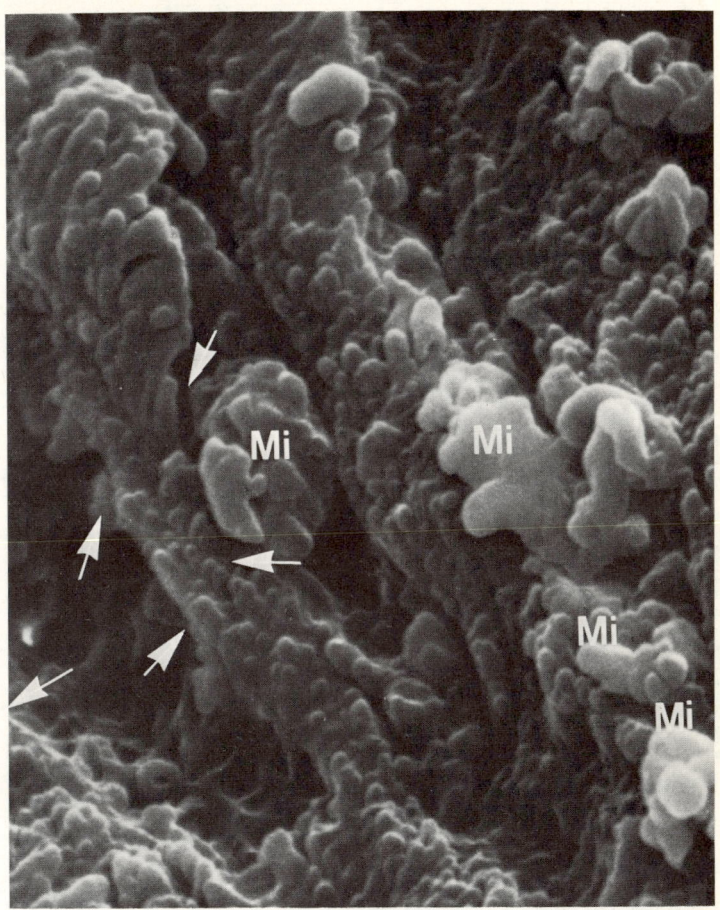

Abb. **45** Kariöses Dentin. In den Dentinkanälchen Ansammlungen von Zelldetritus und Mikroorganismen (Mi). Lakunenartige Erweiterungen der Dentinkanälchen (Pfeile). Rasterelektronenmikroskopisches Bild; Vergr. ca. 10000fach.

entwickelt sich eine unvollständige Demineralisierung mit Auflösung der Wand der Dentinkanälchen. Das auch im Dentin ausgebildete Gefüge der Grundsubstanz wird durch den kariösen Prozeß zerstört. Es kommt zu einer Desorientierung der Kristallite und zur Auflösung der Faserelemente. Eine gerichtete, von den Dentinkanälchen ausgehende Zersetzung geht erst dann vonstatten, wenn Bakterien in die Dentinkanälchen eingedrungen sind. Im kariösen Dentin werden rhomboedrische Kristallite beobachtet, die als Karieskristalle bezeichnet werden und wahrscheinlich aus gelösten Kalksalzen der Peripherie entstehen, die sich zu Whitlockit umbilden.

Die Odontoblastenfortsätze werden im Zuge der kariösen Läsion zerstört, wobei die Verfettung und die Kalkablagerungen als Ausdruck einer Schädigung durch Toxine und Stoffwechselprodukte der Kariesbakterien zu werten sind. Im Gegensatz zur Schmelzkaries bildet sich eine gewebliche Reaktion aus, die die Ausbreitung des kariösen Prozesses einschränkt und in seltenen Fällen auch zum Stillstand bringen kann. Die Irritation der Odontoblastenfortsätze regt die Odontoblasten zur beschleunigten Bildung von Sekundärdentin an.

Chronische Karies

Bei nur langsam fortschreitendem Verlauf der Karies spricht man von der chronischen oder der ausgeheilten Karies. Im Gegensatz zur akuten Form erscheint die Oberfläche der kariösen Läsion nicht so zerklüftet; es treten keine überhängenden Schmelzränder auf. Der kariöse Defekt zeigt eine helle bis tiefbraune Verfärbung und ist meistens glänzend. Durch die anders gestaltete Oberflächenstruktur fehlt die Retention von Speichelresten und der nekrotischen Gewebsanteile auf der Oberfläche des Defektes. Die Bakterien dringen unmittelbar in die eröffneten und frei endenden Dentinkanälchen ein. Hier treten also Verhältnisse auf, wie sie bei der akuten Karies in den tiefen Schichten gefunden werden. Es ist eine breite Transparenzzone und eine breite Trübungszone an der Basis der kariösen Läsion ausgebildet.

Zementkaries

Kariöse Veränderungen des Zahnzementes können erst auftreten, wenn die Schmelz-Dentin-Grenze von Epithel entblößt ist und über eine Zahnfleischtasche die Mikroorganismen der Mundhöhle direkt an das Zement gelangen können. Diese Form der Karies wird deshalb besonders häufig im höheren Lebensalter beobachtet. Nach einer oberflächlichen Entkalkung an der Wurzeloberfläche kommt es zur Invasion von Keimen in die Grundsubstanz mit einer schichtweisen Ablösung der erweichten lamellären Zementschichten. Der kariöse Defekt zeigt häufig eine flächenhafte Ausdehnung.

Durch die Einwirkung der Bakterien quillt die Zementkutikula und löst sich auf. Die Mikroorganismen können danach in das Zement eindringen. Der Prozeß breitet sich entlang der Kanälchen der Sharpeyschen Fasern wie in den Dentinkanälchen aus. Die relativ dünne Zementschicht wird rasch zerstört und löst sich ab. Eine Schichtung in der Umgebung des kariösen Defektes wie bei der Dentinkaries tritt nicht auf.

8. Erkrankungen der Pulpa

Regressive Pulpenveränderungen

Durch die Tätigkeit der Odontoblasten wird das Pulpenkavum mit zunehmendem Alter kleiner. Bei der Bewertung der Altersveränderungen des Pulpengewebes sind die rein involutiven Erscheinungen nur schwer von pathologischen und degenerativen zu trennen. Einige Autoren (RÖMER, EULER, HÄUPL) betrachten die retikuläre Atrophie als Alterserscheinung, obwohl sie auch bei Jugendlichen beobachtet werden kann. Demgegenüber sieht FRÖHLICH in der retikulären Atrophie einen pathologischen Vorgang, der bevorzugt in fortgeschrittenem Alter auftritt.

Im **histologischen** Bild zeigen die primär zylindrisch angeordneten Odontoblasten bei der retikulären Atrophie eine mehr kubische Form. Die Zellkerne schrumpfen. Die Zellen bilden schließlich nur noch eine schmale, flache Zone, die mit der Zeit völlig verschwindet. Auch im übrigen Pulpengewebe kommt es zu einer Reduktion der Zellzahl. Die Zellen verlieren ihre sternförmig aufgezweigte Form und nehmen eine spindelige Struktur an. Im Bereich der Odontoblastenlage entstehen kleine, mit Flüssigkeit gefüllte Hohlräume. Dieser Vorgang kann von einer Faservermehrung in der Grundsubstanz der Pulpa begleitet sein.

Andere regressive Veränderungen der Pulpa entstehen bei Störungen des Fett-, Eiweiß- und Kalkstoffwechsels. Sie dokumentieren sich besonders in der Nachbarschaft kariöser Prozesse und gehen mit einer Verfettung der Odontoblasten einher.

Durch Störungen des Kalkstoffwechsels bilden sich in der Pulpa auch bei Jugendlichen Verkalkungen aus, die zu unterschiedlich großen, in Platten angeordneten Kalkablagerungen führen. Selten ist in ihrer Umgebung Dentinbildung mit Brückenbildungen bis zur normalen Zone zu beobachten.

Entzündungen der Pulpa

Eine entweder exogen oder endogen, in die Pulpa gelangte Gewebsschädigung löst im Pulpengewebe eine entzündliche Reaktion aus (S. 13). Die primäre Alteration kann durch kariöse Infektion, durch thermische Reize, durch chemische Noxen, durch Parodontopathien, durch Okklusionstraumen, durch fortgeleitete Infektionen aus der Nachbarschaft und selten wahrscheinlich auch durch hämatogen in die Pulpa gelangte Bakterien ausgelöst werden.

Die **Einteilung** der Pulpitiden wird nach dem morphologischen Substrat der Reaktion vorgenommen (S. 15).

Geschlossene Pulpitis

Die geschlossene Pulpitis entwickelt sich bei geschlossenem Pulpenkavum.

Hyperämie

Die Initialphase der entzündlichen Reaktion in der Pulpa ist durch eine ausgeprägte Hyperämie gekennzeichnet. Es entwickelt sich, durch Mediatoren vermittelt (S. 14 u. 18), eine Gefäßerweiterung (Abb. **46**). Diese Erweiterung kann im Bereich des Foramen apicale zu einer Kompression der abführenden Venen und dadurch zum Rückstau des Blutes in den Pulpavenen führen. Dieser Vorgang verstärkt die Zirkulationsstörung und begünstigt die Bildung einer ödematösen Durchtränkung des Pulpengewebes.

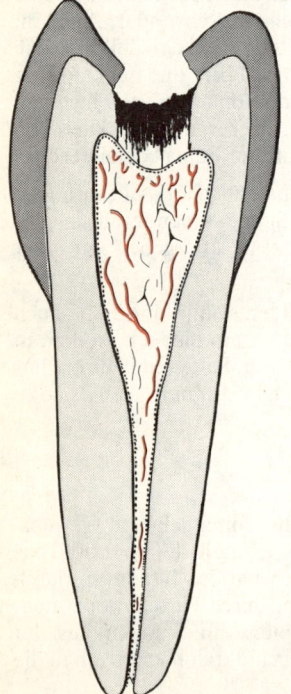
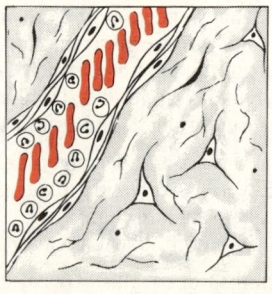

Abb. **46** Initialphase der Entzündung der Pulpa, gekennzeichnet durch Hyperämie. Ausgeprägte Gefäßerweiterung.

Pulpitis serosa

Bei fortbestehender Alteration führt die initiale Kreislaufstörung zu einer Erhöhung des hydrostatischen Druckes in den Kapillaren. Die lokale, durch Stase bedingte Hypoxie und Azidose sowie die Mediatoren verursachen eine Permeabilitätsstörung der Gefäßwand, so daß Serumbestandteile des Blutes und Blutplasma aus den Gefäßen in das Gewebe austreten können. Es entwickelt sich eine seröse Durchtränkung des Pulpengewebes, ein Pulpaödem.

Pulpitis purulenta

Bei Anhalten der Gewebsalteration entwickelt sich eine Steigerung der Permeabilitätsstörung an der Gefäßwand. In zeitlicher Aufeinanderfolge treten an den Kontaktzonen zwischen den Gefäßendothelzellen Granulozyten, Monozyten und Lymphozyten aus dem Blut in das Gewebe über (Abb. **47**). Diese Zellen werden durch chemotaktische Substanzen in das Entzündungsfeld geleitet. In der Pulpengrundsubstanz sam-

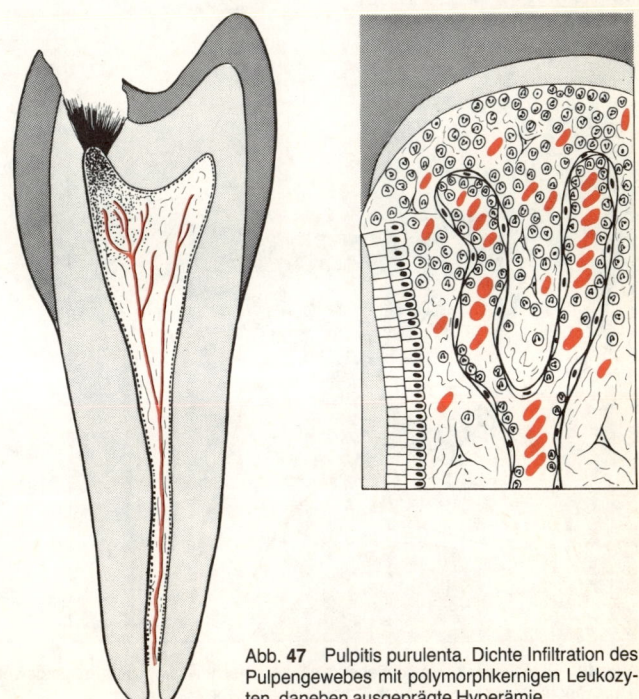

Abb. **47**   Pulpitis purulenta. Dichte Infiltration des Pulpengewebes mit polymorphkernigen Leukozyten, daneben ausgeprägte Hyperämie.

meln sich zelluläre Elemente an. Gelegentlich können auch kleine Blutungen beobachtet werden.

Pulpanekrose

Die Bildung von Nekrosen im Zuge der entzündlichen Reaktion wird begünstigt durch die Bildung kleiner Thrombosen der Blutgefäße im Entzündungsfeld und durch die Art der Bakterieninvasion. Unter Toxineinwirkung der Bakterien und durch die Hypoxie bedingt, entstehen irreversible Störungen des Zellstoffwechsels, die zum Absterben von Zellen führen. Es entsteht eine Nekrose (Abb. **48**). Solche Einschmelzungsbereiche können durch Leukozytenansammlungen abgeriegelt und später durch Granulationsgewebe abgegrenzt werden.

Unter chemisch-toxischer, thermischer und traumatischer Einwirkung auf den Zahn kann sich eine ausgedehnte, das gesamte Pulpengewebe erfassende Nekrose ausbilden. Bei einer sekundären Besiedlung der Nekrose durch Fäulnis- und Gärungsbakterien entsteht ein ausgedehnter stinkender Abbau der Eiweißbestandteile, der als Gangrän bezeichnet wird.

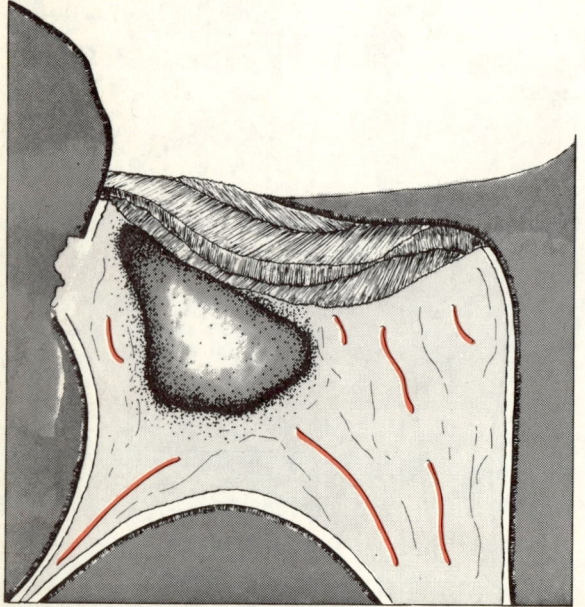

Abb. **48** Pulpaabszeß. Umschriebene eitrige Einschmelzung des Pulpengewebes und beginnender Demarkierung durch Granulationsgewebe.

Offene Pulpitis

Die offene Form der Pulpitis entwickelt sich bei ausgedehnten kariösen Defekten, bei denen eine freie Kommunikation der Pulpenhöhle mit der Mundhöhle entsteht.

Pulpitis ulcerosa

Bei freiliegender Pulpa unterliegt das Pulpengewebe einer ständigen Alteration, die zu einer oberflächlichen Ulzeration des Gewebes führt. Die Oberflächennekrose ist durch einen Wall aus polymorphkernigen Leukozyten, Lymphozyten, Plasmazellen und Histiozyten abgegrenzt (Abb. **49**). Der nekrotische Defekt wird zunehmend von Granulationsgewebe demarkiert, in dem Faserneubildung und Verkalkungen auftreten können.

Pulpitis granulomatosa

Die Granulationsgewebsbildung kann im morphologischen Substrat bei der offenen Pulpitis ganz im Vordergrund stehen. Dabei kann sich ein

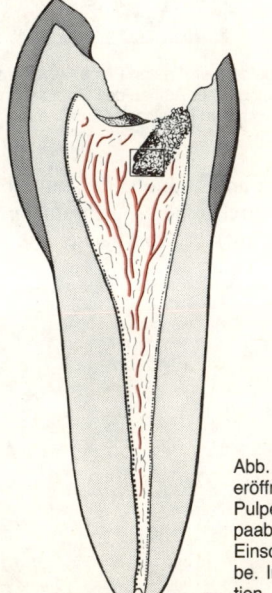
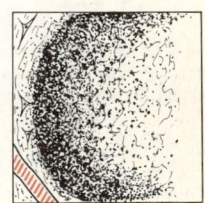

Abb. **49** Pulpitis aperta. Durch Karies eröffnete Pulpenhöhle mit freiliegendem Pulpengewebe und Ausbildung eines Pulpaabszesses. Abgrenzung der eitrigen Einschmelzung durch Granulationsgewebe. In der Umgebung Leukozyteninfiltration.

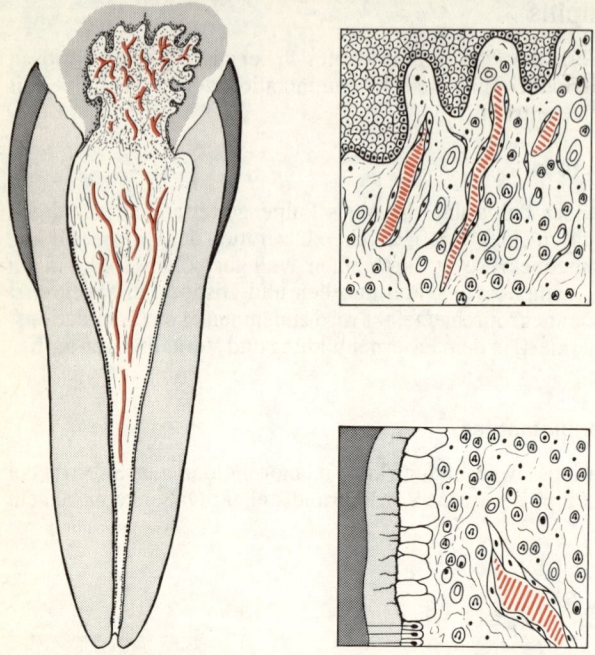

Abb. **50**   Pulpitis granulomatosa. Aus dem eröffneten Pulpenkavum ragt polypöses Granulationsgewebe. Rechts oben: Histologischer Aufbau des Granulations-Polypen. Rechts unten: Schwere Odontoblastenschädigung im Bereich der Entzündung.

auf der Oberfläche polypartig angeordnetes Granulationsgewebe ausbilden (Abb. **50**), das sich durch einen Reichtum an neugebildeten Blutgefäßen auszeichnet und auf der Oberfläche eine Bedeckung mit Plattenepithel aufweist.

9. Erkrankungen der Gingiva und des Parodontiums

D. E. Lange

Als Parodontium bezeichnet man den Zahnhalteapparat oder das Stützgewebe des Zahnes. Das normale Parodontium ist als eine funktionelle Einheit aufzufassen und besteht aus Alveolarknochen, Wurzelzement, Desmodont und Gingiva. Die normale Gingiva weist folgende Strukturen auf (Abb. **51**):

- *Saumepithel* (inneres Saumepithel, welches über Hemidesmosomen und einer basalen Lamina mit der Schmelzoberfläche verbunden ist [Mechanismus des epithelialen Attachments]),
- *Orales Gingivaepithel,*

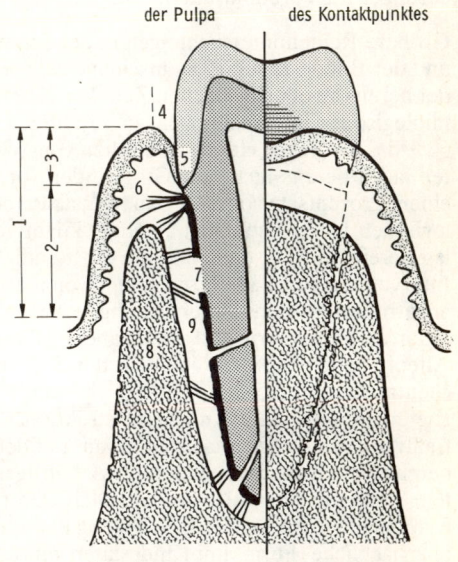

Zahndurchschnitt in Höhe

der Pulpa   des Kontaktpunktes

Gingiva   **Zahnhalteapparat**

1 Orale Gingiva   6 Bindegewebe
2 Angeheftete Gingiva   7 Wurzelzement
3 Freie Gingiva   8 Alveolarfortsatz
4 Sulkus   9 Desmodont
5 Saumepithel

Abb. **51** Normales Parodontium mit den entsprechenden Strukturen (nach *Plagmann* 1985).

– *Bindegewebe* (Bindegewebsfasern, Gefäße, Nerven, lokale inflammatorische und immunologisch kompetente Zellen).

Mit Ausnahme des Gingivaepithels gehen alle Elemente des Parodontiums aus dem Mesoderm hervor und sind somit auch genetisch als Einheit aufzufassen.

Als übergeordnete Bezeichnung für alle pathologischen Vorgänge, die im Parodontium auftreten, in der Regel einen chronischen Verlauf haben und von akuten und subakuten Phasen unterbrochen sein können, wird der Begriff Parodontopathie verwandt. Nach einer Untersuchung der WHO werden die Parodontopathien neben der Karies als eine der am weitesten verbreiteten Krankheiten der Menschheit bezeichnet. Reihenuntersuchungen in mehreren deutschen Städten ergaben, daß zwischen 75% und 86% der untersuchten Personen aller Altersgruppen parodontale Veränderungen aufwiesen. Nach einem offiziellen Bericht des National Institute of Health der USA sind die Parodontopathien zu 75% die Ursache des Zahnverlustes. Zahlreiche epidemiologische Studien weisen nach, daß erste pathologische Veränderungen am Parodontium bei Kindern beginnen.

Größere Reihenuntersuchungen in der Schweiz, in England, Amerika und der Bundesrepublik Deutschland zeigen, daß 90 bis 98% der Kinder bereits an oberflächlichen Zahnfleischentzündungen leiden. Epidemiologische Untersuchungen an 15jährigen Schulkindern ergaben in 60% das Vorliegen einer chronischen Gingivitis. Bei 19jährigen Rekruten lagen bereits nicht nur Gingivitiden vor, sondern es bestanden in einem Prozentsatz von 58,5% marginale Parodontitiden. Bei epidemiologischen Untersuchungen an einer 35jährigen Großstadtbevölkerung lag bereits in 51% der Fälle die Notwendigkeit für eine chirurgische Intervention vor, da tiefere Formen von marginalen Parodontopathien angetroffen wurden. Untersuchungen von getrockneten Schädelpräparaten an Europäern und Mexikanern (LARATO 1970) zeigten in der Altersgruppe der 30- bis 40jährigen in 30% das Vorkommen von Knochentaschen. Bei 45- bis 59jährigen bestanden in 40% der untersuchten Kiefer intraalveoläre Knochendestruktionen. Die Häufigkeit von intraalveolären Knochentaschen nimmt mit dem Alter zu. Jedoch zeigte bereits die Altersgruppe der 17- bis 29jährigen in 9,4% aller untersuchten Präparate ebenfalls intraalveoläre Destruktionen. Danach steht fest, daß die parodontale Erkrankung in ihrer Natur progressiv ist. Die oberflächliche Form im Kindesalter führt zum Befall der tieferen Schichten des Zahnbettes, zu Knochenresorptionen und zur Ausbildung von intraalveolären Taschen. In der Regel kommt es nach dem 20. Lebensjahr zu einer Progression der Parodontalerkrankung, die jedoch dabei in ihrem Langzeitverlauf eine intervallartige Charakteristik mit einzelnen Schüben erkennen läßt.

Klassifikation der Gingivitiden und Parodontitiden (Abb. 52)

Entzündliche Formen

Entzündliche Veränderungen, die sich auf das Zahnfleisch beschränken, werden als Gingivitiden bezeichnet. Werden tieferliegende Anteile des marginalen Parodontium befallen und kommt es zur Destruktion von Knochen und Bindegewebsfasern, so spricht man von Parodontitiden. Beim Übergreifen der Gingivitis und Parodontitis auf die angrenzenden Schleimhautbezirke entstehen Stomatitiden. Häufig werden Mischformen angetroffen, die man als Gingivostomatitiden bezeichnet.

Unter Berücksichtigung der mikrobiellen Abläufe, die vornehmlich durch quantitative und vermutlich auch qualitative Verschiebungen der mikrobiellen Mischflora der Mundhöhle, der Zahn- und der gingivalen Plaque gesteuert werden, grenzt man die unspezifischen Gingivitiden von den weitaus selteneren spezifischen Gingivitiden ab. Unter einer Gingivitis versteht man eine Entzündung der marginalen Gingiva ohne vertiefte Zahnfleischtaschen und ohne röntgenologisch erkennbaren Knochenabbau. Von den Gingivitiden, die durch eine unspezifische Mischflora ausgelöst werden, ist die zweite Gruppe der spezifischen Gingivitiden zu unterscheiden. In dieser Gruppe finden wir luetische, tuberkulöse, aktinomykotische und Candida-albicans-Infektionen. Neben den unspezifischen und spezifischen Gingivitiden kommen Krankheitsformen vor, bei denen bestimmte Bakterienformen bzw. Viren die pathologischen Veränderungen auslösen (akute nekrotisierende, ulzeröse Gingivitis [ANUG], Plaut-Vincent-Gingivostomatitis, herpetische Gingivostomatitis).

Wird das eigentliche Parodontium befallen, so spricht man von marginalen Parodontitiden, die zumeist in der chronischen unspezifischen Form vorliegen und sich in eine Parodontitis marginalis superficialis und eine Parodontitis marginalis profunda unterteilen lassen. Die Parodontitis marginalis wird gemeinhin charakterisiert als eine Entzündung des marginalen Parodontiums unter Bildung von Zahnfleischtaschen. Bei der Parodontitis marginalis superficialis handelt es sich um die entzündliche Veränderung des marginalen Parodontiums mit *supra*alveolären Zahnfleischtaschen, während bei einer Parodontitis marginalis profunda das gesamte Parodontium entzündet ist und sich unter Beteiligung des Knochens intraalveoläre Taschen einstellen. Gingivitiden sowie marginale Parodontitiden stellen mit über 80–85% das Hauptkontingent der parodontalen Erkrankungen.

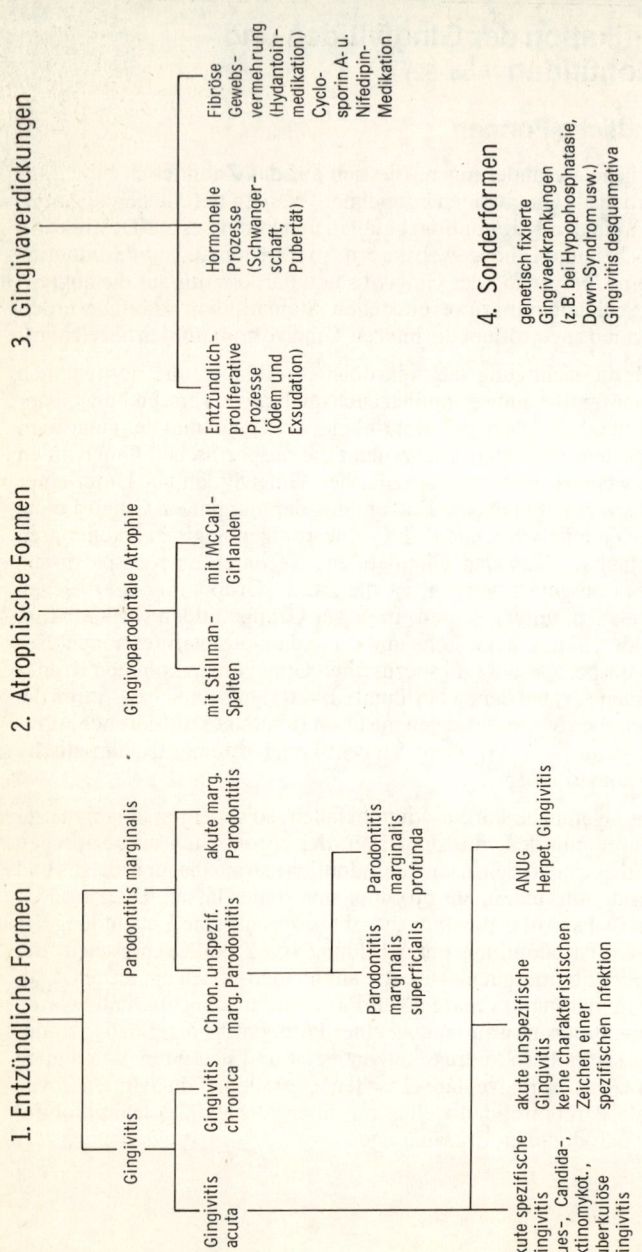

Abb. 52   Allgemeine Einteilung der marginalen Parodontopathien.

Atrophische Formen

In den Gruppen der atrophischen Formen werden Zustände mit ginvivoalveolären Rezessionen zusammengefaßt. Klinisch besteht ein halbmondförmiger Defekt meistens labial und weniger palatinal oder lingual über den Wölbungen der Zahnwurzeln. Die angrenzenden Gingivapapillen und die knöchernen Septen sind dabei völlig erhalten. Die bisherige Nomenklatur sah den Begriff Parodontosis vor. Die jetzt gebräuchliche Bezeichnung gingivoparodontale Atrophie oder Rezession charakterisiert besser die Schwundform. Ursache der Rezession ist meistens das primäre Fehlen des Alveolarfortsatzknochens auf den gewölbten Wurzeloberflächen. Nach dem Zahndurchbruch deckt zunächst eine Weichteilmanschette die Zahn- und Wurzeloberfläche. Im Laufe der Funktionsperiode setzt dann allmählich die Weichteil-Rezession ein. Man unterscheidet lokalisierte und generalisierte Rezessionen. Die Rezessionen sind häufig von Stillmanschen Spalten und McCall-Girlanden begleitet.

Hyperplastische Formen

In der Gruppe der hyperplastischen Formen werden verschiedene Erscheinungsbilder von Gingivaverdickungen zusammengefaßt. Dabei unterscheidet man Zustände, wie sie durch hormonelle Umstellungen (Schwangerschaft, Pubertät, Antibabypille) und durch entzündlichproliferative Vorgänge (Exsudation und Ödeme) auftreten, von durch Hydantoin-, Cyclosporin-A- u. Nifedipin-Medikation bedingten Gewebsveränderungen (Hydantoin-Gingiva-Verdickung) und fibrösen Gewebsvermehrungen.

Sonderformen

Als Sonderformen müssen seltenere Erkrankungen oder Übergänge von einzelnen Krankheitsbildern eingestuft werden. Verschiedene genetische Störungen wie Hypophosphatasie, Papillon LeFèvre-Syndrom, Shediak-Higashi-Syndrom, Down-Syndrom, Akatalasie und angeborene gingivale Fibromatosis fallen in diese Kategorie.

Entzündliche gingivale und parodontale Erkrankungen

Die Infektion der Gingiva wird durch eine komplexe Population von Mikroorganismen im Bereich der marginalen Gingiva ermöglicht, die man als Zahnhals- oder Sulkusplaque bezeichnet (Abb. **53**). Unter Plaque versteht man einen dicht verfilzten, zähen, gelblichgrauen Zahnbelag. Er befindet sich zunächst auf der Zahnoberfläche, beson-

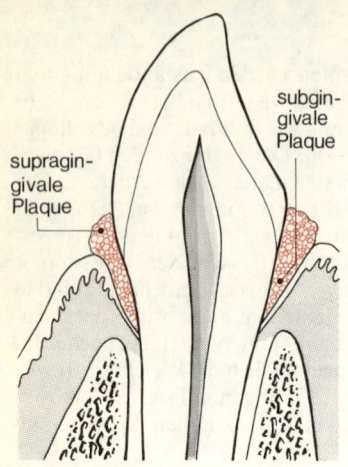

Abb. **53**   Die im Zahnhalsgebiet und im Sulcus gingivae ansässige mikrobielle Plaque führt zu Interaktionen mit dem unter dem inneren Saumepithel liegenden Bindegewebe. Die Entzündungsreaktionen bewirken eine Desintegration des Saumepithels und den Verlust des Anheftungsmechanismus an der Zahnoberfläche. Die sich ausbildende Zahnfleischtasche wird bakteriell besiedelt. Man spricht von subgingivaler Plaque.

ders approximal und marginal, und dehnt sich in den Bereich des Sulcus gingivae bzw. in die Zahnfleischtasche aus. Die Plaque besteht aus verschiedenen vitalen und toten Mikroorganismen, die in einer Polysaccharid-Protein-Matrix eingebettet liegen. Die etablierte Plaque ist histologisch strukturiert. Sie ist nicht wegspülbar oder wegspraybar wie die sogenannte Materia alba. Die Plaque ist die organische Matrix des Zahnsteines. Erst nach vorhergehender Plaquebildung kann sich nachfolgend Zahnstein bilden. Es ist diese etablierte, komplexe bakterielle Besiedlung der Sulkusregion, die die pathologischen Reaktionen und Gewebsumformungen in der Gingiva einleitet (Abb. **54**). Die gingivale Entzündung entsteht vorwiegend nicht durch Einwanderung einzelner Bakterien, sondern indirekt durch Produkte der Plaquemikroorganismen. Diese bestehen aus Endotoxinen, Exoenzymen und Antigenen. Kann sich die Plaque ungehindert ausdehnen und im Sulcus gingivae etablieren, so werden ihre tieferen Schichten zu Zahnstein mineralisiert. Durch die Rauhigkeiten an der Oberfläche ergeben sich bessere Retentionsmöglichkeiten und dadurch neue Plaqueanlagerungen. Durch ständige Zufuhr von Antigenmaterial aus einer im Sulcus gingivae bestehenden Plaque wird ein Kreislauf in Gang gesetzt, der zunächst zwar einer ständigen Zufuhr von Plaque bedarf, jedoch nach Ausbildung einer Zahnfleischtasche zusätzlich von körpereigenen Reaktionen unterhalten wird. Durch Freisetzung von lysosomalen Enzymen aus den durchwandernden Leukozyten wird das angrenzende Gewebe abgebaut. Die im Rahmen kataboler Prozesse auftretenden Stoffwechselprodukte wirken chemotaktisch für den weiteren Granulozytennachschub. Bakterielle Plaque, Zahnstein und Konkremente befin-

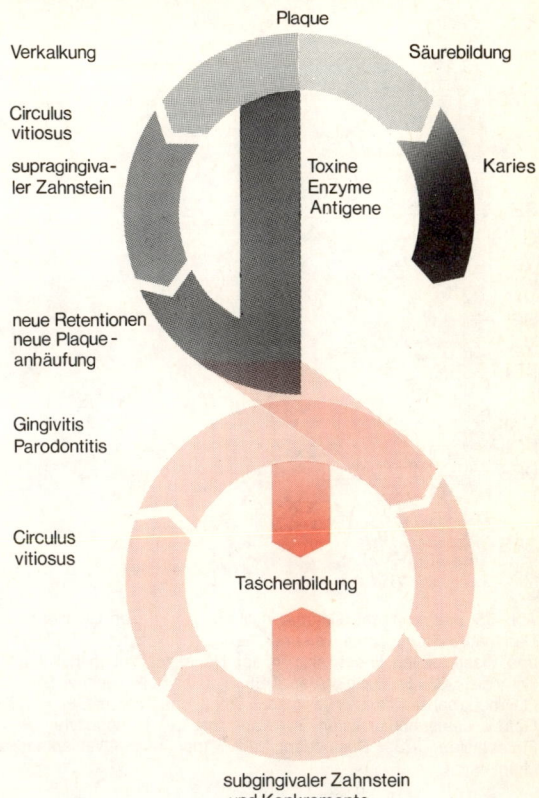

Abb. 54 Darstellung der Zusammenhänge zwischen supra- und subgingivalen Zahnstein-ablagerungen, Plaque, Karies und entzündlichen Parodontalerkrankungen (nach *Schroeder*).

den sich auf der Wurzeloberfläche und im Wurzelzement in engem Kontakt mit dem inneren Saumepithel und stimulieren ständig den Destruktionsprozeß.

Pathogenese

Eine Analyse der histopathologischen und ultrastrukturellen Merkmale der Entzündungsreaktion im Parodontium durch Page u. Schroeder (1977) vermittelt die wichtigsten pathologischen Aspekte der Parodontalerkrankung und deren pathogenetische Mechanismen. Experimentelle Studien zeigen, daß Gingivagewebe, welche relativ frei von mikro-

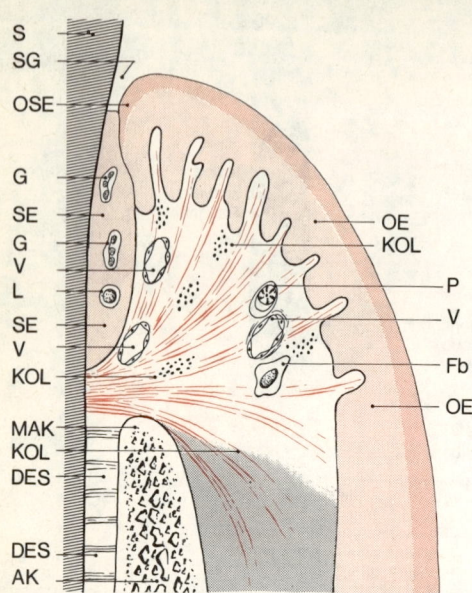

Abb. 55 Histologische Charakteristika der normalen Gingiva nach *Page* u. *Schroeder*. Das innere Saumepithel weist nur wenige Leukozyten auf. Einige isolierte Lymphozyten und Plasmazellen finden sich in der Nähe des subepithelialen Blutgefäßplexus. S = Schmelz, SG = Sulcus gingivae, OSE = orales Sulkusepithel, SE = (inneres) Saumepithel, G = neutrophile Granulozyten, Kol = kollagene Fasern, OE = orales Gingivaepithel, V = Gefäße des subepithelialen Gingivaplexus, L = Lymphozyten, P = Plasmazellen, Fb = Fibroblasten, DES = Desmodont, MAK = marginaler Alveolarknochen, AK = Alveolarknochen.

bieller Plaque sind, nur wenige Leukozyten im inneren Saumepithel aufweisen (Abb. **55**). Einige isolierte Lymphozyten und Plasmazellen finden sich in der Nähe der Blutgefäße des subepithelialen Plexus und tief im Bindegewebe. Lichtmikroskopisch und ultrastrukturell ergibt sich kein Anhalt, daß diese Zellen Infiltrate bilden. Das innere Saumepithel ist auf seiner ganzen Länge mit dem darunterliegenden Bindegewebe ohne Epithelzapfen verbunden. Das Bindegewebe besteht aus dichten Bündeln kollagener Fasern. Ohne Festlegung einer klinischen Symptomenkette können nach Page u. Schroeder folgende histopathologische Stufen der marginalen Parodontitis unterschieden werden:

Initiale Läsion (Abb. **56**)

Innerhalb von 2–3 Tagen nach Etablierung der mikrobiellen Plaque und ihrer Ausbreitung in den Sulkus antwortet das Gingivagewebe mit einer

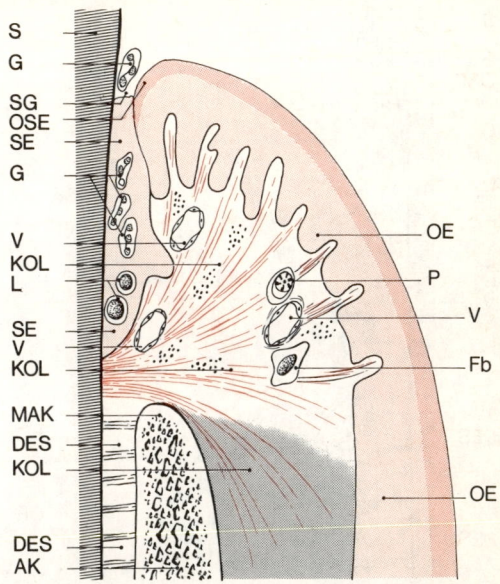

Abb. **56** Pathohistologische Charakteristika der initialen Gingivaentzündung nach *Page* u. *Schroeder.* Innerhalb von 2–3 Tagen nach Etablierung der mikrobiellen Plaque und ihrer Ausbreitung in den Sulkus antwortet das Gingivagewebe mit der klassischen akuten exsudativen Entzündung. S = Schmelz, G = neutrophile Granulozyten, SG = Sulcus gingivae, OSE = orales Sulkusepithel, SE = (inneres) Saumepithel, V = Gefäße des subepithelialen Gingivaplexus, Kol = kollagene Fasern, P = Plasmazellen, OE = orales Gingivaepithel, L = Lymphozyten, Fb = Fibroblasten, DES = Desmodont, MAK = marginaler Alveolarknochen, AK = Alveolarknochen.

klassischen akuten exsudativen Entzündung. Charakteristisch für diese initiale Läsion sind:

– die Vaskulitis der Gefäße des unter dem inneren Saumepithel liegenden Plexus,
– die Exsudation von Flüssigkeit aus dem gingivalen Sulkus,
– gesteigerte Migration von Leukozyten in das innere Saumepithel und in den gingivalen Sulkus,
– Auftreten von Serumproteinen und extravaskulärem Fibrin,
– Alteration der oberen Anteile des inneren Saumepithels mit Veränderungen am Sulkusboden,
– Verlust perivaskulären Kollagens.

Die Umwandlung des inneren Saumepithels in Taschenepithel beginnt in Form einer zögernden Zapfenbildung. Die Lumina der Gefäße des subgingivalen Plexus werden weiter, die Gefäße beginnen sich zu

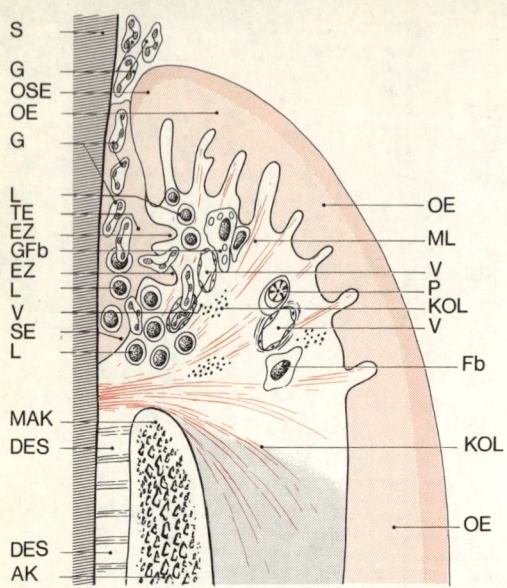

Abb. 57 Pathohistologische Charakteristika der frühen entzündlichen Gingivaläsion nach *Page* u. *Schroeder*. In diesem Stadium besteht eine akute exsudative Entzündung. S = Schmelz, G = neutrophile Granulozyten, OSE = orales Sulkusepithel, OE = orales Gingivaepithel, L = Lymphozyten, V = Gefäße des subepithelialen Gingivaplexus, Kol = kollagene Fasern, P = Plasmazellen, SE = (inneres) Saumepithel, Fb = Fibroblasten, DES = Desmodont, GFb = geschädigte Fibroblasten, TE = Taschenepithel, EZ = Epithelzapfen, AK = Alveolarknochen, MAK = marginaler Alveolarknochen, ML = mittelgroße Lymphozyten.

schlängeln. Perivaskulär nehmen extravasale Flüssigkeit, Serumproteine und Entzündungszellen den Raum des verlorengegangenen Kollagens ein. Gingivagewebe, welche bereits das Stadium der frühen initialen Läsion durchlaufen haben, zeigen auf spätere Plaqueansammlungen hin die klinischen Anzeichen und Symptome einer Gingivitis schneller als nicht vorgeschädigtes, infiltratfreies Gingivagewebe.

Frühe Läsion (Abb. 57)

Aus der initialen Läsion entwickelt sich die frühe Läsion innerhalb von 4–7 Tagen nach Einsetzen der Plaqueakkumulation. In diesem Stadium besteht eine akute exsudative Entzündung. Die Exsudation von Serumbestandteilen, die Menge von Gingivaflüssigkeit und die Zahl der Sulkusleukozyten erreichen ihr Maximum 6–12 Tage nach Einsetzen der klinischen Gingivitis. Folgende Charakteristika werden der frühen Läsion zugeschrieben:

- Verstärkung und Steigerung der bei der initialen Läsion beschriebenen Vorgänge,
- Ansammlung von Lymphozyten unmittelbar unter dem inneren Saumepithel in der Gegend der akuten Entzündung,
- zytopathologische Veränderungen der ortsständigen Fibroblasten, vermutlich als Folge von Interaktionen mit Lymphozyten,
- weiterer Verlust an kollagenem Fasermaterial des supraalveolären Zahnfleischbindegewebes,
- Einsetzen stärkerer Proliferation der Basalzellen des inneren Saumepithels.

Das innere Saumepithel wird von einer steigenden Anzahl von neutrophilen Granulozyten, Lymphozyten, Makrophagen, Plasmazellen und Mastzellen durchwandert. Die Granulozyten erweitern die Interzellularspalten des inneren Saumepithels und bewirken eine Desintegration des Zellverbandes. Auffällig ist der Abbau von kollagenen Fasern. Im Vergleich zu nichtentzündeten Bindegewebszonen beträgt der Kollagenverlust bereits 70%. Das Hauptkontingent der Zellen des Infiltrats mit ca. 74% stellen Lymphozyten. Unterschiedliche Größen zeigen an, daß eine Blastentransformation und eine Differenzierung in sensibilisierte T- und B-Lymphozyten einsetzt. Typische zytopathologische Veränderungen bestehen an den Fibroblasten. Während ihre Zahl im Vergleich zum gesunden Bindegewebe nicht vermehrt ist, nimmt ihre Größe um das 3fache zu. Ultrastrukturell zeigen sie schwerste Schädigungen und Anzeichen von Zelltod. Positive Korrelationen bestehen zwischen der Zunahme der mittelgroßen Lymphozyten und Immunoblasten und der Größenveränderung der Fibroblasten. Häufig befinden sich Lymphozyten in engem Kontakt mit pathologischen Fibroblastenformen. Periphere Blutlymphozyten von Patienten mit entzündlichen Gingivaerkrankungen sind sensibilisiert gegenüber antigenem Material menschlicher Plaque. Danach könnte es wahrscheinlich sein, daß für die Ausbildung der Frühläsion zelluläre Hypersensitivitätsreaktionen gegenüber Plaqueantigenen eine Rolle spielen.

Etablierte Läsion (Abb. 58)

Sie wird charakterisiert durch das starke Vorkommen von Plasmazellen innerhalb des befallenen Bindegewebes, ohne daß Knochendestruktionen sichtbar werden. Wie bei den vorher besprochenen Stadien spielen sich die pathohistologischen Prozesse in einem relativ umschriebenen Bezirk des gingivalen Bindegewebes unter dem Boden des Sulkus ab. Jedoch ist das Vorkommen der Plasmazellen nicht nur an diesen Reaktionsort gebunden. Sie erscheinen in dichten Haufen entlang der Blut-

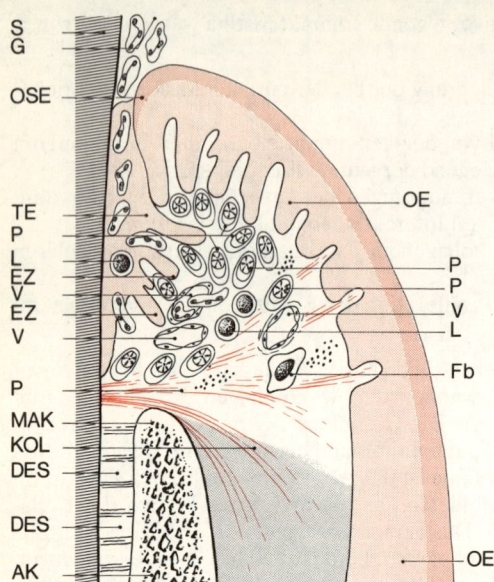

S
G
OSE
TE
P
L
EZ
V
EZ
V
P
MAK
KOL
DES
DES
AK

OE
P
P
V
L
Fb
OE

Abb. 58 Pathohistologische Charakteristika der etablierten Gingivaläsion nach *Page* u. *Schroeder*. Charakteristisch ist das starke Vorkommen von Plasmazellen, der Verlust von Bindegewebssubstanz sowie die Proliferation und Epithelzapfenausbildung des inneren Saumepithels. S = Schmelz, G = neutrophile Granulozyten, OSE = orales Sulkusepithel, OE = orales Gingivaepithel, TE = Taschenepithel, L = Lymphozyten, EZ = Epithelzapfen, P = Plasmazellen, V = Gefäße des subepithelialen Gingivaplexus, Fb = Fibroblasten, DES = Desmodont, Kol = kollagene Fasern, AK = Alveolarknochen, MAK = marginaler Alveolarknochen, SE = Saumepithel.

gefäße und zwischen Kollagenfaserbündeln tief im Bindegewebe. Die meisten Plasmazellen produzieren IgG, eine kleinere Zahl enthält IgA. Die Charakteristika der etablierten Läsion sind:

- Fortbestehen der akuten Entzündung,
- Vorkommen von Plasmazellen ohne Anzeichen nennenswerter Knochenverluste,
- Auftreten von Immunoglobulinen extravaskulär im Bindegewebe und im inneren Saumepithel,
- weiterer Verlust von Bindegewebssubstanz nach dem Muster der Frühläsion,
- Proliferation, Tiefenwanderung und seitliche Ausstülpungen von Bindegewebszapfen des inneren Saumepithels. In diesem Stadium kann sich bereits eine Zahnfleischtasche ausbilden.

Kommt es bereits in diesem Stadium zur Umwandlung des Saumepithels in Taschenepithel, so kann dieses Anzeichen einer Keratinisation aufweisen. Häufiger ist jedoch eine starke Verdünnung des Epithels und das Auftreten von Ulzerationen. Neben dem beschriebenen Auftreten von Immunoglobulinen können um die Gefäße herum Komplement- und Antigen-Antikörper-Komplexe auftreten. Subpopulationen von degenerierenden Plasmazellen treten auf. Im Infiltrationsbereich findet ein anhaltender Abbau von Kollagen statt. In tieferen Abschnitten zeigt sich im Bindegewebe Fibrosierung und narbige Verdichtung. Unklar bleibt, wieweit die etablierte Läsion rückbildungsfähig ist oder unter welchen Bedingungen sie sich in eine fortgeschrittene Form umwandelt. Es ist jedoch wahrscheinlich, daß die meisten etablierten Läsionen nicht oder nur zögernd progressiv werden.

Fortgeschrittene Läsion (Abb. 59)

Die Hauptmerkmale der fortgeschrittenen Läsion bestehen aus den klinischen Charakteristika wie Zahnfleischtaschenbildung, ulzeröse Veränderungen und Exsudation, Destruktion des Alveolarfortsatzknochens und des Desmodontes, erhöhte Zahnbeweglichkeit und Zahnwanderung sowie schließlich Zahnverlust durch Abstoßung. Die pathohistologischen Charakteristika der fortgeschrittenen Läsion sind:

- Fortbestehen der entzündlichen Veränderungen der etablierten Läsion,
- Übergreifen der Erkrankung auf den Alveolarfortsatzknochen und das Desmodont,
- Fortschreiten des Kollagenabbaus in den an das Taschenepithel angrenzenden Zonen sowie Fibrosierung in den entfernteren Bereichen,
- Auftreten von zytopathologisch veränderten Plasmazellen,
- Destruktionsprozesse im Alveolarfortsatz,
- Umwandlung von Knochenmark in fibröses Bindegewebe,
- ausgedehnte entzündliche und immunopathologische Gewebsreaktionen.

Führende pathohistologische Merkmale der fortgeschrittenen Läsion, die klinisch als marginale Parodontitis erscheint, sind die Umwandlung des inneren Saumepithels in Taschenepithel, der Abbau des Bindegewebes und die Knochendestruktion. Die Erkrankung verläuft schubweise. Die chronische Verlaufsform wird durch akute Exzerbationen unterbrochen. Nach PAGE u. SCHROEDER (1977), die die vorliegende Einteilung aufstellten, zeigt das Stadium der fortgeschrittenen Läsion der marginalen Parodontitis starke Ähnlichkeiten mit anderen chronisch-entzündlichen Bindegewebserkrankungen, wie z. B. der rheumatischen Arthritis.

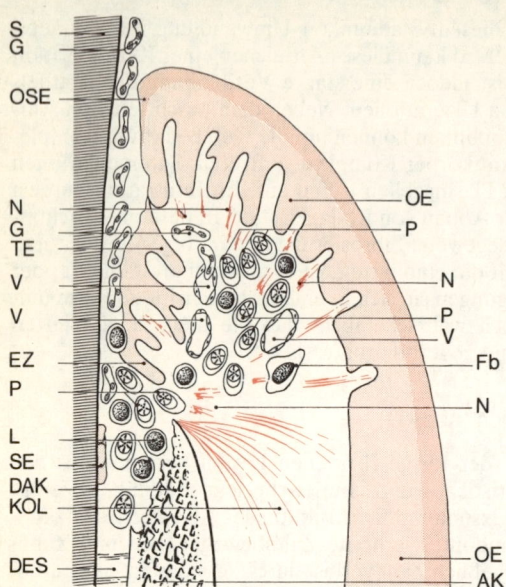

Abb. **59** Pathohistologische Charakteristika der fortgeschrittenen Gingivaentzündung nach *Page* u. *Schroeder*. Hauptmerkmal ist das Übergreifen der Erkrankung auf den Alveolarfortsatzknochen und das Desmodont sowie das Fortschreiten des Kollagenabbaus. S = Schmelz, G = neutrophile Granulozyten, OSE = orales Sulkusepithel, TE = Taschenepithel, OE = orales Gingivaepithel, V = Gefäße des subepithelialen Gingivaplexus, P = Plasmazellen, EZ = Epithelzellen, Fb = Fibroblasten, SE = (inneres) Saumepithel, L = Lymphozyten, DES = Desmodont, AK = Alveolarknochen, Kol = kollagene Fasern, DAK = Destruktion des Alveolarfortsatzes, N = fibröses narbenähnliches Kollagenmaterial.

Mechanismen der Kollagenzerstörung und des Kollagenabbaus

Bei der Progression einer marginalen Parodontitis kommt den Abbaumechanismen des Bindegewebes der Gingiva eine große Bedeutung zu. PAGE (1977) untersuchte die verschiedenen Abbauwege des Bindegewebes während entzündlicher Gingiva- und Parodontalerkrankungen. Abb. **60** zeigt unter 1 und 5 die Auseinandersetzung der phagozytierenden Zellen der Gingiva mit Stoffwechselproduktion der Plaque. Bei der Phagozytose von bakteriellen Substanzen (5) oder Immunkomplexen (Weg 4b) durch neutrophile Granulozyten werden hydrolytische Enzyme frei, Makrophagen werden in vitro durch dentale Plaque, Endotoxine und Zellwände von Streptokokken (Weg 1) oder durch Lymphokine

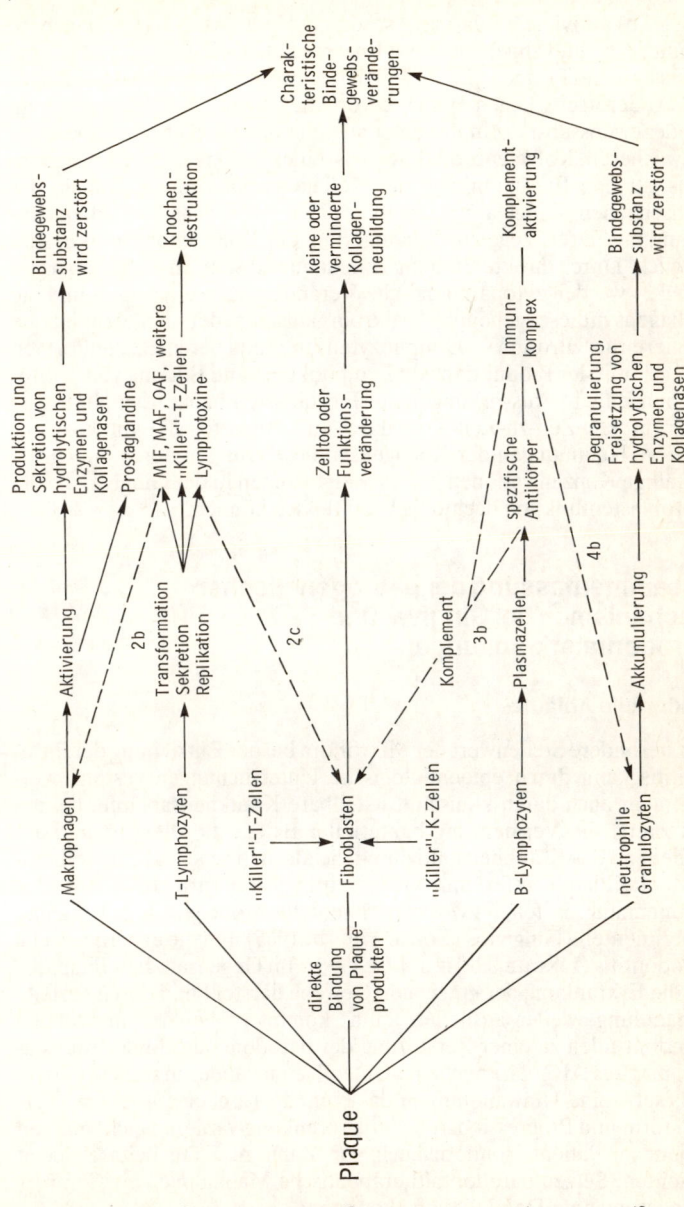

Abb. 60 Schema der Abbauwege von Bindegewebe der Gingiva bei entzündlichen Gingiva- und Parodontalerkrankungen (nach *Page*). (MIF = Migration Inhibiting Factor, MAF = Macrophage Activating Factor, OAF = Osteoclast Activating Factor).

(Weg 2 b) aktiviert, so daß sie lysosomale Hydrolasen und Kollagenase produzieren und abgeben. Diese Enzyme haben die Fähigkeit, kollagene Fasern und Proteoglykane der Bindegewebsgrundsubstanz abzubauen. Andererseits liegen Berichte vor, die zeigen, daß der Verlust an Bindegewebssubstanz in der entzündeten Gingiva eher die Folge einer schwächeren Kollagenproduktion als eines gesteigerten Kollagenabbaus ist. Die Einschränkung der Kollagenproduktion beginnt in der menschlichen Gingiva unmittelbar nach entsprechender Plaqueansammlung. Drei Wege zur Verringerung der Kollagenproduktion sind möglich. Durch direkte Bindung von Plaquesubstanzen an Fibroblasten (Weg 3) werden zytopathologische Veränderungen eingeleitet und die Kollagensynthese gehemmt. Mikroorganismen der dentalen Plaque reagieren in vitro mit T-Lymphozyten und induzieren Blastenformen (Weg 2) mit der Produktion von Lymphokinen und Bildung von zytotoxischen Zellen. Auswirkungen auf Fibroblasten haben Lymphotoxine oder direkte Zell-zu-Zell-Kontakte von aktivierten T-Lymphozyten. Weitere Hemmungen der Kollagensynthese erfolgen durch biologisch auffällige Konzentrationen von Prostaglandinen in der Gingiva, die die Fibroblastenfunktion nachteilig beeinflussen können.

Zusammenfassung der pathogenetischen Mechanismen bei Gingiva- und Parodontalerkrankungen

Bakterielle Abläufe

Der besondere Stellenwert der Mikroflora bei der Entstehung der Parodontitis kann durch epidemiologische Untersuchungen gestützt werden, aber auch durch klinisch feststellbare Krankheitsabläufe, bei denen zuerst die Vermehrung bakterieller Beläge zu sehen ist und anschließend das Krankheitsbild durch die mechanische und chemotherapeutische Plaqueentfernung wieder normalisiert wird. In diesem Zusammenhang bestehen zwei experimentelle Modelle, die sogenannte experimentelle Gingivitis (LÖE u. Mitarb. 1965) und die experimentelle Parodontitis (LINDHE, HAMP u. LÖE 1973). Im Gegensatz zur Gingivitis, die die Erkrankung der gingivalen Gewebe darstellt und durch gezielte Behandlung wieder ausheilen kann, kommt es bei den marginalen Parodontitiden zu einer Zerstörung der parodontalen Bindegewebsfasern und des Alveolarknochens. Unter Tiefenwanderung des Saumepithels setzt eine Umwandlung in das typische Taschenepithel ein. Verlaufsform und Progressionsrate der Erkrankung variieren nicht nur von Patient zu Patient, sondern auch von Zahn zu Zahn beim gleichen Patienten. Setzen parodontaltherapeutische Maßnahmen ein, kann es lediglich zu einer Defektheilung kommen.

Reaktionen im Gewebe

Zahlreiche Verlaufsformen pathologischer Gewebsveränderungen bei chronisch-entzündlichen Parodontalerkrankungen zeigen, daß von Mikroorganismen stammende Substanzen pathogene Wirkungen entfalten, dadurch, daß sie die körpereigene Abwehr aktivieren. Teilweise stellen die eintretenden Reaktionen Schutzmaßnahmen dar, andererseits können für den Wirtsorganismus nachteilige Reaktionen eintreten. In den Abb. 61 u. 62 sind einige dieser Reaktionen zusammengestellt. Nach PAGE (1977) bewirkt Lymphotoxin die zytopathologische Veränderung der Gingivafibroblasten. Andererseits können Fibroblasten an ihrer Oberfläche bakterielle Antigene aufweisen. Sensibilisierte »Killer«-Lymphozyten können durch direkten Zellkontakt weitere Fi-

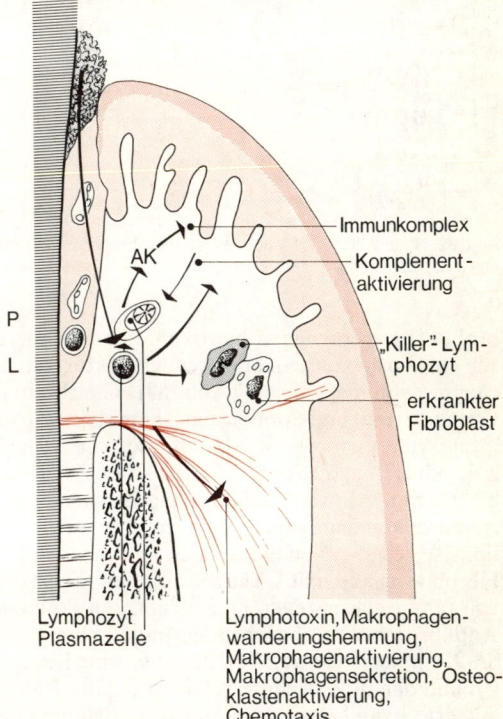

Abb. **61** Darstellung der Interaktionen von Plaquederivaten mit lymphoiden Zellen im Parodontalgewebe. Sensibilisierte »Killer«-Lymphozyten bewirken durch direkten Zellkontakt Fibroblastenschädigungen. Transformierte Lymphozyten setzen einen osteoklastenaktivierenden Faktor frei, der ausgedehnte Knochenresorptionen steuert (nach *Schluger* u. Mitarb.).

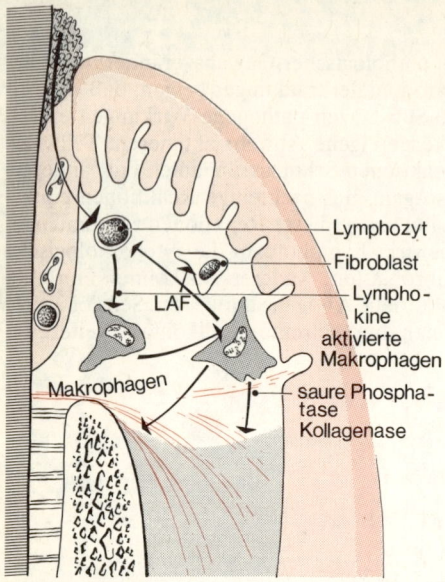

Abb. 62 Interaktion von Plaquederivaten mit lymphoiden Zellen des parodontalen Gewebes (nach *Schluger* u. Mitarb.).

broblastenschädigungen bewirken. Transformierte Lymphozyten setzen einen osteoklastenaktivierenden Faktor frei, der ausgedehnte Knochenresorptionen steuert (Abb. **60**). Gleichzeitig werden neutrophile Granulozyten und Monozyten chemotaktisch angelockt. Aktivierte Monozyten vermögen wiederum lysosomale Enzyme und Kollagenase zu produzieren, die zu charakteristischen Zerstörungen des Bindegewebes führen. Aktivierte Makrophagen scheinen Prostaglandine produzieren zu können. Diese Substanzen bewirken weitere Knochenresorption, setzen die Neubildung des Knochens herab und inhibieren die Fibroblastenaktivität. Antigenstimulation führt zur Differenzierung von reifen Plasmazellen und zur lokalen Produktion von spezifischen Antikörpern. Die entstehenden Immunkomplexe unter Einbeziehung des Komplementsystems verursachen eine Degranulation der Mastzellen und damit die weitere Ausbreitung der Entzündungsreaktion. Stimulierte Lymphozyten führen zur Aktivierung der Makrophagen und zur Produktion von lymphozytenaktivierenden Faktoren.

Direkte bakterielle Aktivitäten wie auch indirekt die körpereigenen (Host-response-)Mechanismen sind für die parodontale Destruktion verantwortlich zu machen, die typische pathohistologische Veränderungen im Epithel, im subgingivalen Bindegewebe und im Alveolarfortsatzknochen hervorrufen. Dabei können direkte Aktivitäten der mikrobiellen Enzyme, organische Säuren und verschiedene zytotoxische Substanzen das Epithel und das darunterliegende Bindegewebe verändern. Mikroorganismen dringen in Spalten des entzündlich veränderten Epithels ein und überschreiten die Epithel-Bindegewebsgrenze. Die Entzündungsreaktionen variieren außerordentlich in Abhängigkeit von Dauer der bakteriellen Einwirkung, Zahnform, Wurzelform, Lokalisation und in Abhängigkeit von dem Typus von Mikroorganismen, der jeweilig lokal kolonisiert. Die Erkrankung ist daher lokal, befällt nicht gleichzeitig alle Parodontien eines Gebisses, sondern primär einzelne Zahnflächen und Zähne.

Veränderungen im Saumepithel

Durch die mikrobiellen Aktivitäten und die körpereigenen Entzündungsreaktionen bedingt, geht die Fähigkeit des Saumepithels verloren, einen Epithelansatz mit Hemidesmosomen an der Schmelz-Zement-Grenze zu bilden. Der Sulkusboden bekommt eine irreguläre Gestalt und vertieft sich mit einer rißartigen Formation nach apikal. Die normale Schichtung des Saumepithels, bestehend aus einem Stratum basale und Stratum superbasale, geht verloren. Es erfolgt die Bildung des Taschenepithels. Dieses zeichnet sich durch eine starke Proliferation des Epithels in Richtung auf das Bindegewebe aus. Die ursprüngliche glatte Begrenzung geht verloren und die Umwandlung in fingerartige Epithelleisten setzt ein. Stellenweise kommt es zur ausgeprägten Verdünnung des Epithels zwischen den Epithelleisten und zum Auftreten von Mikroulzera. Das Taschenepithel ist nicht länger mehr in der Lage, als Barriere zu dienen. Nach neueren Untersuchungen ist es wahrscheinlich, daß nicht nur hochaktive Stoffwechsel- und Zerfallsprodukte (Toxine, Enzyme, Antigene, Metabolite des bakteriellen Stoffwechsels) in das darunterliegende Bindegewebe diffundieren, sondern daß vermutlich auch Keime der losen Plaque (Schwimmer) in das Gewebe invadieren. Aus der gingivalen Tasche entwickelt sich schrittweise die parodontale Tasche und nachfolgend die Knochentasche.

Veränderungen im gingivalen Bindegewebe

Die Venolen des subepithelialen Gefäßplexus sind stark erweitert, die Gefäßwände werden brüchig und durchlässig. Serum und neutrophile Granulozyten treten aus und produzieren einen Exsudatstrom, der Richtung Tasche zieht. Rötung der Gingiva sowie Blutungsneigung auf geringste mechanische Reize zeigen klinisch diese Umwandlung an. Neutrophile Granulozyten und auch Makrophagen erweitern korpuskulär die Interzellularspalten. Bei der Abwehrtätigkeit dieser Zellformen und der Phagozytose werden aus den Lysosomen die hochaktiven sauren Hydrolasen freigesetzt. Bei der Parodontitis entsteht eine meist irreversible Zerstörung des aus kollagenen Fasern bestehenden supraalveolären und desmodontalen Faserapparates.

Veränderungen des Alveolarknochens

Stoffwechselprodukte der Mikroorganismen in Form spezieller Enzyme können bei direktem Kontakt mit dem Knochen destruieren. Daneben kommt es im weiteren Verlauf der Entzündung zur Aktivierung von Osteoklasten durch osteoklasten-stimulierende Lymphokine und Prostaglandine. Letztere bewirken einen auch klinisch immer wieder zu beobachtenden raschen Verlauf des knöchernen Destruktionsprozesses (GOLDHABER u. Mitarb. 1973, FELDMAN u. Mitarb. 1983). Der Destruktionsprozeß im Alveolarfortsatz führt zu Knochentaschen, die sich in Abhängigkeit von ihrer räumlichen Ausdehnung, der Wurzelmorphologie und der jeweiligen Furkationssituation als drei-, zwei- oder einwandige Knochentaschen darstellen.

Histopathologie und Symptomatologie der Parodontopathien

Die klinisch entzündungsfreie Gingiva weist einen ca. 0,5–0,7 mm tiefen Sulcus gingivae auf. Die Gingiva ist von blaßrosa Farbe und besitzt eine mattglänzende, getüpfelte Oberfläche. Die Menge der Sulkusflüssigkeit ist gering. Histologisch ist die Abgrenzung des gesunden Gingivagewebes von den Entzündungsformen verwischt, weil auch bei klinisch gesunder Gingiva histologisch unterhalb des Saumepithels leukozytäre Infiltrationen und Rundzellen auftreten.

Entzündliche Formen

Spezifische Gingivitiden

Spezifische Infektionserkrankungen, die durch Tuberkelbakterien, Candida albicans, Actinomyces israeli, Treponema pallidum hervorgerufen werden, können in seltenen Fällen an der Gingiva zu spezifischen Gingivitiden führen. Pathohistologische und bakteriologische Untersuchungen sichern die endgültige Diagnose.

Gingivitiden, ausgelöst durch spezielle Mikroorganismen und Viren

Von der unspezifischen Gingivitis simplex und den spezifischen Erkrankungsformen mit deren eindeutigen pathohistologischen Veränderungen ist eine Gruppe von Gingivitiden abzugrenzen, bei der bestimmte Erreger charakteristische klinische Verlaufsformen bestimmen.

Akute nekrotisierende, ulzeröse Gingivitis (ANUG)

Neben der Gingivitis simplex acuta gehört die ANUG zu den häufigsten akuten Zahnfleischerkrankungen. Sie rezidiviert oft. Akute Schübe wechseln mit chronischen Intervallstadien ab. Das klinische Bild ist vor allem durch das Auftreten von Nekrosen gekennzeichnet, die von der Interdentalpapille auf die marginale Gingiva übergreifen. In vielen Fällen kommt es zu einer Ausweitung des Krankheitsbildes und zum Auftreten einer Stomatitis ulcerosa mit Abklatschgeschwüren im Vestibulum, an der Wange und an der Zunge. Das nekrotische Gewebe besteht aus wegwischbaren, grauen Pseudomembranen, die aus Fibrin, degenerierten Leukozyten, abgestoßenen Gewebsresten und Bakterien bestehen. Die ANUG wird überwiegend durch fusiforme Mikroorganismen und Spirochäten ausgelöst. Die Gefährlichkeit der Erkrankung besteht darin, daß bei der ANUG im Gegensatz zur Gingivitis simplex innerhalb weniger Tage irreparable Gewebsverluste besonders im Bereich der Interdentalpapillen eintreten, die zu tiefen postulzerösen Kratern führen.

Virusbedingte Gingivitiden

Vor allem durch die Infektion mit dem Herpes-simplex-Virus kommt es beim Befall der Mundschleimhaut zu einer akuten Infektion der Gingiva. Diese zeigt ein ausgeprägtes Erythem und blutet bei leichtester Berührung.

Seltener im Bereich der marginalen und der angewachsenen Gingiva, häufiger am Übergang zur mukogingivalen Grenze, kommt es zur Ausbildung von kleinen Bläschen, die sich zu ca. 2 mm großen Erosionen umwandeln. Diese zeigen eine gelbe oberflächliche Färbung und sind von einem roten Randsaum umgeben. Zytopathologische Befunde können aus Abstrichen von Bläschen und Erosionen erhoben werden. Man findet Epithelzellen mit typischen Kern- und Zytoplasmaveränderungen. Kernvergrößerungen, eosinophile intranukleäre Einschlußkörper und Chromatin-Randverdichtungen werden beobachtet. Häufig besteht das Bild sogenannter Vogelaugenzellen. Ferner werden Degenerationsformen beobachtet, bei denen eine starke randständige Verdichtung des Chromatins sowie die Zusammenlagerung mehrerer parabasaler Zellen zu einem mehrkernigen Zellverband auftreten. Die Epithelzellenkomplexe sind meistens von dichten Leukozytenaggregationen umgeben. Ähnliche klinische und zytopathologische Bilder kann man beim Herpes zoster und bei Varizelleninfektion in der Mundhöhle beobachten.

Unspezifische Gingivitiden

Quantitative Verschiebungen der mikrobiellen Mischflora und Ausbildung von festanheftenden Belägen (Plaque) im gingivalen Sulkus verursachen die Gingivitis simplex. Je nach Reaktionslage entstehen akut-entzündliche oder chronisch-entzündliche Reaktionen. Die Übergänge von einer akuten Gingivitis zu einer chronischen Gingivitis mit akuten Schüben sind fließend. Die Gingivitiden erscheinen in verschiedenen klinischen Verlaufsformen, wobei lokale Faktoren und allgemeine Faktoren das Krankheitsbild zusätzlich beeinflussen. Die pathohistologischen Befunde sind stets die gleichen, auch wenn man klinisch von einer Schwangerschaftsgingivitis, Pubertätsgingivitis und iatrogenen Gingivitis spricht. Hormonelle Einflüsse vermögen die Interzellularsubstanz im Deckepithel zu verändern und dessen Permeabilität zu steigern. Schwermetalle vermindern die örtliche Resistenz durch Gefäßschädigung. Iatrogene Maßnahmen schaffen Eintrittspforten in das subepitheliale Bindegewebe. Die aufgrund der mikrobiellen Situation jeweils entstehende entzündliche Reaktion verläuft nach dem gleichen Muster. In der Regel geht die Erkrankung vom Interdentalbereich aus, befällt die marginale Gingiva und anschließend die »attached« Gingiva. Bei der Gingivitis simplex acuta geht ein ausgebildetes Erythemstadium mit Schwellung, Rötung und Hyperämie den Epithelveränderungen voraus. Makroskopisch bestehen diese aus dem Verlust der Tüpfelung und der Desquamation oberflächlicher Epithelschichten. Farbveränderungen der Gingiva von hellrot bis livide setzen ein. Es kommt zum Verlust der normalerweise anzutreffenden Orthokeratinisation im oralen Gingivaepithel. Neutrophile Granulozyten durchwandern die Interzellularspalten des Saumepithels und treten im Sulkus aus. Neben neutrophilen Granulozyten erscheinen Monozyten und Makrophagen. Das Sulkusepithel zeigt eine beginnende Desintegration und eine Vertiefung des Sulkusbodens. In diesem Bereich treten im Epithel inter- und intrazelluläre Ödeme auf.

Einteilung der unspezifischen Parodontitiden nach morphologischen Charakteristiken

Parodontitis marginalis superficialis (Abb. 63 und 64b)

Aus der initialen Gingivitis entwickelt sich die Parodontitis marginalis superficialis. Die pathologischen Veränderungen greifen auf das gesamte Parodontium über. Im Sulkusboden ist eine supraalveoläre Zahnfleischtasche entstanden. Der Anheftungsmechanismus der Epithelzellen des inneren Saumepithels an der Zahnoberfläche ist in den koronalen Abschnitten verlorengegangen. Die entzündliche Läsion ergreift den supraalveolären Faserapparat der Gingiva, allerdings ist pa-

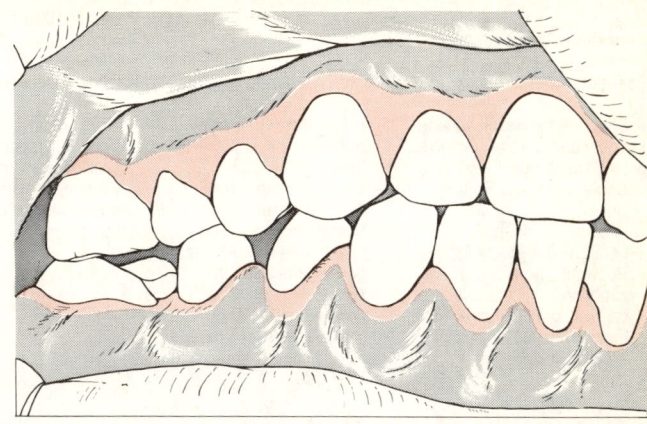

Abb. 63   Bei der Parodontitis marginalis superficialis greifen die pathologischen Veränderungen auf das gesamte Parodontium über. Die entzündliche Läsion erfaßt den supraalveolären Faserapparat. Pathohistologisch und röntgenologisch ist ein Knochenabbau des
Alveolarfortsatzes jedoch noch nicht erkennbar. Makroskopisch bestehen Schwellungen
der Interdentalpapillen, rötliche bis livide Verfärbungen der Gingivaränder sowie auf leichte
mechanische Reize einsetzende Blutungen aus den oberflächlichen Zahnfleischtaschen.
Durch Destruktion im Sulkusboden beginnt sich eine Zahnfleischtasche auszuweiten. Diese wird von mikrobieller Plaque besiedelt.

thohistologisch und röntgenologisch ein Knochenabbau des Alveolarfortsatzes noch nicht erkennbar. Makroskopisch bestehen Schwellungen der Interdentalpapillen, rötliche bis livide Verfärbungen der Gingivaränder sowie auf leichte mechanische Reize einsetzende Blutungen
aus den Zahnfleischtaschen. Die mikrobiellen Beläge dringen zwischen
Zahnoberfläche und innerem Saumepithel keilförmig vor. Ein Teil der
supragingivalen Beläge ist mineralisiert und als supragingivaler Zahnstein erkennbar. In der Tasche selbst entstehen durch bakterielle Beläge, aus Zelltrümmern und abgestorbenen Leukozyten sowie aus Bestandteilen des entzündlichen Exsudats und Blutanteilen harte subgingivale Konkremente. Zahnstein und Konkremente bilden hervorragen-
de Retentionsmöglichkeiten für die subgingivale Plaque. Mikroskopisch ist das innere Saumepithel von leukozytären Infiltrationen durchsetzt. Das Saumepithel beginnt Zapfen gegen das subepitheliale Bindegewebe auszubilden und wandelt sich dabei in das typische Taschenepithel um. Subepithelial bilden sich starke Ansammlungen von Lymphozyten und Plasmazellen. Die Gefäße des subgingivalen Plexus sind stark
geweitet, geschlängelt und in ihrer Permeabilität gesteigert. Die koronalen Anteile des supraalveolären kollagenen Faserapparates werden
durch dichte Infiltrate von Lymphozyten, Plasmazellen, Granulozyten
und Monozyten ersetzt.

Supraalveoläre Taschen

Pseudotaschen

– entzündete, geschwollene oder derbfibröse Gingiva im Bereich des marginalen Saumes und der Papille
– Sulkusboden primär in normaler Höhe
– bei Schwangerschaft, Pubertät (hormonell) entzündlich
– bei Epilepsie (Hydantoinmedikation) (primär entzündungsfrei)

Echte Taschen

– entzündete Gingiva mit oder ohne Schwellung
– Verlust der normalen Gingivakontur und Verlagerung des Sulkusbodens apikalwärts
– gesteigerte Exsudation
– subgingivaler Zahnstein

Intraalveoläre Taschen

Knochentaschen

– wie supraalveoläre Taschen, jedoch proliferiertes inneres Saumepithel tiefer als der Limbus alveolaris
– vertikaler Knochenabbau

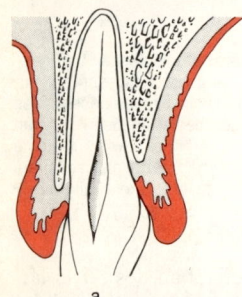 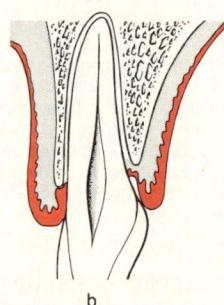 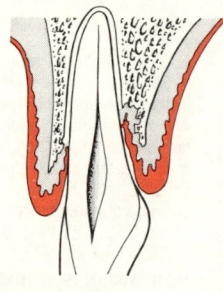

a   b   c

Abb. **64a–c** Schematische Darstellung der pathologischen Veränderungen am marginalen Parodontium mit charakteristischen Zahnfleischtaschen. In **a** ist eine Gingivahyperplasie mit Pseudotaschen, in **b** eine Parodontitis marginalis superficialis mit Zahnfleischtaschen und in **c** eine Parodontitis marginals profunda mit intraalveolären Knochentaschen dargestellt.

Parodontitis marginalis profunda (Abb. **64c** und **65**)

Klinisch wird die Parodontitis marginalis profunda von den oberflächlichen Formen dadurch abgegrenzt, daß die Tiefe der Zahnfleischtasche die 4 mm Grenze übersteigt und radiologisch Destruktionen im Alveolarfortsatz erkennbar werden. Es kommt damit bei diesem Krankheitsbild zu pathologischen Veränderungen, die das gesamte marginale Parodontium umfassen. Der Knochenabbau erfolgt entweder horizontal oder in Form von vertikalen Einbrüchen. Letztere werden auch als intraalveoläre Knochentaschen charakterisiert (Abb. **64c**). Makroskopisch findet man bei der profunden marginalen Parodontitis die Zähne und Wurzeloberflächen mit Zahnstein, Konkrementen und Plaque bedeckt (Abb. **66**). Die Gingiva und die Interdentalpapillen können hoch-

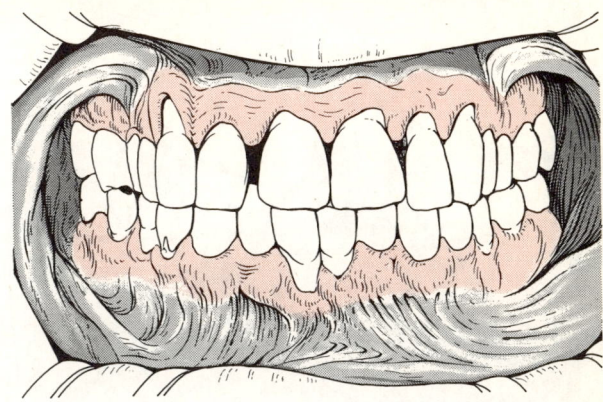

Abb. **65**   Die Parodontitis marginalis profunda weist pathologische Veränderungen auf, die das gesamte marginale Parodontium umfassen. Die Gingiva und die Interdentalpapillen können hochrot und ödematös verändert sein oder erscheinen bläulich kollabiert. Infolge des Verlustes an bindegewebigem und knöchernem Stützgewebe erscheinen die Zähne verlängert und weisen freiliegende Wurzeloberflächen auf.

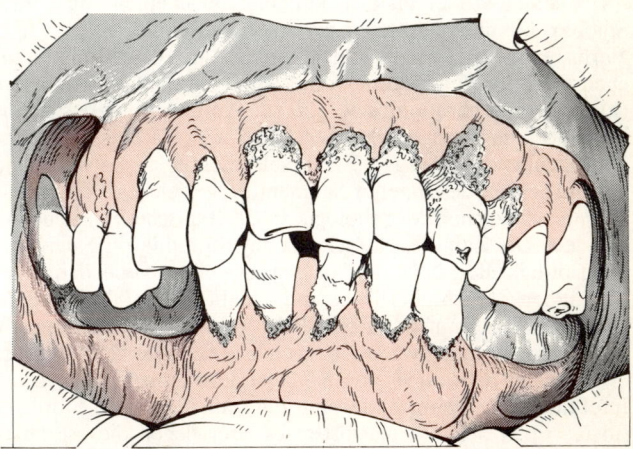

Abb. **66**   Makroskopisch findet man bei der profunden marginalen Parodontitis die Zähne und Wurzeloberflächen mit Zahnstein, Konkrementen und Plaque bedeckt. Bei einer generalisierten Parodontitis marginalis profunda beobachtet man häufig eine klinische Vielfalt der Symptome. Ödeme, Hyperplasien des Bindegewebes wechseln sich mit Destruktion der Interdentalpapillen und Rezessionen des parodontalen Gewebes unter Freiwerden der Wurzeloberflächen ab.

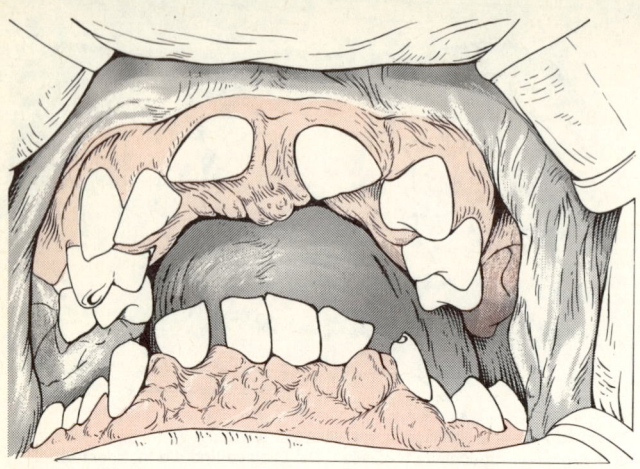

Abb. 67   Im vorgerückten Stadium einer Parodontitis marginalis profunda kommt es zu einer gesteigerten Zahnlockerung. Infolge des Verlustes an Stützgewebe und durch chronisch-entzündliche Reaktionen im Desmodont kommt es zur Wanderung der Zähne und zur Auffächerung des Zahnbogens, besonders im Frontzahnbereich. Die Zahnfleischtaschen sind angefüllt mit eitrig eingeschmolzenen Epithelzellen und Granulozyten.

rot, ödematös oder bläulich kollabiert erscheinen. Im vorgerückten Stadium kommt es zu einer gesteigerten Zahnlockerung. Infolge des Verlustes an Stützgewebe und besonders durch die chronisch-entzündlichen Reaktionen im Desmodont kommt es zur Wanderung der Zähne (»Wanderungsparodontose«) und zur Auffächerung des Zahnbogens, besonders im Frontzahnbereich (Abb. **67**). Mikroskopisch bestehen oberflächliche Nekrosen des Wurzelzementes, apikalwärts gerichtetes Tieferwachsen des inneren Saumepithels, welches sich unter Verlust der ursprünglichen Morphologie in das typische Taschenepithel umwandelt. Die Zahnfleischtasche ist angefüllt mit eitrig eingeschmolzenen Epithelzellen und Granulozyten. Die mikrobielle Plaque siedelt auf der rauhen Zementoberfläche und schiebt sich auf ihr in die Tiefe vor. Subepithelial kommt es unterhalb des Taschenepithels zu einer völligen Zerstörung der gingivalen Kollagenfasern. Diese verläuft schrittweise in Form des Schwundes von Kollagen und Fibroblasten. Die von der Infektionszone weiter entfernten Faseranteile zeigen Fibrosierungen. Im Knochen des Alveolarfortsatzes überwiegen die osteoklastischen Aktivitäten. Die Resorption des Knochens verläuft nach dem Muster des Höhen- und Seitenabbaus. Apikal vorwucherndes Epithel und Granulationsgewebe ersetzt den verlorengegangenen Knochen.

Die chronische marginale Parodontitis tritt an allen Zähnen auf. Das Krankheitsbild ist im jeweiligen Approximalraum stärker entwickelt als

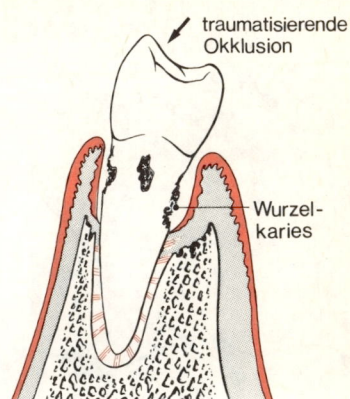

traumatisierende
Okklusion

Wurzel-
karies

Abb. **68**   Die durch die pathologischen Abläufe vornehmlich im Desmodont eingetretenen Lageveränderungen des Zahnes in der knöchernen Alveole können Anlaß für Funktionsstörungen durch die Antagonisten und für weitere von okklusal her kommende Traumatisierungen sein. Diese bewirken eine zusätzliche Progression des Krankheitsbildes.

an den oralen oder fazialen Abschnitten. Bei einer generalisierten Parodontitis marginalis profunda kann man innerhalb eines Gebisses die klinische Vielfalt der Symptomatologie beobachten. Ödeme der Gingiva und entzündlich bedingte Bindegewebsvermehrung wechseln sich mit Destruktionsvorgängen der Interdentalpapillen und Rezessionen des parodontalen Gewebes unter Freiwerden der Wurzeloberflächen ab. Kariöse Prozesse können die freigelegten Wurzeln befallen (Abb. **68**). Die durch die pathologischen Abläufe eingetretenen Lageveränderungen des Zahnes in der Alveole können Anlaß für Funktionsstörungen und zu weiteren von okklusal herkommenden Traumatisierungen sein. Diese bewirken eine zusätzliche Progression des Krankheitsbildes (Abb. **68**). Individuell verstärken akut-entzündliche Schübe die Progression des chronischen Destruktionsprozesses. Akut-entzündliche Prozesse führen aus der Tiefe der Zahnfleischtasche heraus zur Ausbildung von Parodontalabszessen, die sich submukös in das Vestibulum oris entleeren können (Abb. **69**). Parodontalabszesse treten häufig dann auf, wenn durch Konkremente, Zahnstein, Speisereste und Gewebstrümmer der marginale Ausgang der Zahnfleischtasche versperrt ist. Nach Abklingen des Parodontalabszesses und Übergang in einen chronischen Verlauf bleiben häufig in der Gingiva kleinere Fisteln zurück, aus denen sich das Taschenexsudat entleeren kann.

Einteilung der marginalen Parodontitiden nach bakteriologischen Gesichtspunkten

In Verfolgung der spezifischen Plaque- und Parodontitis-Hypothese (SOCRANSKY 1979, 1984) sind Leitkeime ermittelt worden, die man in Beziehung zu den jeweiligen klinischen Verlaufsformen der Parodontalerkrankungen gesetzt hat. Die mehr differenzierte Betrachtungswei-

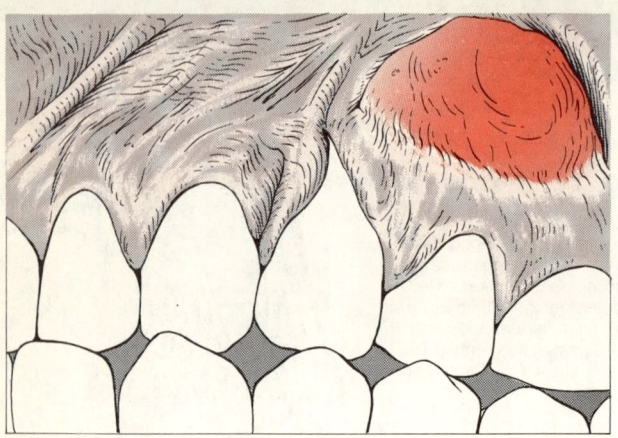

Abb. 69 Akut-entzündliche Prozesse führen aus der Tiefe der Zahnfleischtasche heraus zur Ausbildung von Parodontalabszessen, die sich submukös in das Vestibulum entleeren können.

se der marginalen Parodontitiden und die Zuordnung zu Leitkeimen führen zu einer Einteilung der Parodontitiden (Tab. 3) in:

1. die lokalisierte juvenile marginale Parodontitis (LJP),
2. die rasch fortschreitende marginale Parodontitis (rapidly progressive periodontitis, RPP),
3. die Erwachsenen-Parodontitis (adult periodontitis, AP).

Bei der *juvenilen marginalen Parodontitis* kommt es zu einer typischen parodontalen Destruktion an den ersten Molaren und den Schneidezähnen, so daß man von einem 1,6-Typus spricht. Die Erkrankung kann sich bei dieser Verlaufsform auch generalisiert entwickeln. Die Läsionen sind immer symmetrisch. Die Erkrankung beginnt während oder unmittelbar nach der Pubertät und kann schon bei 18- bis 21jährigen zum Verlust der bezeichneten Zähne bzw. Zahngruppen führen. Als die am häufigsten vorkommenden Bakteriengruppen sind Actinobacillus actinomycetemcomitans, Capnocytophaga Sp., Eikenella corrodens und Bacteroides intermedius herauszustellen (Tab. 3). Capnocytophaga und Actinobacillus actinomycetemcomitans produzieren ein Leukotoxin, das neutrophile Granulozyten funktionell beeinträchtigt und gegen welches der Körper Antikörper bilden muß (Schroeder 1983). Der relativ hohe Titer dieser Antikörper ist das serologische Kennzeichen einer juvenilen Parodontitis (Ebersole u. Mitarb. 1982).

Bei der *rasch fortschreitenden Parodontitis* findet man die Erkrankungen im Zeitabschnitt zwischen Pubertät und dem 30. bis 35. Lebensjahr.

Tabelle 3   Verschiedene Verlaufsformen der marginalen Parodontitiden mit den zugeord-
neten Mikroorganismen

Klinische Diagnose	Keimbestimmung in der Kultur	Keimbestimmung durch direkte mikroskopische Untersuchung
Juvenile marginale Parodontitis	Actinobacillus actinomycetemcomitans Bacteroides intermedius Capnocytophaga sp. Trichomonas tenax Entamoeba gingivalis	Kurze Stäbchen und fusiforme Mikroorganismen
Rasch fortschreitende marginale Parodontitis	Bacteroides gingivalis Fusobacterium nucleatum Actinobacillus actinomycetemcomitans Capnocytophaga sp. Treponema sp. Trichomonas tenax Entamoeba gingivalis	Komplexe Mikroflora mit vorwiegend spiraligen und beweglichen Formen. Das Verhältnis von beweglichen zu unbeweglichen Formen beträgt im Phasenkontrastmikroskop 1 : 1
Erwachsenen-Parodontitis	Bacteroides gingivalis Bacteroides ureolyticus Bacteroides intermedius Bacteroides capillus Wolinella recta Selenomonas sputigena Eubacterium timidum Eubacterium brachyii Eubacterium nodatum Lactobacillus minitus Fusobacterium nucleatum Fusobacterium sp.	Komplexe Mikroflora mit kokkoiden, spiraligen Formen und Bacteroides ureolyticus vorwiegend beweglichen Stäben

Im Gegensatz zur juvenilen marginalen Parodontitis, mit einem Vorkommen von 0,06 bis 0,02% ist die rasch fortschreitende Parodontitis weit häufiger. Zumeist sind viele oder fast alle Zähne eines Individuums befallen. Manche Individuen hatten zuvor eine juvenile Parodontitis. Bei der rasch fortschreitenden Parodontitis sind klinische Abläufe feststellbar, wobei die Periode der Ruhe von akuten Schüben abgelöst wird. In der aktiven Phase finden sich bei dieser Erkrankung große Mengen von Bacteroides gingivalis und sonstige gramnegative, anaerobe, mobile Stäbchen wie Fusobacterium nucleatum, Spirochäten und andere asaccharolytische, gramnegative Anaerobier. Typisch ist das Vorkommen von Protozoen wie Entamoeba gingivalis und Trichomonas tenax (Tab. 3). Das Verhältnis von nichtbeweglichen zu beweglichen Formen beläuft sich bei der phasenkontrastmikroskopischen Analyse auf 1 : 1.

Bei der *Erwachsenenparodontitis,* die als häufigste Form der Parodontitis zu bezeichnen ist, wird die Erkrankung ab dem 30. bis 35. Lebensjahr auffällig. Die Molaren, besonders im Oberkiefer, und die Schneidezähne werden häufiger befallen als Eckzähne und Prämolaren (SCHROEDER

1983). Die Erkrankung spielt sich an Einzelzähnen bzw. sogar an einzelnen Wurzelabschnitten einzelner Zähne ab, wobei unterschiedliche Stadien vorkommen können. Gewöhnlich ist die Menge an supra- und subgingivaler Plaque recht groß, Zahnstein ist regelmäßig vorhanden. Die einzelnen Läsionen sind unterschiedlich aktiv und unterliegen langen Ruhephasen, d. h. die Aktivität der Läsion zeigt ein zyklisches, intervallartiges Muster (GOODSON u. Mitarb. 1982). Bei dieser Parodontitisform findet sich eine komplexe subgingivale Flora mit größeren Anteilen von Bacteroides intermedius sowie polymorphen Bacteroides-Formen, Eikenella corrodens und Spirochäten und unterschiedliche Actinomyces-Sp. Bei Taschen mit aktivem Verlauf findet man größere Mengen von Bacteroides gingivalis (Tab. 3). Nach SCHROEDER (1983) muß die Pathogenese der marginalen Parodontitis beim Erwachsenen als die Folge der lokalen und systemischen Körperreaktionen auf den lokalen subgingivalen Bakterieninfekt aufgefaßt werden. Er entwickelt sich in zwei Schritten. Als erster Schritt erfolgt die Ausdehnung der supragingivalen Plaque nach subgingival. Die Plaque ist sehr klebrig und heftet sich der Zahnoberfläche an. Sie besteht vorwiegend aus grampositiven, anaeroben, nichtbeweglichen Kokken und Stäbchen. Durch Proliferation an ihrem apikalen Rand schiebt sich die angeheftete Plaque über die Zahnoberfläche nach subgingival und leitet die Taschenbildung ein. Zunächst entsteht dadurch die Gingivitis mit einer nachfolgenden Taschenbildung. Beim zweiten Schritt wird die gingivale oder parodontale Tasche mit gramnegativen fakultativ oder obligat anaeroben, mobilen Stäbchen und Spirochäten besiedelt. Erstere haften nicht an festen Oberflächen, sondern besonders gut an grampositiven Bakterien. Sie bilden daher eine lose, sekundäre Plaqueschicht, die auf der Plaque, die der Zahnoberfläche anhaftet, weiterwächst. Es ist vorstellbar, daß sich die beiden verschiedenen Plaqueformen ergänzen und unterstützen. Die Taschenbildung ist das Resultat des Zusammenwirkens von bakterieller Proliferation, subgingival ausgerichteter Ausdehnung der bakteriellen Plaque und der entzündlichen Exsudation (SCHROEDER 1983).

Atrophische Formen

Die Rezession des Alveolarfortsatzes und dabei insbesondere der fazialen Wand sowie der Gingiva in diesem Bereich, stellt ein Geschehen dar, welches in der Literatur unterschiedlich beurteilt wird. Von einigen Autoren wird dieser Zustand nicht als eine Parodontalerkrankung, sondern als eine durch Zahnstellung, Zahnform und Struktur des Alveolarfortsatzes bedingte Rezession des Knochens und des Zahnfleisches angesehen. Andere Autoren sprechen von involutiven Parodontopathien, parodontaler Atrophie oder Gingivarezession. Der gegenwärtig benutzte Begriff gingivoalveoläre Atrophie gibt den Zustand

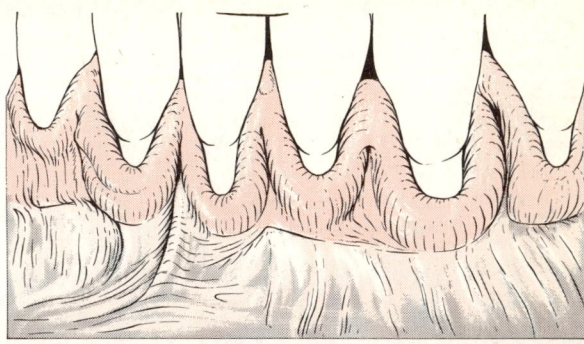

Abb. **70** Zahnstellung, Zahnform und Struktur des Alveolarfortsatzes bedingen die Rezession des Knochens und damit ein Zurückweichen der Gingiva. Häufig kommt es bei der Rezession der Gingiva zur Ausbildung von sogenannten McCall-Girlanden.

ausreichend genau wieder. Besteht nicht gleichzeitig eine aufgepfropfte entzündliche Komponente, sind keine pathologischen Zahnfleischtaschen vorhanden. Häufig kommt es zur Ausbildung von sogenannten McCall-Girlanden. Hierbei handelt es sich um fibröse Verdickungen, die zu typischen wulstigen Gingivarändern führen (Abb. **70**). Der Schwundvorgang befällt vornehmlich die fazialen Gingivabezirke. Seltener sind die Rezessionen an den palatinalen Wurzeln der Molaren oder an den lingualen Flächen der Unterkiefer-Schneidezähne feststellbar. Charakteristisch ist, daß bei den fazial oder oral vorkommenden gingivoalveolären Atrophien die benachbarten Interdentalpapillen einschließlich der darunterliegenden alveolären Knochensepten vollständig ausgebildet und nicht krankhaft verändert sind.

Auch bei weit fortgeschrittenen Rezessionen zeigen die Zähne keine auffällige Lockerung. Die Rezessionen können an benachbarten Zahngruppen oder auch generalisiert vorkommen. Klinisch besteht der Eindruck, daß multiple Rezessionen durch den Zug von Lippen-, Wangen- und Zungenbändern gefördert werden (Abb. **71**). Vorzugsweise beobachtet man bei hoch ansetzenden Frenula zunächst isolierte Papillendestruktionen. Neben breitflächigen Rezessionen kommen schmale Spaltenbildungen der Gingiva vor, die man als Stillman-Spalten bezeichnet. Überschreiten die Veränderungen den Bereich der Gingiva propria, spricht man von mukogingivalen Erkrankungen. Setzt die Rezession schnell ein, kommt es zu einer Verschmälerung der angehefteten Gingiva und dadurch zur Zunahme von funktionellen und parafunktionellen Zugeinwirkungen durch die benachbarte bewegliche Schleimhaut. Die Folge ist entweder eine weitere Beschleunigung der Rezession oder die Überleitung zur Zahnfleischtasche, die als »infrabony-pocket« tief un-

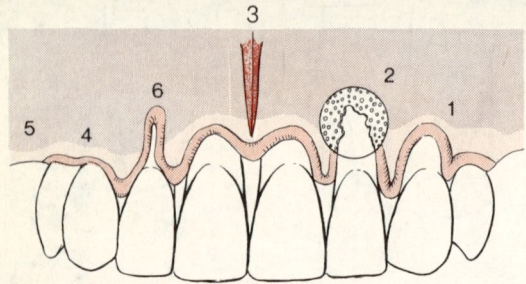

Abb. 71 Schematische Darstellung der hauptsächlich vorkommenden pathologischen Veränderungen im Parodontium mit Ausbreitung in die mukogingivale Zone. 1 = Isolierte Rezession, 2 = Rezession mit »infrabony pocket«, 3 = hoch ansetzendes Frenulum mit Papillendestruktion, 4 = verschmälerte »attached« Gingiva mit ungünstigen Zugmomenten auf die marginale Gingiva, 5 = flaches Vestibulum, 6 = Spaltenbildung der Gingiva (Stillman-Spalten).

ter die mukogingivale Grenze reichen kann. Solange die ätiologischen Zusammenhänge unklar sind, wird es in dieser Gruppe voneinander abweichende Definitionen und Bezeichnungen geben.

Hyperplastische Formen – Gingival overgrowth

Größe und Form der Gingiva variieren normalerweise schon beträchtlich. Kommt es zu einer Gewebsverdickung, die sich aus dem Approximalraum entwickelt und in die Mundhöhle vorwölbt, so sprach man bisher von Gingivahyperplasien. Diese bilden sich vornehmlich an den labialen und bukkalen Flächen aus und befallen nicht die vestibuläre Mukosa. Klinisch wird fälschlicherweise der Begriff Gingivahyperplasie als eine allgemeine Bezeichnung für derartige Gingivavergrößerungen gebraucht, die jedoch unterschiedliche Ursachen haben können. Während bei den entzündlichen Veränderungen durch eine Ödemeinlagerung und entzündlich bedingte Hyperämie der Gefäße die Vergrößerung erfolgt, können andererseits auch Zellen des Bindegewebes sich vermehren (Hyperplasie) oder sich vergrößern (Hypertrophie). In der neueren Literatur werden daher die Begriffe Gingivaschwellungen von Gingivavergrößerungen oder Gingivawucherungen (gingival overgrowth) abgegrenzt.

Entzündlich bedingte Gingivaschwellungen (Ödeme), Verdickungen in Verbindung mit Vitamin-C-Avitaminosen, Gingivavergrößerungen in Verbindung mit akuten Leukämien sowie Gingivaschwellungen, wie sie durch hormonelle Umstellungen (Schwangerschaft, Pubertät, Antibabypille) entstehen, fallen nicht in die Gruppe der Gingival-overgrowth-Fälle.

Diphenylhydantoin-Gingivavergrößerung (gingival overgrowth)

Das antikonvulsive Medikament Diphenylhydantoin ist in 50% der Fälle verantwortlich für diese Form der Gingivaverdickung. Als Ursache dieser Störung wird ein pharmakogenetischer Faktor diskutiert. Neueste Forschungsergebnisse zeigen, daß bestimmte Epileptiker auf die Hydantoingabe unkontrollierte Vermehrung von Kollagen innerhalb des Gingivabindegewebes zeigen. Das Gewebe selbst weist eine normale Verteilung von Fibroblasten und Kollagenfaseranteilen auf. Danach würde eine dilantinbedingte Gingivavergrößerung weder eine Hyperplasie noch eine Hypertrophie darstellen, sondern eine durch Ausfall von Kontrollmechanismen eingetretene Kollagenvermehrung.

Klinisch sind einzelne oder zahlreiche Papillen vergrößert, zeigen bei Palpation ein derbes Gewebe, keine Blutungstendenz und eine normale Gingivafarbe. Die Zahnfleischverdickungen können oftmals die inzisalen Kanten der Zähne erreichen. Bei Kindern und im Wechselgebiß wird die Dentition stark behindert. Als Folge der Gewebsvermehrung bilden sich Pseudotaschen aus. Die fibröse Gingivaverdickung muß als eine primär klinisch entzündungsfreie Gewebsvermehrung angesehen werden, die jedoch nachfolgend der Infektion nach Einwanderung der bakteriellen Plaque unterliegt.

Idiopathische fibröse Gingivaverdickung

Diese Form kann bereits im Kleinkindesalter und in wenigen Fällen bei der Geburt beobachtet werden. Der Zahndurchbruch wird durch das dichte Bindegewebe erheblich behindert. Stark überentwickelte Formen werden auch als Fibromatosis gingivae, Elephantiasis gingivae und kongenitale Makrogingiva bezeichnet. Die Zahnfleischverdickungen können im Tuberbereich des Ober- und Unterkiefers auftreten. Mikroskopisch zeigen Präparate von der idiopathischen fibrösen Gingivaverdickung eine mäßige Hyperplasie des Epithels mit einer mäßigen Hyperkeratinisation und ausgeprägten Epithelzapfen. Das subepitheliale Bindegewebe besteht aus dichten Bündeln reifen fibrösen Gewebes mit nur wenigen jugendlichen Fibroblasten. Man nimmt an, daß genetische Faktoren das Krankheitsbild steuern.

Epuliden

Als Epulis wird eine aus dem parodontalen System gespeiste tumorartige Verdickung der Gingiva bezeichnet (Abb. 72). Ätiologisch ist es wahrscheinlich, daß eine marginale Parodontitis die Voraussetzung für die Entstehung einer Epulis ist. Die Einteilung der Epuliden sowie deren Pathogenese und Pathohistologie ist in den Spezialkapiteln beschrieben (S 170).

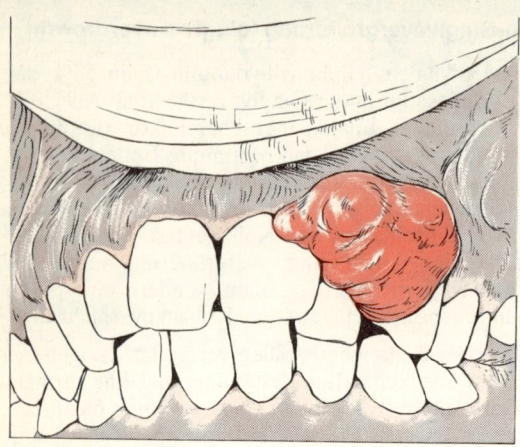

Abb. 72   Aus dem parodontalen System gehen »tumorartige« Gingiva- und Desmodontal-
veränderungen hervor, die man als Epuliden bezeichnet.

Spezielle Erkrankungsformen

Gingivitis desquamativa

Diese auch als Gingivosis bezeichnete Erkrankung tritt zwar häufig an
der Gingiva zuerst auf, kann sich jedoch auf alle Mundhöhlenprovinzen
ausbreiten. Die histologischen, zytologischen und immunpathologi-
schen Befunde lassen eine weitgehende Übereinstimmung der lokalen
Gingivaform mit der weiterführenden Erkrankung des benignen
Schleimhautpemphigoids und speziell der narbensetzenden Variante
erkennen. Danach ist die Gingivitis desquamativa keine eigenständige
Erkrankung. An der Gingiva äußert sich das Krankheitsbild durch ein
intensives Erythem der marginalen und angehefteten Gingiva. Das
Epithel löst sich lagenweise von der Unterlage ab und gibt ausgedehnte
rote Flächen frei, welche zu spontanen Blutungen neigen. Die Lostrennung des Epithels erfolgt auf den leichtesten Druck hin. Mit Flüssigkeit
angefüllte Blasen können kurzzeitig in der Mundhöhle angetroffen
werden. Im Bereich der Gingiva erfolgt hauptsächlich die Desquamation im Bereich der labialen und bukkalen Gingivaflächen. Desquamative Schleimhautveränderungen kommen jedoch nicht ausschließlich im
Bereich der »attached« Gingiva bezahnter Patienten vor, sondern auch
an zahnlosen Abschnitten der Alveolarfortsätze. Pathohistologisch findet man überwiegend eine Lostrennung des Epithels von dem darunterliegenden Bindegewebe in Art eines »splitting«. Das gesamte Epithel

wird dabei unter Ausbildung einer subepithelialen Blase von der Unterlage abgehoben. In Semidünnschnitten kann man besonders gut die schwere Zerstörung der Basalzellen, ihrer zum Bindegewebe hin gerichteten Anteile sowie der Basalmembran erkennen. Das subepitheliale Bindegewebe ist von Leukozyten und Lymphozyten infiltriert. Neuerdings nimmt man an, daß die Erkrankung mit einer Störung im Bereich der Basalmembranzone anfängt. In ihr beginnen biochemische Vorgänge, die eine (Auto-)Antigen-Antikörper-Reaktion einleiten. Unter Freisetzung von lysosomalen Enzymen aus den phagozytierenden Leukozyten kommt es zum Abbau der körpereigenen Substanz und zur Ausbildung einer subepithelialen Blase. Die an der Gingiva erhobenen Befunde ähneln weitgehend der Pathohistologie des benignen Schleimhautpemphigoids.

Sonderformen

Seltenere Erkrankungen oder Übergänge von einzelnen Krankheitsbildern werden hier eingestuft. Genetische Störungen wie Hypophosphatasie, Papillon-LeFèvre-Syndrom, Shediak-Higashi-Syndrom, Down-Syndrom und Akatalasie sind mit schweren Parodontalerkrankungen verbunden. Die Hypophosphatasie tritt als autosomale rezessive erbliche Störung auf. Sie wird charakterisiert durch den frühzeitigen Verlust von ein oder mehreren Frontzähnen des Milchgebisses entweder spontan oder durch ein Bagatelltrauma. Laboratoriumsuntersuchungen zeigen in diesen Fällen eine herabgesetzte alkalische Phosphataseaktivität im Serum und eine gesteigerte Nierenausscheidung von Phosphoryläthanolamin. Das Wurzelzement fehlt oder ist hypoplastisch, so daß ein parodontales Stützgewebe nicht aufgebaut werden kann. Beim Papillon-LeFèvre-Syndrom als eine autosomal-rezessive Erkrankung, kommt es zu schweren Entzündungserscheinungen an der Gingiva und zur Ausstoßung der Milch- und bleibenden Zähne. Daneben besteht eine umschriebene Hyperkeratosis der Handflächen und Fußsohlen. Gingivaentzündungen, Taschenausdehnung und Verlust von Alveolarknochen beginnen meistens zwischen dem 2. und 3. Lebensjahr. Ein Fortschreiten der Erkrankung führt dazu, daß im 4. und 5. Lebensjahr alle Milchzähne verlorengegangen sind. Mit Durchbruch der bleibenden Zähne beginnt der gleiche Zerstörungsprozeß.

Beim Shediak-Higashi-Syndrom als einer autosomalen rezessiven Störung kommt es zu einer extremen Anfälligkeit von Personen auf bakterielle Infektionen. Diese wiederum führen von einer schweren Funktionsstörung der neutrophilen Granulozyten her, die zur Reduktion der Chemotaxis und Phagozytose Anlaß gibt. Die parodontalen Destruktionen laufen progressiv ab. Die Mehrzahl der Patienten mit Down-Syndrom zeigen einen stärkeren Befall von Parodontalerkrankungen als die der nichtmongoloiden Patienten.

Literatur

Ebersole, J. L., M. A. Taubmann, D. J. Smith, S. Socransky: Humoral immune responses and diagnosis of human periodontal disease. J. periodont. Res. 17 (1982) 478–480

Ebersole, J. L., M. A. Taubmann, D. J. Smith, R. J. Genco, D. E. Frey: Human immune responses to oral microorganisms. I. Association of localized juvenile periodontitis (LJP) with serum antibody responses to Actinobacillus actinomycetemcomitans. Clin. exp. Immunol. 47 (1982) 43–52

Feldman, R. S., B. Szeto, H. H. Chauncey, P. Goldhaber: Non-steroidal anti inflammatory drugs in the reduction of human alveolar bone loss. J. clin. Periodont. 10 (1983) 131–136

Goldhaber, P., L. Rabadjija, W. R. Beyer, A. Kornhauser: Bone resorption in tissue culture and its relevance to periodontal disease. J. Amer. dent. Ass. 87 (1973) 1027–1033

Goodson, J. M., A. C. R. Tanner, A. D. Haffejee, G. C. Sornberger, S. S. Socransky: Patterns of progression and regression of advanced destructive periodontal disease. J. clin. Periodont. 9 (1982) 472–481

Guggenheim, B.: Gedanken zur Pathogenese der Parodontopathien. Acta parodont. In: Schweiz. Mschr. Zahnheilk. 91 (1981) 529/9–537/87

Hassell, T. M.: Epilepsy and the Oral Manifestations of Phenytoin Therapy. Karger, Basel 1981

Lange, D. E.: Zellphysiologie und Funktion des menschlichen Gingivaepithels. Hanser, München 1972

Lange, D. E.: Desquamative Gingiva- und Mundschleimhautveränderungen. Quintessenz 4 (1978) 105

Lange, D. E.: Wechselspiel zwischen Parodontopathien und Allgemeinerkrankungen. Quintessenz 12 (1981) 2307–2314

Lange, D. E.: Parodontologie in der täglichen Praxis. Quintessenz, Berlin 1983

Lange, D. E.: Perspektiven der Forschung in der Parodontologie. Bestandaufnahme und Ausblick. In Siebert, G.: Zahnmedizinische Forschung, Standort, Ziele und Wege, Hanser, München 1984

Lange, D. E.: Mikrobiologische Aspekte parodontaler Erkrankungen. Zahnärztl. Mitt. 74 (1984) 2420–2428

Larato, D. C.: Infrabony defects in the dry human skull. J. Periodont. 41 (1970) 496–498

Lindhe, J., S. E. Hamp, H. Löe: Experimental periodontitis in the beagle dog. J. periodont. Res 8 (1973) 1–10

Löe, H., E. Theilade, S. B. Jensen: Experimental gingivitis in man. J. periodont. 36 (1965) 177–187

MacPhee, T., G. Cowley: Essentials of Periodontology and Periodontics, 2nd ed. Blackwell, Oxford 1975

Mittermeyer, Ch.: Oralpathologie. Schattauer, Stuttgart 1984

Mühlemann, H.: Einführung in die orale Präventivmedizin. Huber, Bern 1974

Page, R.: Pathogenic mechanisms. In Schluger S., R. Yuodelis, R. Page: Periodontal Disease. Lea & Febiger, Philadelphia 1977

Page, R., H. Schroeder: Structure and pathogenesis. In Schluger, S., R. Yuodelis, R. Page: Periodontal Disease. Lea & Febiger, Philadelphia 1977

Page, R., T. Hassell: Chronisch entzündliche Gingiva- und Parodontalerkrankung. Quintessenz 11 (1978) 89

Plagmann, H.-Ch.: Spezielle Mundhygieneprobleme und ihre Lösung im parodontalgeschädigten Kauorgan. In Lange, D. E.: Parodontologie, Implantologie und Prothetik im Brennpunkt von Praxis und Wissenschaft. Quintessenz, Berlin 1985

Schluger, S., R. Youdelis, R. Page: Periodontal Disease. Lea & Febiger, Philadelphia 1977

Shafer, W., M. Hine, B. Levy: A Textbook of Oral Pathology, 1st ed. Saunders, Philadelphia 1974

Schroeder, H. E.: Pathobiologie oraler Strukturen. Zähne, Pulpa, Parodont. Karger, Basel 1983

Socransky, S. S.: Criteria for the infectious agents in dental caries and periodontal disease. J. clin. Periodont. 6 (1979) 16–21

Socransky, S. S.: Microbiology of Plaque. Contin. Educat. Dent. Suppl. 5 (1984) 53–56

Socransky, S. S., A. D. Haffajee: Probleme der Bewertung parodontaler Therapieverfahren im Lichte neuerer Forschungsergebnisse. Int. J. Periodont. Rest Dent. 5 (1985) 69–89

10. Zysten im Kiefer-Gesichts-Bereich

Definition

Zysten sind pathologische Gebilde unterschiedlicher Ätiologie, deren wesentliche gemeinsame Merkmale

- die Hohlraumbildung,
- die Epithelauskleidung der Höhle und
- der spezifische, nur Zysten eigentümliche Wachstumsmodus sind.

Klinisch und röntgenologisch ähnliche Gebilde, die vielfach die Bezeichnung Zyste tragen (z. B. latente Knochenhöhle des Unterkiefers, aneurysmatische Knochenzyste) sind *Pseudozysten*. Nicht eindeutig geklärt ist die Zuordnung der solitären, auch sogenannten traumatischen Knochenzyste, für die der typische Wachstumsmodus der Zysten nachgewiesen werden konnte, die aber keine Epithelauskleidung aufweist.

Zysten können im Knocheninneren, oberflächlich am Alveolarfortsatz oder im Bindegewebe der Weichteile liegen. Sie wachsen langsam und expansiv, können Auftreibungen des Knochens und umfängliche Schwellungen der Weichteile hervorrufen. Zysten sind durchweg gutartige Gebilde, ihre gelegentliche maligne Entartung ist ebenso wie die Rezidivneigung bestimmter Zysten kein Malignitätszeichen im Sinne einer Präkanzerose.

Pathogenese und Wachstum

Die Entstehung der Zysten ist an zwei Voraussetzungen gebunden,

- das Vorhandensein von Epithel in der Tiefe des Gewebes und
- einen Reiz, welcher dieses Epithel zur Proliferation veranlaßt.

Dies gilt für die radikulären und follikulären odontogenen Zysten und für die nicht odontogenen Kieferzysten, welche dort entstehen, wo embryonale Epithelreste in der Tiefe des Gewebes verblieben sind. Dagegen wird für die Primordialzysten und die odontogenen Keratozysten auch eine primäre Entwicklungsstörung der Zahnleiste diskutiert.

In der *1. Phase* der Zystenentstehung führt ein unspezifischer Reiz zu einer Stoffwechselstörung im Gewebe, welche die Proliferation dort »ruhenden« Epithels verursacht (Abb. **73**). Es handelt sich also um einen reaktiven Vorgang, der – wie die zahlreichen epithelführenden Granulome zeigen, die sich nicht zu Zysten entwickelt haben – reversibel sein kann. Zysten entstehen zunächst also nicht aus sich selbst

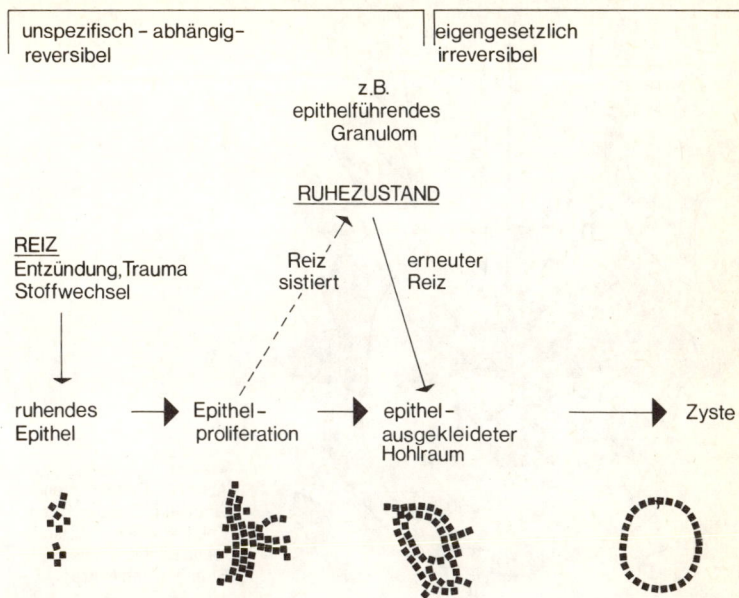

| unspezifisch – abhängig–
reversibel | eigengesetzlich
irreversibel |

z.B.
epithelführendes
Granulom

RUHEZUSTAND

REIZ
Entzündung,Trauma   Reiz   erneuter
Stoffwechsel   sistiert   Reiz

ruhendes   →   Epithel–   →   epithel–   →   Zyste
Epithel   proliferation   ausgekleideter
                                   Hohlraum

Abb. 73   Entstehung einer Epithelzyste.

heraus. Die Beobachtung, daß manche Patienten zur multiplen Zysten-bildung neigen, hat zur Annahme einer »Zystendisposition« geführt, für die aber keine Beweise vorliegen.

Das proliferierende Epithel wächst in Strängen und Netzen, wobei epithelausgekleidete Hohlräume entweder durch den Zerfall der zentral liegenden Epithelzellen oder durch die Auskleidung von im Granulom vorhandenen Mikroabszeßhöhlen den Beginn der Zystenentwicklung darstellen (Abb. **74**).

Die 2. *Phase* der Zystenentwicklung beginnt mit der vollendeten Hohlraumbildung. Die Zyste unterliegt jetzt einem eigengesetzlichen und nur ihr eigentümlichen Wachstumsvorgang, der irreversibel ist und zur allmählichen, aber stetigen Vergrößerung der Zyste führt (Abb. **75**).

Die Zyste wächst durch Drucksteigerung im Zysteninnern, welche durch Osmose verursacht wird. Abschilfernde Zellen, die im Zysteninnern zusammenkommen, möglicherweise auch bestimmte Stoffwechselprodukte, führen zur Ansammlung osmotisch aktiver Moleküle. Der Zystenbalg selbst bzw. die Basallamelle des Zystenepithels wirkt als semipermeable Membran, die bei einer Porengröße von etwa 40 Å Molekülen zu einem Molekulargewicht von 80000 den Durchtritt ge-

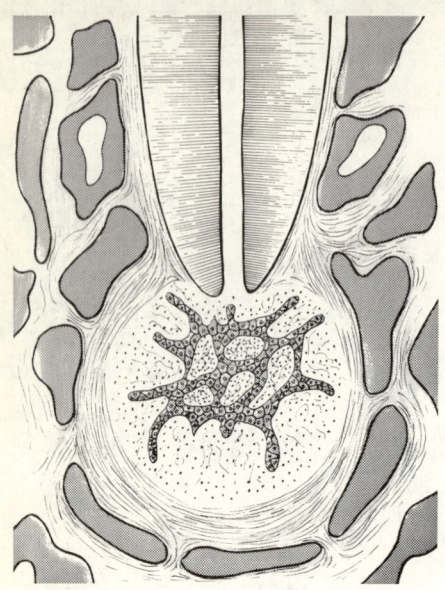

Abb. **74** Epithelführendes Granulom. Das durch den Entzündungsreiz proliferierende Epithel wächst in Strängen und Netzen.

stattet. Zum Ausgleich des osmotischen Druckgefälles strömt Gewebeflüssigkeit in das Zysteninnere und verursacht dort eine hydrostatische Drucksteigerung, die den Zystenbalg gleichmäßig nach allen Seiten expandiert. Dieser hydrostatische Zystendruck führt seinerseits durch die Aktivierung von Osteoklasten und Osteoblasten zu Knochenumbauvorgängen, bei welchen der Knochenabbau überwiegt und die zu einer allmählichen Vergrößerung der Zyste im Knochen führen. Bei Weichteilzysten verdrängt der expandierende Druck der Zyste die benachbarten Weichteile. Die den Zystenhohlraum auskleidenden Epithelzellen selbst proliferieren nicht aktiv im Sinne einer neoplastischen Zellproliferation, sondern reaktiv, um sich dem vergrößernden Hohlraum anzupassen. Entzündungsprozesse, die sich im Zystenbalg, besonders im subepithelialen Bindegewebe, herdweise und in unterschiedlicher Stärke abspielen, vermögen über ihre Stoffwechselaktivierung wahrscheinlich das Zystenwachstum zu beschleunigen, so daß sich dieses aus »ruhenden« und »aktiven« Phasen intermittierend zusammensetzt, insgesamt aber kontinuierlich verläuft.

In manchen Zysten kann die im Balg stattfindende Entzündung den Zystenbalg zerstören, so daß die Funktion der Basallamelle als semipermeable Grenzschicht fraglich erscheint. Darüber hinaus konnte für die solitäre Knochenzyste, welche keine epitheliale Auskleidung aufweist,

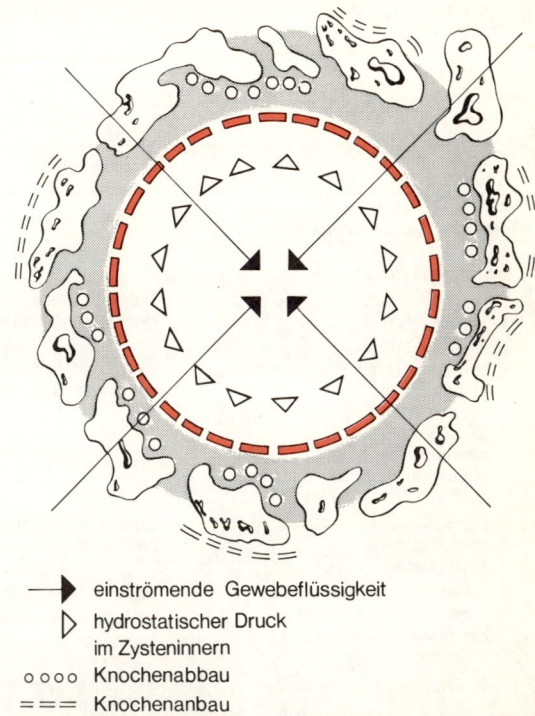

→ einströmende Gewebeflüssigkeit

▷ hydrostatischer Druck
  im Zysteninnern

o o o o Knochenabbau

= = = Knochenanbau

Abb. 75   Prinzip des Zystenwachstums. Osmotisch aktive Substanzen im Zysteninneren bewirken das Einströmen von Gewebeflüssigkeit zum osmotischen Druckausgleich. Die Zystenwandung wirkt als semipermeable Membran. Der dadurch im Zysteninnern entstehende hydrostatische Druck expandiert die Zyste und bewirkt in der Zystenumgebung Knochenumbauvorgänge, wobei der Knochenabbau überwiegt. Bei Weichteilzysten wird das umgebende Gewebe verdrängt.

dasselbe Wachstumsprinzip wie für die Epithelzysten nachgewiesen werden.

Toller versucht deshalb das Wachstum epithelloser Zysten durch seine Hypothese des »lymphatic access« zu erklären. Danach ist jede geschlossene physiologische Höhle im Organismus an das Lymphgefäßsystem angeschlossen, welches die Flüssigkeitsbalance im Hohlraum gewährleistet. Das Fehlen dieses Lymphanschlusses soll zu einem osmotischen Ungleichgewicht zwischen Hohlraum und umgebendem Gewebe führen und so auch – ohne Vorhandensein einer semipermeablen Membran – zu Drucksteigerungen im Hohlrauminnern führen können.

Klassifikation

Tabelle 4   Zystenklassifikation (Systematik)

Zystenform	Ursprungsepithel

A. Knochen-(Kiefer-)zysten

1. Odontogene Zysten

a)	radikuläre Zyste apikale Zyste laterale Zyste	Malassezsche Epithelreste der Hertwigschen Epithelscheide
b)	follikuläre (zahnhaltige) Zyste koronale Zyste laterale Zyste Durchbruchzyste periradikuläre Zyste extrafollikuläre zyste Zyste mit Zahnrudiment	inneres und äußeres Schmelzepithel des Zahnorganes
c)	(follikuläre) zahnlose Zyste Primordialzyste Keratozyste	Zahnleiste, Fehlbildung der Zahnleiste
d)	paradontale (periodontale) Zyste desmodontale Zyste Gingivazyste	Malassezsche Epithelreste der Hertwigschen Epithelscheide
e)	Residualzyste	nach Entfernung des schuldigen Zahnes verbliebene radikuläre, follikuläre oder paradontale Zyste

2. Nichtodontogene Kieferzysten

a)	nasopalatinale Zyste Zyste des Canalis incisivus Zyste der Papilla palatina	Epithelreste der Hochstetterschen Grenzplatte oder Reste des Tractus nasopalatinus
b)	mediane alveoläre Zyste	Epithelreste der Hochstetterschen Grenzplatte; Zahnleiste (?)
c)	mediane Gaumenzyste	Epithelreste der Gaumennaht
d)	mediane Unterkieferzyste	Epithel der Zahnleiste
e)	nasoalveoläre Zyste	Hochstettersche Grenzplatte, epithelialer Nasenpfropf
f)	globulomaxilläre Zyste	Hochstettersche Grenzplatte

3. Pseudozysten des Kiefers
   (nicht epitheliale Zysten)

a)	solitäre Knochenzyste	?
b)	aneurysmatische Knochenzyste	?
c)	latente Knochenhöhle des Unterkiefers	(keine Zyste, Knochenatrophie)

Tabelle **4**   (Fortsetzung)

Zystenform	Ursprungsepithel
B. Weichteilzysten	
1. Extravasations-(Retentions-) zysten	
a) Schleimzyste der Mundschleimhaut	Epithel der Schleimdrüsen (?)
b) Ranula	Epithel des Whartonschen oder des Bartholinischen Ganges
c) Schleimzyste (Mukozele) der Kieferhöhle	Epithel der Kieferhöhlenschleimhaut
d) Okklusionszyste der Kieferhöhle	Epithel der Kieferhöhlenschleimhaut
e) Speicheldrüsenzyste	Epithel der Speichelgänge
f) Atherome	Embryonale Einschlüsse von Hautepithel
echtes Atherom (Dermoid) falsches Atherom	Talgdrüdenepithel
2. Lymphoepitheliale Zysten	Speicheldrüsenepithel (?)
3. Magen-Darm-Schleimhautzysten	heterotope Magen-Darm-Schleimhaut
4. Mediane Halszysten (-fisteln)	Epithelreste des Ductus thyroglossus
5. Laterale (branchiogene) Halszysten	Epithel des Zervikalbläschens und des Ductus cervicalis (2., 3. und 4. Kiemenfurche)
6. Dermold-, Epidermoidzysten	Embryonale oder traumatische Einschlüsse von Hautepithel

Tabelle **4a**   Klassifikation der Zysten (WHO 1971)

A. Dysontogenetische Zysten
1. Odontogene Zysten
   a) Primordialzyste (Keratozyste)
   b) Gingivale Zyste
   c) Eruptionszyste
   d) Follikuläre Zyste

2. Nichtodontogene Zysten
   a) Nasopalatinale Zyste
   b) Globulomaxilläre Zyste
   c) Nasolabiale Zyste

B. Entzündungsbedingte Zysten
   Radikuläre Zyste

Knochen-(Kiefer-)zysten

Odontogene Zysten

Radikuläre Zysten

Pathogenese. Radikuläre Zysten sind mit etwa 80% aller odontogenen Zysten die häufigsten Zysten des Kiefers. Sie werden in jedem Lebensalter beobachtet mit einem Gipfel im 3.–5. Lebensjahrzehnt entsprechend dem DMF-Kariesindex und der Zunahme pulpatoter Zähne.

Die radikuläre Zyste entsteht über die apikale Parodontitis (pulpatoter Zahn), deren Entzündungsreiz die im Desmodont liegenden »ruhenden« Malassezschen Epithelreste zur Proliferation veranlaßt. Das Epithel beginnt in Strängen, netzartig und in Haufen zu wachsen und entweder durch Zerfall der zentral gelegenen Zellen oder durch epitheliale Auskleidung eines Mikroabszesses eine Zyste zu bilden. Aufgrund ihrer Genese ist die radikuläre Zyste immer der Wurzel eines pulpatoten Zahnes zugeordnet, wobei sie apikal oder bei seitlich abgehenden apikalen Ramifikationen auch lateral liegen kann (Abb. **76–78**).

Histologie. Die radikulären Zysten werden von einem nicht verhornenden mehrschichtigen Plattenepithel ausgekleidet, zu dem sich die Epithelreste der Hertwigschen Epithelscheide transformieren (Abb. **79**).

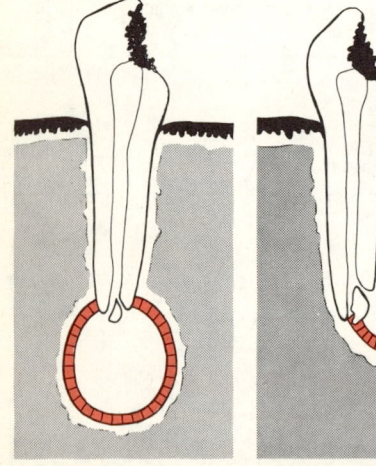

Abb. **76** Apikale, radikuläre Zyste.

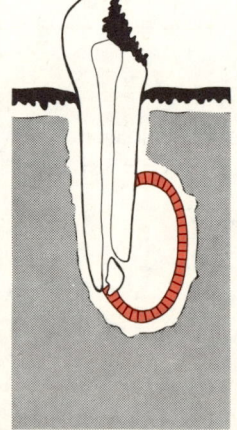

Abb. **77** Laterale radikuläre Zyste.

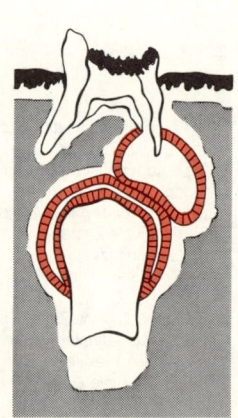

Abb. **78** Radikuläre Milchzahnzyste.

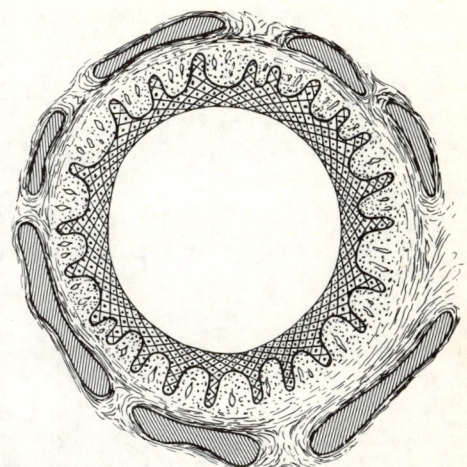

Abb. **79** Histologischer Bau der Zystenwand. Innenauskleidung mit nicht verhornendem Plattenepithel. Unter dem Epithel liegt eine unterschiedlich stark ausgeprägte Granulationsgewebszone. Die Zystenwand wird von einer faserreichen Bindegewebslage abgeschlossen. Die in der Nachbarschaft liegenden Knochenbälkchen sind in das Bindegewebe eingeschlossen.

Nur selten fehlt entzündungsbedingt das Epithel ganz oder teilweise. Dann besteht die Innenzone der Zystenwand aus Granulationsgewebe. Die Morphologie des Epithels ist abhängig vom Entzündungsgrad im Zystenbalg, aber auch vom Alter der Zyste. Es bilden sich mit zunehmender Dauer der Zystenbildung muköse Zellen, die schließlich etwa

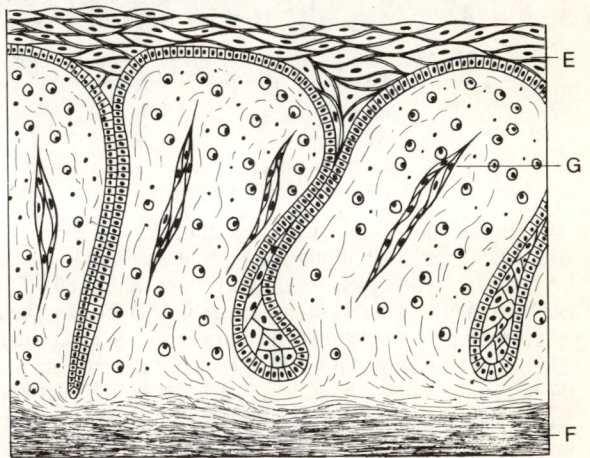

Abb. **80** Arkadenförmig angeordnetes, locker geschichtetes Plattenepithel der Zystenwand (E). Darunter Granulationsgewebszone (G) mit neugebildeten Blutgefäßen. Zwischen den schmalen Epithelfortsätzen liegt eine faserreiche Bindegewebszone (F).

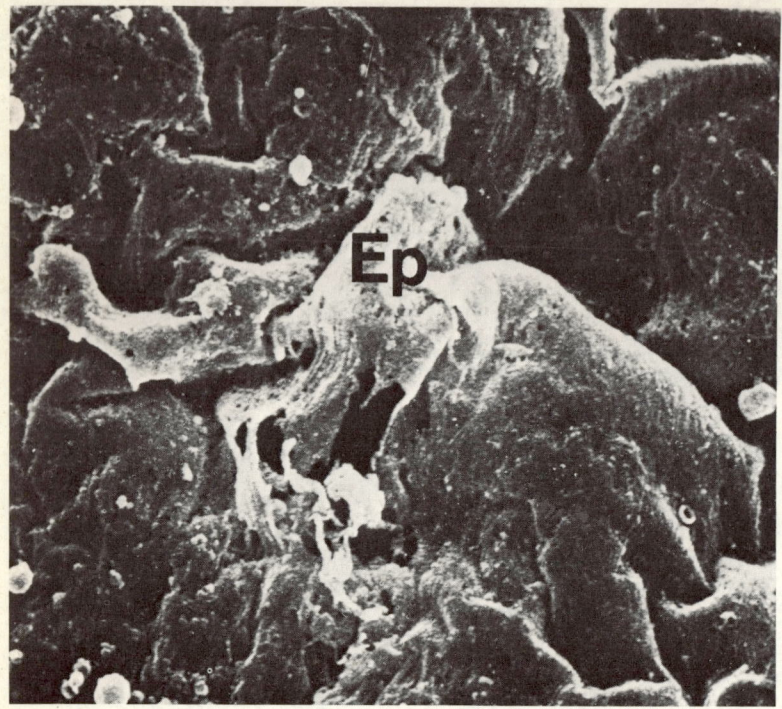

Abb. **81** Zystenwand. Zwischen den weitmaschig angeordneten Epithelzellen (Ep) sind unterschiedlich weite Spalträume erkennbar. Rasterelektronenmikroskopisches Bild; Vergr. 1000fach.

40% der Epithelschicht ausmachen, deren Sekretion aber keinen aktiven Einfluß auf das Zystenwachstum hat.

Das Epithel der Zystenwandauskleidung zeigt eine arkadenförmige Anordnung mit Ausbildung von Granulationsgewebe zwischen schmalen, häufig verzweigten Epithelfortsätzen (Abb. **80**). Die Schichtung des Plattenepithels ist weitmaschig (Abb. **81**). Die Epithelzellen weisen lange, schmale Interzellularbrücken auf, die im elektronenmikroskopischen Bild eine ähnliche Verknüpfung mit Desmosomen wie am Oberflächenepithel der Mundschleimhaut zeigen (Abb. **82**). Durch die Spalten des Epithels können Stoffe und Entzündungszellen von der äußeren Granulationsgewebszone in den Zystenraum und umgekehrt diffundieren. In den Epithelzellen der Zystenwandauskleidung sind elektronenmikroskopisch wie am Oberflächenepithel Tonofibrillen nachzuweisen.

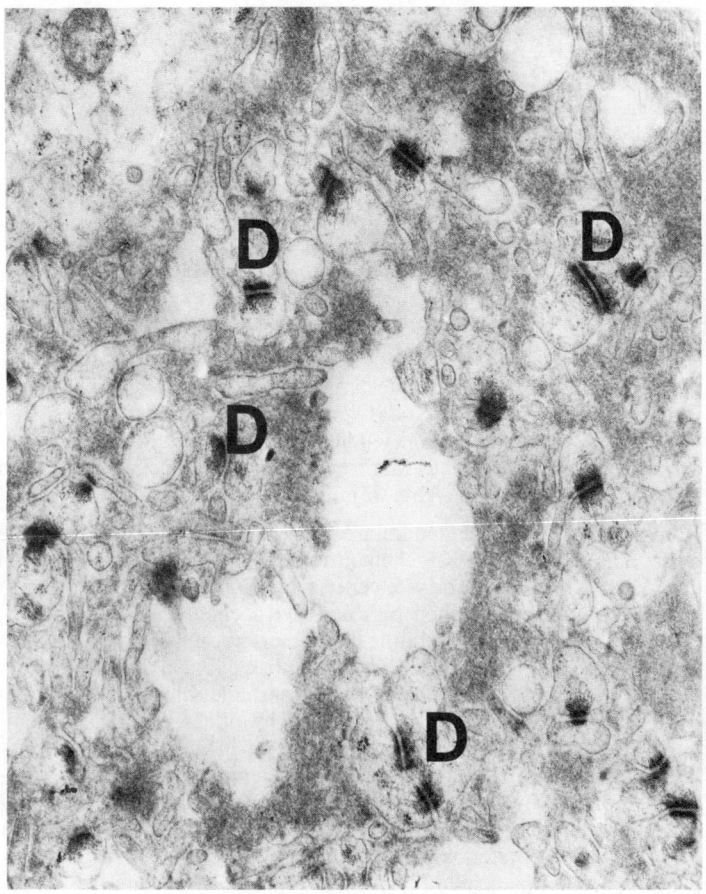

Abb. 82   Zystenwandepithel. Zwischen den locker angeordneten Plattenepithelzellen lie-gen Interzellularbrücken, die durch typische Desmosomen (D) miteinander verbunden sind. Elektronenmikroskopisches Bild; Vergr. 12 000:1.

Bei Rückgang der Entzündung bilden sich die Reteleisten des Epithels zurück. Die Epithellage flacht ab. Hyaline, zum Teil verkalkende Kör-perchen sind in seltenen Fällen zu beobachten. In der inneren Zone der Zystenwandauskleidung liegen häufig Ansammlungen von Fremdkör-perriesenzellen mit spaltförmigen Hohlräumen, in denen Cholesterin-kristalle liegen.

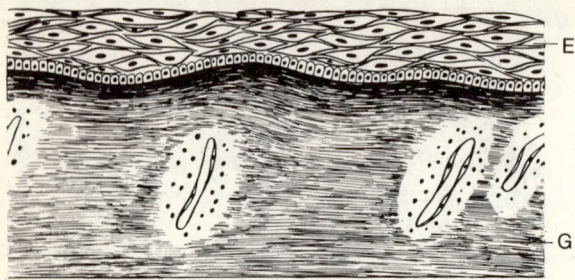

Abb. **83** Rückbildung der Granulationsgewebszone (G) und Ersatz durch faserreiches Bindegewebe. Abflachung des Epithels der Zysteninnenfläche (E).

Außen ist die Zyste von einer wechselnd breiten, faserreichen Bindegewebszone abgegrenzt. Durch das verdrängende Wachstum der Zysten entsteht ein Abbau des angrenzenden Knochengewebes. Die Fibrosierung reicht meistens in die Markräume des erhaltenen umgebenden Knochengewebes hinein (Abb. **83**).

Klinisch macht sich die radikuläre Zyste bei entsprechender Größe durch eine schmerzlose Knochenauftreibung bemerkbar, da die durch den Wachstumsdruck der Zyste verursachten Knochenumbauvorgänge zu einer kompensatorischen periostalen Knochenneubildung führen, welche die ursprüngliche Kontur des Kieferknochens weit überschreiten kann. Schließlich kann der Knochenanbau mit dem druckbedingten Abbau nicht mehr Schritt halten, die begrenzende Knochenschicht wird papierdünn (Pergamentknittern) und verschwindet schließlich vollständig. Die zystische Vorwölbung ist dann weich und ballotierend eindrückbar. Im allgemeinen verursachen Zysten keine Schmerzen. Zähne, Nerven (N. alveolaris inferior) und Gefäße werden allmählich verdrängt und finden sich immer im Randgebiet der Zyste. Nur bei eitriger Entzündung des Zystenbalges und seines Inhaltes entstehen die akuten Symptome einer pyogenen Eiterung.

Im *Röntgenbild* erscheint die Zyste als gut abgegrenzter Aufhellungsbezirk, bei langsamem Wachstum durch die verstärkte Einlagerung von Mineralsalzen in die Grenzzone des Knochens oft von einer Kompaktalinie umgeben.

Die **Therapie** besteht in der Exstirpation der Zyste (Zystektomie) oder – in besonderen Fällen – in der Fensterung der Zyste (Zystostomie), wobei in letzterem Fall durch die Verbindung der Zystenhöhle mit der Mund-, Kiefer- oder Nasenhöhle der Aufbau eines hydrostatischen Druckes im Zysteninneren unmöglich gemacht und die Knochenumbauvorgänge dadurch zugunsten der Knochenneubildung umgekehrt werden, so daß die Zystenhöhle allmählich abflacht. Das Epithel des in der Zystenhöhle belassenen Balges vereinigt sich mit dem Mundhöhlen-(Kieferhöhlen-, Nasen-)epithel zu einer einheitlichen Schicht.

Follikuläre Zysten

Pathogenese. Die follikulären Zysten entstehen aus dem Epithel der Zahnanlage und entwickeln sich entweder zwischen der nackten Zahnkrone und dem vereinigten inneren und äußeren Schmelzepithel oder zwischen diesen beiden Epithelschichten. Möglich sind auch Aussprossungen des Zahnfollikels, welche dann zu extrafollikulären Zysten führen.

Als auslösender Reiz werden, wie bei den radikulären Zysten, entzündungsbedingte Stoffwechselstörungen in der Zahnkeimumgebung verantwortlich gemacht (apikale Parodontitis des vorangehenden Milchzahnes). Doch befriedigt diese Deutung nicht für die Entstehung der follikulären Molarenzysten, denen kein Milchzahn vorangeht. Für diese Zysten werden mechanische Insulte oder primäre Entwicklungsstörungen des Zahnkeimes vermutet.

Histologie. Die Wand der follikulären Zyste besteht innen aus mehrschichtigem, nicht verhornendem Plattenepithel. Es schließt sich außen eine faserreiche Bindegewebszone an, in der spärlich lymphozytäre und plasmazelluläre Infiltrate liegen. Durch sekundäre Entzündung kann auch hier das Epithel eine proliferative Tendenz erhalten. Die Epithelanordnung ist dann durch mehr oder minder breite, häufig aufgezweigte Epithelpapillen gekennzeichnet.

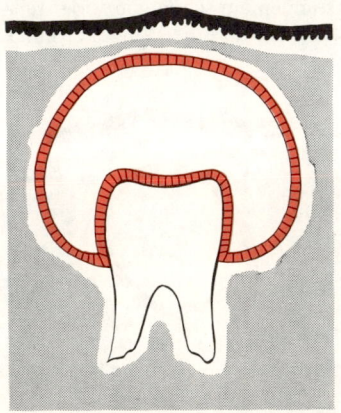

Abb. **84**   Koronale (zentrale) follikuläre Zyste.

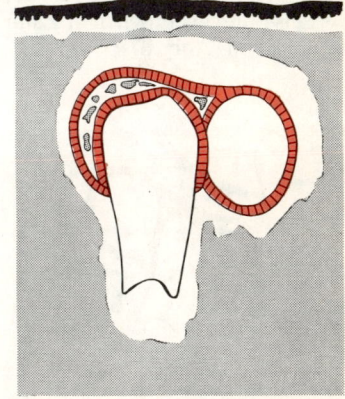

Abb. **85**   Laterale, follikuläre Zyste.

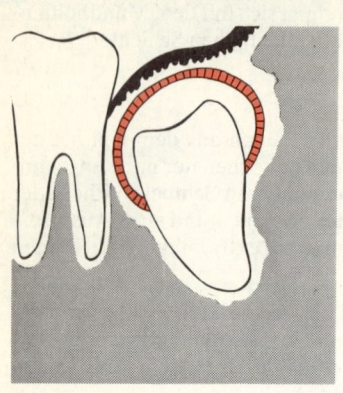

Abb. 86   Durchbruchszyste.

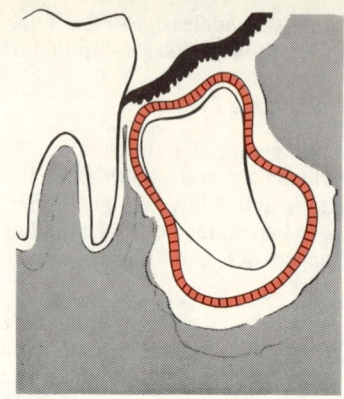

Abb. 87   Periradikuläre follikuläre Zyste.

Man unterscheidet

– *koronale* (zentrale) Zysten, bei welchen die Zahnkrone zentral in den Zystenhohlraum hineinragt (Abb. **84**);
– *laterale* Zysten, die seitlich der Zahnkrone liegen, wobei diese aber ebenfalls in Verbindung mit der Zystenhöhle steht (Abb. **85**);
– *Durchbruchszysten,* die sich am durchbrechenden Zahn im marginalen Bereich des Kieferknochens oder schon außerhalb desselben submukös entwickeln und nach der Lage der Zahnkrone ebenfalls zentrale Zysten sind (Abb. **86**);
– *periradikuläre* Zysten (circumferential cysts), die sich vom Schmelzepithel her wurzelwärts, unter Umständen am schon ganz oder teilweise durchgebrochenen Zahn entwickeln und die Wurzel zirkulär umgeben (Abb. **87**);

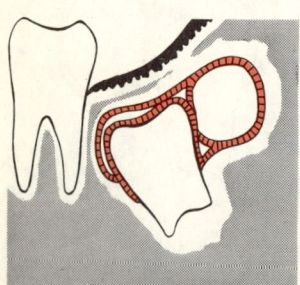

Abb. 88   Extrafollikuläre Zyste.

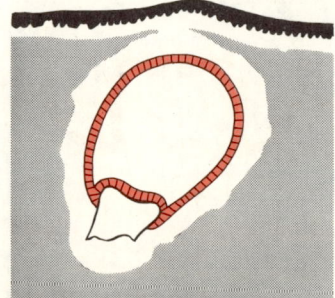

Abb. 89   Follikuläre Zyste mit Zahnrudiment.

– *extrafollikuläre* Zysten, die aus Aussprossungen der Zahnanlage entstehen und daher im allgemeinen lateral der Zahnkrone gelegen sind (Abb. **88**);
– *follikuläre* Zysten mit Zahnrudiment. Diesen liegt eine frühe Entwicklungsstörung des Zahnkeimes zugrunde, so daß die Bildung der Zahnhartsubstanzen unterbrochen wird. Sie stellen den Übergang zu den Primordialzysten dar (Abb. **89**).

Klinisch machen sich die follikulären Zysten, wie die radikulären, durch eine schmerzlose Auftreibung des Kieferknochens bemerkbar, wenn sie eine entsprechende Größe erreicht haben. Oft aber sind sie Zufallsbefunde, die erhoben werden, wenn der ausbleibende Durchbruch eines Zahnes eine Röntgenuntersuchung veranlaßt. Wichtig ist die Beziehung der Zahnkrone zur Zyste, die fast immer in das Lumen hineinragt und, vor allem im Wechselgebiß, die Verdrängung und Verlagerung benachbarter Zähne und Zahnkeime.

Die **Therapie** ist, vor allem im Wechselgebiß, so konservativ wie möglich, d. h. man versucht sowohl den schuldigen als auch die benachbarten Zähne zu erhalten, was im allgemeinen durch eine Zystostomie möglich ist.

Primordial- und Keratozysten

Pathogenese. Den Primordial- bzw. den odontogenen Keratozysten (auch zahnlose Follikelzysten) liegt eine primäre Entwicklungsstörung der Zahnleiste zugrunde. Sie entstehen im allgemeinen anstelle eines Zahnes, gelegentlich aber auch als extrafollikuläre Zysten lateral eines Zahnes oder Zahnkeimes, z. B. beim Basalzell-Nävus-Syndrom (Abb. **90** und **91**). Sie erscheinen meistens im 2. oder 3. Lebensjahr-

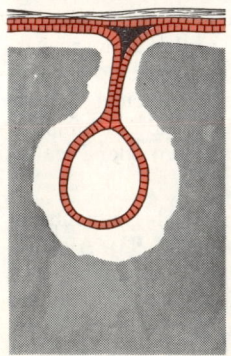

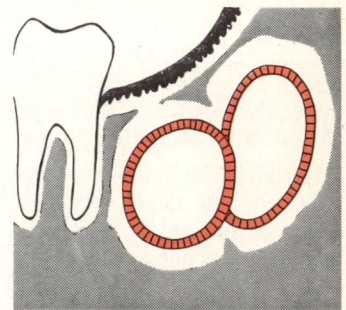

Abb. **90** Primordialzyste aus der Zahnleiste entstehend.

Abb. **91** Mehrkammerige Primordialzyste.

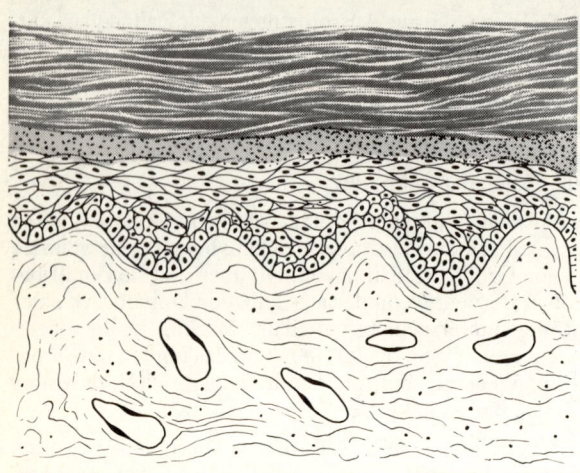

Abb. 92   Histologischer Aufbau der Keratozyste. Als Auskleidung verhornendes Plattenepithel mit Stratum granulosum.

zehnt, werden oft aber erst viel später diagnostiziert, weil sie sich
ähnlich wie das Ameloblastom vorwiegend innerhalb der Knochen-
spongiosa in anteriorer-posteriorer Richtung entwickeln und deshalb
nicht oder erst sehr spät zur Auftreibung des Knochens führen.

Histologie. Die Zystenwand der Primordial- und Keratozysten ist aus-
gesprochen dünn und besteht aus geschichtetem Plattenepithel, dessen
Basalschicht aus kubischen Zellen palisadenfärmig angeordnet und gegen das subepitheliale Bindegewebe scharf und ohne papilläre Verzap-
fung abgegrenzt ist. Die Verhornung des Epithels zeigt überwiegend
eine Form vom parakeratotischen Typ, aber auch Orthokeratosen werden beobachtet. Gelegentlich kann die Verhornung extreme Formen
annehmen, so daß der ganze Zysteninhalt aus abgestoßenen Hornla-
mellen besteht (Abb. **92**). Daher rühren die früheren Bezeichnungen
dieser Zystenart, wie Kieferepidermoid, Cholesteatom oder Pseudo-
cholesteatom des Kiefers.

Häufiger liegen in der Bindegewebszone dieser Zysten Epithelinseln
oder getrennte kleinere Zysten (Satellitenzysten) (Abb. **93**). Aus diesen sowie aus zapfenförmigen Epithelsträngen, die vom Zystenepithel
in das umgebende Bindegewebe wachsen, erklären sich die häufigen
Rezidive dieser Zysten, da diese Epithelinseln bei der Therapie, insbesondere bei der Zystostomie oft unberücksichtigt bleiben. Ohne Zwei-
fel ist das Epithel dieser Entwicklungszysten aber auch aktiver als
dasjenige anderer odontogener Zysten.

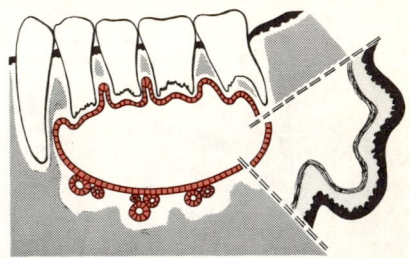

Abb. **93**   Keratozyste.

Multipel werden Keratozysten beim autosomal-dominant vererbten *Basalzell-Nävus-Syndrom (Gorlin-Goltz-Syndrom)* beobachtet, bei welchem weiterhin Basalzellnävi der Haut und Veränderungen des Zentralnervensystems, der Augen und der Genitalien auftreten.

Klinik. Die Keratozyste wächst besonders symptomarm, Auftreibungen des Kiefers werden nicht oder sehr spät beobachtet. Charakteristisch ist die Septierung der Zyste, welche im Röntgenbild eine Mehrkammerigkeit vortäuschen und die Abgrenzung vom Ameloblastom erschweren kann. Auffallend sind auch die durch die Keratozysten gelegentlich hervorgerufenen Zahnwurzelresorptionen an den im Zystenbereich stehenden Zähnen.

Die **Therapie** besteht in der möglichst vollständigen Ausräumung des Zystenbalges (erweiterte Zystektomie).

Als verwandt mit der Keratozyste wird die seltene *verkalkende Kieferzyste* (calcifying odontogenic cyst) (s. S. 212) angesehen, für welche die säulenförmig angeordneten Basalzellen mit polarisierten Kernen, die darüberliegenden basophilen und eosinophilen »balloned cells« (ghost cells) sowie die im Zystenbalg gefundenen Verkalkungen bzw. dentinoide Hartsubstanz charakteristisch sind. Sie werden auch mit dem Epithelioma Malherbe, einem verkalkenden, gutartigen Hautepitheliom, in Verbindung gebracht.

Parodontale Zysten

Die seltenen parodontalen Zysten entstehen im lateralen (marginalen) Parodontium und entwickeln sich wie die radikulären Zysten aus den dort liegenden Malassezschen Epithelresten, aber nicht als Folge eines apikalen (Wurzelkanal), sondern eines parodontalen (Parodontitis marginalis profunda) Entzündungsreizes. Je nach Lokalisation unterscheidet man desmodontale Zysten (im Wurzelhautspalt gelegen; Abb. **94**), und Gingivazysten (im Bereich der Gingiva propria gelegen; Abb. **95**). Der histologische Aufbau entspricht dem der radikulären Zyste (Abb. **96**).

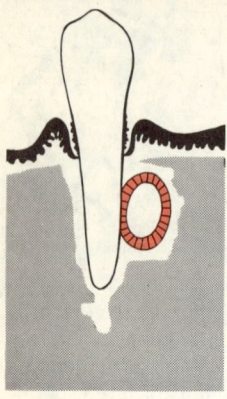

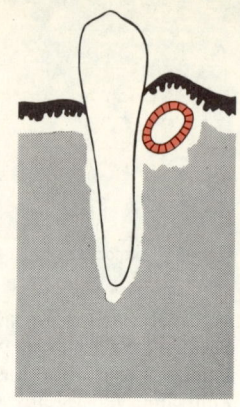

Abb. **94**   Desmodontale (parodontale) Zyste.   Abb. **95**   Gingivazyste.

Residualzysten

Residualzysten sind keine ätiologisch oder pathogenetisch einheitliche Zystenart. Unter dieser Bezeichnung werden vielmehr ursprünglich radikuläre, follikuläre (selten) oder parodontale Zysten zusammenge-

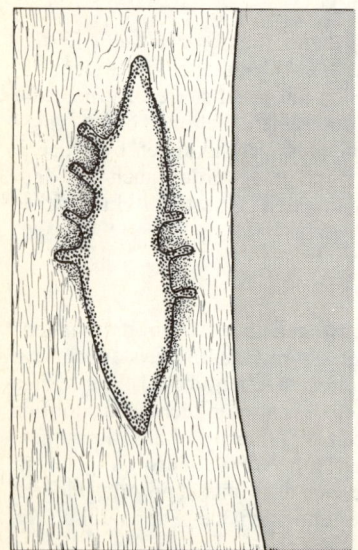

Abb. **96**   Parodontale Zyste neben der Zahnwurzel liegend. Innen mit Plattenepithel ausgekleidet.

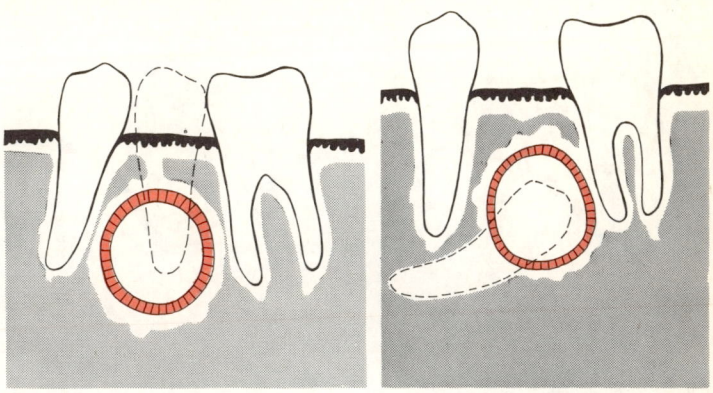

Abb. **97**   Radikuläre Residualzyste.   Abb. **98**   Follikuläre Residualzyste.

faßt, die nach der Entfernung des Zahnes im Kiefer verblieben sind (Residuen) und klinisch als zahnlose Zysten in Erscheinung treten (Abb. **97** und **98**). Entsprechend gleicht ihr histomorphologischer Aufbau den vorgenannten Zystenarten.

Nichtodontogene Kieferzysten

Während der embryonalen Entwicklung von Gesicht und Kiefer verbleiben im Bereich ehemaliger Epithelleisten, Epithelmauern und primärer Gesichtsfurchen und Gesichtsspalten Epithelreste in der Tiefe des Gewebes zurück, welche durch spätere Entzündungsreize zur Proliferation und Zystenentwicklung veranlaßt werden. Diese Zysten werden deshalb auch als fissurale, dysgenetische oder dysontogenetische Zysten bezeichnet.

Nasopalatinale Zysten

Pathogenese. Die nasopalatinalen Zysten entstehen aus Resten der Hochstetterschen Grenzplatte bzw. aus embryonalen epithelialen Zellsträngen des Tractus nasopalatinus, die sich an den Nahtstellen des sekundären Gaumens mit dem Nasenseptum nicht vollständig zurückgebildet haben. Man unterscheidet die Zyste des Canalis incisivus (Duktuszyste; Abb. **99**), welche in der Medianebene dicht hinter den mittleren Schneidezähnen, oft weit nasenwärts, und die Zyste der Papilla palatina (Abb. **100**), welche mehr gaumenwärts im Bereich des Foramen incisivum gelegen ist.

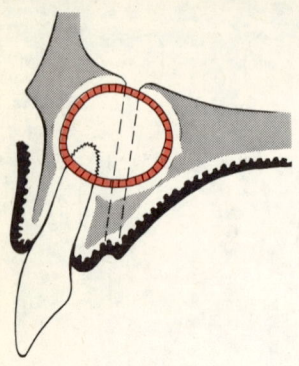 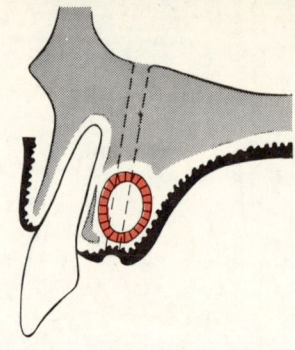

Abb. **99** Zyste des Canalis incisivus (Ductus-nasopalatinus-Zyste).

Abb. **100**   Zyste der Papilla palatina.

Histologie. Je nach ihrer Lage zur Nase oder zur Mundhöhle sind sie mit mehrreihigem Flimmerepithel oder mehrschichtigem Plattenepithel ausgekleidet (Abb. **101**). Bei einer Entzündung des angrenzenden Bindegewebes können auch Übergangsepithelien beobachtet werden. Das Bindegewebe der Zystenwand enthält größere Nervenfasern, Blutgefäße, kleinere Schleimdrüsen und Fettgewebe.

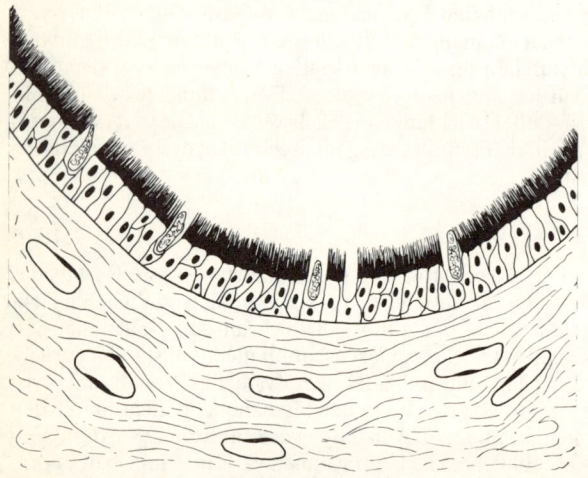

Abb. **101**   Mit Flimmerepithel ausgekleidete Zyste, außen eine lockere Bindegewebszone.

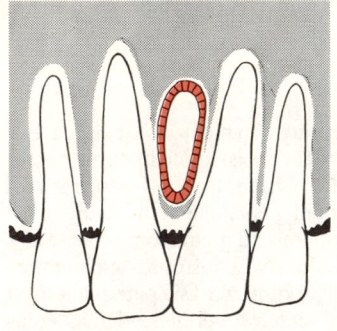 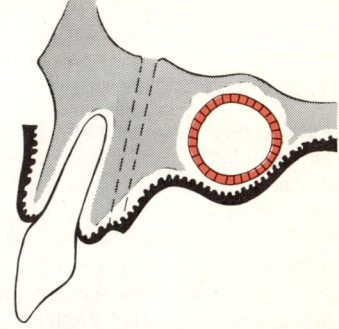

Abb. 102 Mediane alveoläre Zyste.   Abb. 103 Mediane Gaumenzyste.

Klinisch imponieren diese Zysten durch ihre Birnen- oder Herzform an der Vereinigungsstelle der Alveolarfortsätze mit dem Nasenseptum. Die mittleren Schneidezähne können durch die Zyste verdrängt sein.

Die **Therapie** besteht in der vollständigen Ausschälung der Zyste.

Mediane alveoläre Zyste

Von den beiden genannten Zystenarten unterscheidet Thoma eine median, zwischen den Wurzeln der mittleren Schneidezähne gelegene Alveolarfortsatzzyste, die entweder ebenfalls vom Epithel der Hochsteterschen Grenzplatte oder von Resten der medianen Zahnleiste abstammen soll (Abb. **102**).

Mediane Gaumenzyste

Pathogenese und **Histologie.** Die mediane Gaumenzyste entwickelt sich im Bereich der Gaumennaht und bezieht ihr Epithel aus Resten der später vereinigten Gaumenfortsätze. Sie ist demnach eine echte fissurale Zyste. Sie kann mit mehrreihigem Flimmerepithel oder mit mehrschichtigem Plattenepithel ausgekleidet sein (Abb. **103**).

Klinisch tritt diese Zyste als schmerzlose Vorwölbung des harten Gaumens in Erscheinung. Sie ist immer median gelegen.

Mediane Unterkieferzyste

Die mediane Unterkieferzyste ist als selbständige Zystenform umstritten. Sie wird von einigen Autoren fälschlicherweise den fissuralen Zysten zugerechnet, doch bestehen zu keiner Zeit der Unterkieferentwicklung getrennte Unterkieferfortsätze, zwischen denen es zu Epitheleinschlüssen kommen könnte. Deshalb muß vielmehr angenommen werden, daß es sich um Entwicklungsstörungen der Zahnleiste, also um Primordialzysten handelt.

Nasoalveoläre Zyste

Pathogenese. Die nasoalveoläre Zyste muß den nichtodontogenen dysontogenetischen Zysten zurechnet werden. Sie ist keine fissurale Zyste, da sie nicht Epithelresten ursprünglich getrennter Gesichtsfortsätze, sondern entweder der bei der Nasenbildung entstehenden Epithelmauer an der Vereinigungsstelle von lateralem und medianem Nasenwulst oder einer Abschnürung des epithelialen Nasenpropfes entstammt. Wegen ihrer möglicherweise gleichen Herkunft wird sie pathogenetisch den globulomaxillären Zysten gleichgesetzt, wobei diese den alveolären, jene den nasolabialen Typ der gleichen Zystenart darstellen (Abb. **104**).

Histologisch besteht die Zyste aus Zylinderepithel mit Becherzellen, Flimmerepithel und gelegentlich auch Plattenepithel. Außen ist sie von faserreichem Bindegewebe umgeben.

Klinisch liegt die nasoalveoläre Zyste subperiostal, mehr außerhalb des alveolären Knochens, den sie aber fast immer muldenförmig eindellt. Je nach Ausdehnung liegt sie mehr labial oder mehr nasoalveolär. Sie führt zu einer Schwellung im Bereich der Nasolabialfalte und ist im Röntgenbild wegen ihrer oberflächlichen Lage meistens nicht nachweisbar.

Globulomaxilläre Zyste

Pathogenese. Diese auch als dysontogenetische Alveolarfortsatzzyste bezeichnete Zyste entstammt wahrscheinlich, wie die nasoalveoläre Zyste, den Resten der Hochstetterschen Epithelmauer im Verschmel-

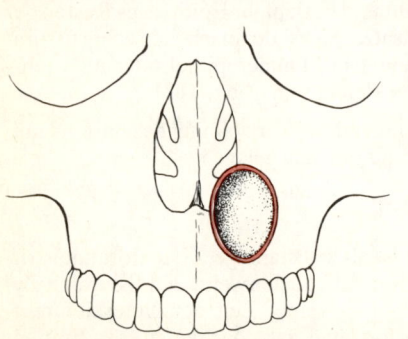

Abb. **104**   Nasoalveoläre Zyste.

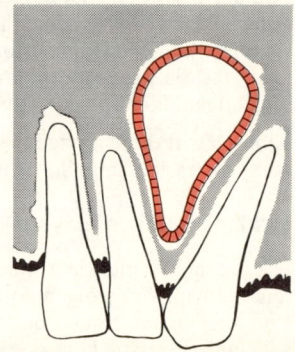

Abb. **105**   Globulomaxilläre Zyste.

zungsbereich des lateralen und medianen Nasenwulstes, so daß sie auch als Abortivform einer Lippen-Kiefer-Spalte diskutiert wird.

Histologie. Die Zyste ist fast stets mit mehrschichtigem Plattenepithel ausgekleidet, selten mit Zylinder- oder Flimmerepithel.

Klinisch tritt die Zyste als Hohlraumbildung zwischen dem seitlichen Schneidezahn und dem Eckzahn in Erscheinung, deren Wurzeln sie auseinanderdrängt (Abb. **105**). Gelegentlich wird sie auch zwischen dem mittleren und seitlichen Schneidezahn beobachtet. Die Diagnose ist einfach, wenn die benachbarten Zähne vital sind.

Pseudozysten (nicht epithelhaltige Kieferzysten)

Die nicht epithelialen Kieferzysten müssen als Pseudozysten angesehen werden, weil sie die wesentlichen Kriterien der Zysten (S. 130) nicht erfüllen, sondern im wesentlichen wegen ihrer klinischen und röntgenologischen Symptomatik den Zysten zugerechnet werden. Eine Ausnahme ist möglicherweise die solitäre Knochenzyste, weil für sie der gleiche Wachstumsmodus wie für die Epithelzysten nachgewiesen werden konnte.

Solitäre (traumatische) Knochenzyste

Die **Pathogenese** der solitären Knochenzyste, die auch als traumatische, hämorrhagische Extravasations- oder Hämatomzyste bezeichnet wird, ist ungeklärt. Als Hypothesen werden traumatische Markblutungen mit anschließenden Resorptionsstörungen, Gefäßschädigungen und chronische Zirkulationsstörungen, primäre Entwicklungsstörungen des Knochens und schließlich Ausheilungsstadien gutartiger Riesenzellgranulome diskutiert. Im Kieferbereich wird die solitäre Zyste fast ausschließlich im seitlichen Unterkiefer gefunden (Abb. **106**); weit häufiger ist sie aber in der Metaphyse des Humerus, in Femur, Tibia,

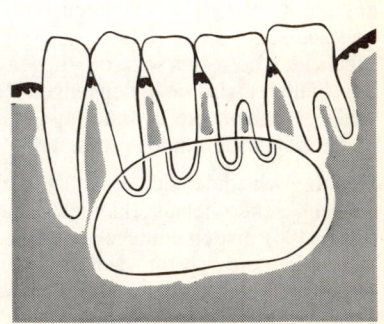

Abb. **106**   Solitäre Knochenzyste.

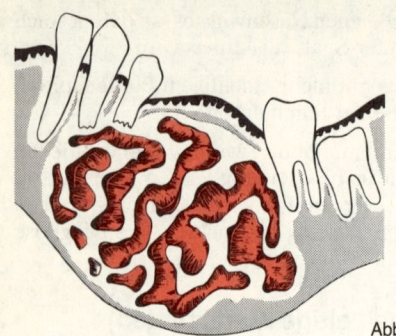

Abb. **107**   Aneurysmatische Knochenzyste.

Ulna und Fibula. Die meisten Fälle werden im 1. und 2. Lebensjahrzehnt, nur noch selten nach dem 20. Lebensjahr beobachtet.

Histologisch zeigt der Hohlraum keine epitheliale Auskleidung. Er ist entweder vollständig leer, oder er besitzt eine Auskleidung von dünnem, lockerem Bindegewebe. Das Bindegewebe kann Erythrozytenhaufen, vereinzelt Leukozyten und Makrophagen, gelegentlich Riesenzellen und hämosiderinähnliche Pigmentablagerungen enthalten.

Klinisch besteht eine umschriebene Aufhellung im Kieferknochen. Die Behandlung der solitären Knochenzyste besteht in der Eröffnung und der Ausräumung ihres Inhaltes.

Aneurysmatische Knochenzyste

Pathogenese. Als Ursache dieser stets solitären Knochenerkrankung werden, wie bei der solitären Knochenzyste, traumatische Schädigungen des Knochens, primäre Gefäßentwicklungsstörungen, Entstehung aus zentralen Kiefertumoren (ossifizierendes Knochenfibrom, Riesenzelltumor) diskutiert. Die aneurysmatische Knochenzyste ist außerordentlich selten. Vom Kiefer – wobei der Unterkiefer häufiger als der Oberkiefer betroffen sein soll – liegen etwas mehr als 20 Beobachtungen vor, häufiger wird sie in den langen Röhrenknochen und in der Wirbelsäule gefunden. Sie ist eine ausgesprochene Erkrankung der beiden ersten Lebensdezennien (Abb. **107**).

Histologisch findet sich ein stark vaskularisiertes, fibröses Netzwerk, welches endothelausgekleidete kavernöse Hohlräume begrenzt (Abb. **108**). In den bindegewebigen Arealen liegen frischere und ältere Blutungen, die sich zum Teil in Organisation befinden, und hämosiderinhaltige Makrophagen, vor allem vielkernige Riesenzellen und zum Teil verkalkende osteoide Substanz (Abb. **109**).

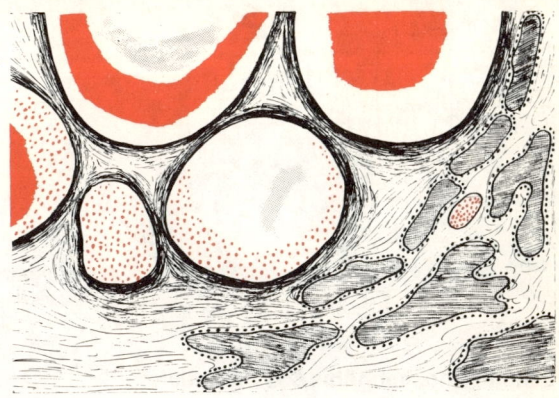

Abb. **108**   Aneurysmatische Knochenzyste. Kavernöse Hohlräume, die mit Endothel ausgekleidet sind. Sie enthalten Blut und sind durch faserreiche Bindegewebsanteile abgegrenzt.

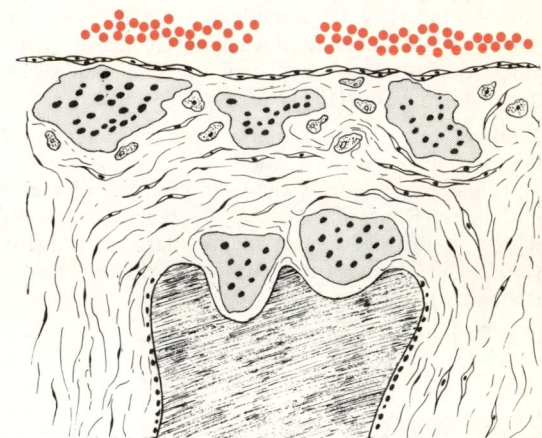

Abb. **109**   Rand eines kavernösen Hohlraums in einer aneurysmatischen Knochenzyste mit gleichmäßiger Endothelauskleidung. In der Wand mit Hämosiderin beladene Histiozyten. Daneben Osteoklasten und Fibroblastenproliferation mit Faserbildung.

Klinisch imponiert die aneurysmatische Knochenzyste als scharf begrenzte, expansive und meist exzentrische Knochenläsion, die rapide wachsen kann. Bei der Eröffnung kann es zu starken Blutungen kommen. Bei unvollständiger Ausräumung zum rasch wachsenden Rezidiv.

Therapie. Sorgfältige Kürettage, im Unterkiefer auch Kontinuitätsresektion mit Erhaltung des N. alveolaris inferior.

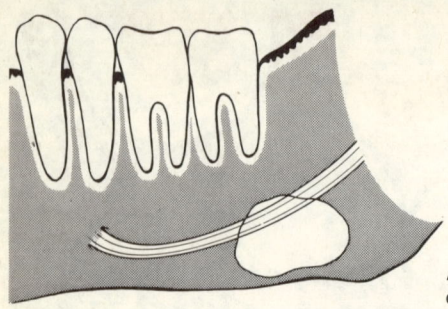

Abb. **110** Latente Knochenhöhle des Unterkiefers.

Latente Knochenhöhle des Unterkiefers

Die auch als »idiopathische Knochenhöhle«, »statische Knochenhöhle« und »kongenitaler Unterkieferdefekt« bezeichnete linguale Eindellung des Unterkiefers in der Kieferwinkelgegend ist weder eine Zyste noch eine Veränderung, der irgendeine Krankheitsbedeutung zukommt. Es handelt sich vielmehr um eine umschriebene Knochenatrophie als Folge eines dysplastischen Läppchens der Glandula submandibularis, also möglicherweise um einen Entwicklungsdefekt.

Klinisch findet man unmittelbar vor dem Kieferwinkel eine grubenförmige, scharf begrenzte Vertiefung in der lingualen Kieferfläche, in der regelmäßig ein Läppchen der Glandula submandibularis gefunden wird und die im Röntgenbild als gut begrenzte »zystische« Aufhellung erscheint, wobei der Canalis mandibularis aber nicht (wie bei Zysten) verdrängt ist, sondern in der Röntgenprojektion durch den Defekt zieht (Abb. **110**).

Eine **Behandlung** ist nicht erforderlich.

Weichteilzysten

Extravasations-(Retentions-)zysten

Pathogenese. Die ursprüngliche Annahme, daß es sich bei Schleim-, Speichel- und Talgzysten um reine Retentionszysten handle, kann nach histomorphologischen und experimentellen Untersuchungen nicht aufrechterhalten werden. Der Verschluß (z. B. Unterbindung) eines Drüsenausführungsganges führt nicht durch Sekretretention zur Zystenbildung, sondern zur Atrophie des zugehörigen Drüsenparenchyms und zur Verödung der Drüse. Nur der intermittierende Verschluß einer Drüse kann möglicherweise eine echte Retentionszyste hervorrufen.

Wie experimentelle Untersuchungen gezeigt haben, führt die Schleim- oder Speichelparapedese in das periazinäre Gewebe entweder zu resorptiven Granulomen mit Lymphozytenwall oder zu einer Schleim- bzw. Speichelzyste. Die Voraussetzung für die Bildung einer Extravasationszyste ist demnach die Verletzung oder Fehlbildung von Drüsengängen und der Sekretaustritt in das umgebende Gewebe. Die Extravasationszyste ist deshalb nur mit einer abgeflachten endothelartigen Zellschicht ausgekleidet, während die echte Retentionszyste eine regelrechte Epithelauskleidung besitzt.

Schleimzysten (Mukozelen) der Mundschleimhaut

Traumatische Gangobstruktionen (Bißverletzungen) führen zum Schleimaustritt in das Drüseninterstitium und damit zur Zystenbildung. Die meist linsen- bis erbsgroßen Zysten finden sich vorwiegend im Bereich der Unterlippe am Übergang des Lippenrotes in die Mundschleimhaut oder im Lippenrotbereich. Die Schleimzysten der Lippen sind relativ häufig und werden vorwiegend im 3. Lebensjahrzehnt beobachtet.

Histologie: Die schleimhaltigen zystischen Hohlräume sind mit einem einschichtigen, flachen, endothelartigen Epithel ausgekleidet, dem sich nach außen eine lockere Bindegewebszone anschließt.

Klinik: Durchscheinende, submukös gelegene Zysten.

Therapie: Exstirpation.

Ranula

Die Ranula ist eine in Beziehung zur Glandula sublingualis stehende und im vorderen Mundbodenbereich (Plica sublingualis), lateral vom Frenulum linguae gelegene Schleim und Gewebeflüssigkeit (nicht Speichel!) enthaltende Extravasationszyste. Sie wird vorwiegend im Kindes- und Jugendalter mit einem Gipfel nach der Pubertät, bei Mädchen häufiger als bei Jungen, beobachtet.

Neben entzündlichen und traumatischen Schädigungen werden auch mündungsnahe Divertikel des Ausführungsganges der Glandula submandibularis (Whartonscher Gang) als Ursache angeschuldigt.

Histologie: Die Hohlräume sind mit einer flachen, endothelartigen Epithelschicht, in seltenen Fällen auch mit mehrschichtigem Epithel kleiner Schleimzysten oder Plattenepithel ausgekleidet. In der umgebenden Bindegewebszone liegen gelegentlich vereinzelte Talgdrüsen.

Therapie: Vollständige Exstirpation, sonst Rezidiv.

Schleimzysten (Mukozelen) der Kieferhöhle

Örtliche Entzündungsvorgänge in der Kieferhöhlenschleimhaut, z. B. der chronische Entzündungsreiz einer dem Kieferhöhlenboden benachbarten apikalen Parodontitis, führen zur Extravasationszyste der Kieferhöhle. Die dünnwandige, mit einer endothelartigen Epithelschicht, aber auch mit Flimmer- oder Zylinderepithel ausgekleidete Zyste wölbt sich halbkugelig in das Kieferhöhlenlumen vor. Die benachbarte Kieferhöhlenschleimhaut kann entzündlich verändert sein; oft ist die Mukozele aber ein isolierter und lokalisierter Prozeß.

Klinik. Druckgefühl oder wochen- bis monatelange neuralgiforme Schmerzen im Oberkiefer, aber auch völlige Beschwerdefreiheit. Im Röntgenbild halbkugelige, am Kieferhöhlenboden »gestielte« Verschattung.

Therapie. Exstirpation der Zyste, wobei die Entfernung der gesamten Kieferhöhlenschleimhaut (Radikaloperation) nur bei chronisch-entzündlicher Veränderung derselben erforderlich ist.

Okklusionszysten der Kieferhöhle

Die Okklusionszyste entspricht den sogenannten Zelen (Antritis dilatans) der Kieferhöhle. Dabei handelt es sich um echte Zysten und nicht, wie vielfach angenommen wird, um eine allmähliche Erweiterung der Kieferhöhle durch anhaltende Schleimsekretion bei verschlossenem Hiatus semilunaris.

Der Okklusionszyste gehen Radikaloperationen der Kieferhöhle, traumatische Schädigungen der Kieferhöhle (Mittelgesichtsbruch) oder belassene Restkieferhöhlen nach Antrozystostomie voraus. Die postoperativen bzw. posttraumaten Entzündungsvorgänge in der vernarbten Kieferhöhlenschleimhaut führen zur Proliferation eingeschlossenen Epithels und damit zur Zystenbildung.

Histologisch handelt es sich um Plattenepithel-, Flimmerepithel- oder Zylinderepithelzysten, deren Inhalt aus dünnflüssiger Zystenflüssigkeit besteht.

Klinik: Anhaltende chronische Kieferhöhlenbeschwerden nach vorangegangener Kieferhöhlenoperation oder nach Trauma. Im Röntgenbild sind Okklusionszysten oft schwer zu erkennen, weil die voroperierte Kieferhöhle fast immer erheblich verschattet ist.

Therapie: Radikaloperation der Kieferhöhle mit Ausräumung der Zyste.

Speicheldrüsenzysten (Sialozelen)

Ausgenommen die Ranula, findet man nur selten Extravasationszysten der Speicheldrüsen. Meistens handelt es sich um dysontogenetische Zysten (sogenannte Merkelsche Gänge), die durch Torsion oder Segmentation der Drüsenausführungsgänge entstehen. Sie werden meistens in den Glandulae sudmandibularis und sublingualis, selten in der Glandula parotis angetroffen (Abb. **111**).

Plattenepithelzysten in der Glandula parotis, in deren Bindegewebsschicht sich reichlich lymphatisches Gewebe findet, werden den branchiogenen Zysten zugeordnet; neuerdings von BHASKAR, BERNIER und GORLIN auch als lymphoepitheliale Zysten bezeichnet (S. 158, 160).

Speicheldrüsenzysten sind meistens mit einem abgeflachten Epithel ausgekleidet und von einer Bindegewebszone umgeben.

Klinisch werden sie häufig nicht bemerkt oder treten als weiche bis pralle kugelige Vorwölbungen in Erscheinung.

Therapie: Exstirpation.

Atherom

Atherome sind entweder Retentionszysten der Talgdrüsen und werden dann als »falsche Atherome« bezeichnet oder Dermoide/Epidermoide der Haut (echte Atherome).

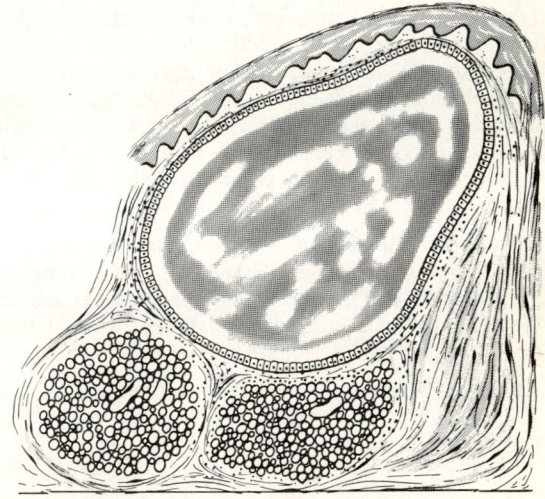

Abb. **111** Gangzyste einer Speicheldrüse mit gleichmäßiger Auskleidung mit Gangepithel. Die Schleimhaut ist vorgebuckelt. An der Basis zwei Speicheldrüsenläppchen.

Klinik: Die Atherome finden sich überwiegend in der Gesichtshaut und in der behaarten Haut des Schädels und erscheinen als halbkugelige, schmerzlose, gelegentlich walnuß- bis taubeneigroße Vorwölbungen.

Die »falschen Atherome« sind oft ausdrückbar (intermittierender Gangverschluß) und zeigen dann einen schwarzen Punkt an ihrer Oberfläche. Sie sind feingeweblich mit einem mehrschichtigen Plattenepithel ausgekleidet, der Zysteninhalt besteht aus Talg.

Die echten Atherome sind von den dysgenetischen Gesichtsdermoiden nicht zu unterscheiden. Ihr Balg setzt sich entweder aus einem mehrschichtigen Plattenepithel mit bindegewebiger Umgebungszone zusammen, während der Inhalt aus lamellär geschichteten Hornmassen besteht, die verkalken können (Epidermoid), oder der Balg ist wie die äußere Haut aufgebaut, enthält Hautanhangsgebilde (Talg-, Schweißdrüsen, Haare), während der Inhalt aus Hornmassen, Talg und Haaren besteht (Dermoid).

Durch Aufbruch der Zystenwand (Kratzen, Reiben, Pressen) kann sich der Inhalt in das umgebende Bindegewebe entleeren und dort eine entzündliche Reaktion mit Fremdkörperriesenzellen hervorrufen. Die halbkugeligen Vorwölbungen der Haut sind leicht zu diagnostizieren.

Therapie: Exstirpation.

Lymphoepitheliale Zysten

Die sogenannten lymphoepithelialen Zysten, die sich vorwiegend im vorderen Zungen- und Mundhöhlenbereich finden und denen nach BHASKAR auch die branchiogenen Zysten zuzurechnen sind, sollen aus Epithelresten entstehen, welche der Anlage von Speicheldrüsen entstammen und während der Embryogenese im Lymphknoten eingeschlossen werden sollen. Diese pathogenetische Hypothese ist sehr umstritten und für die branchiogenen Zysten unwahrscheinlich (S. 157).

Histologisch sind diese Zysten von Schleimzysten kaum zu unterscheiden. Sie weisen eine Auskleidung aus nicht verhornendem Plattenepithel auf, dem sich nach außen in organoider Anordnung lymphatisches Gewebe mit Reaktionszentren anschließt. Die äußeren Zystenwandanteile bestehen aus faserreichem Bindegewebe.

Klinik und **Therapie.** Innerhalb der Mundhöhle gleichen die Symptome denjenigen der Schleimzysten. Die Behandlung besteht in der Exstirpation der Zyste.

Magen-Darm-Schleimhautzysten

Heterotopische Inseln der Schleimhaut des Magen-Darm-Traktes (falsch gelagerte embryonale Schleimhautanlagen) sind in allen Abschnitten des Magen-Darm-Kanales, auch in der Mundhöhle, anzutreffen. Sie führen in der Mundhöhle sehr selten zu Zystenbildungen und werden vorwiegend im Mundvorhof und in der Zunge gefunden. Gelegentlich besteht eine Verbindung von Zystenlumen und Mundhöhle (Fistel).

Histologisch sind diese Zysten mit Plattenepithel und mehr oder weniger mit Magenschleimhaut ausgekleidet, die dem Typ nach der Antrum- und der Fundusschleimhaut des Magens entsprechen kann.

Klinisch sind sie von Schleimzysten nicht zu unterscheiden, ihre Behandlung besteht in der vollständigen Exstirpation.

Mediane Halszysten (-fisteln), Zysten des Ductus thyroglossus

Pathogenese. Die medianen Halszysten (-fisteln) sind die Folge einer Entwicklungsstörung der Zungen- und der Schilddrüsenanlage. Sie entstammen persistierenden Resten des Ductus thyroglossus, welcher sich gegen Ende der 3. Embryonalwoche dorsal des mittleren Zungenwulstes entwickelt und von hier (Foramen caecum) kaudalwärts bis in die spätere Schilddrüsenregion wandert. Entsprechend werden diese Zysten und Fisteln auch vom Foramen caecum linguae bis in die kaudale Halsregion gefunden (Abb. **112**). Umstritten ist, ob sich Zysten und

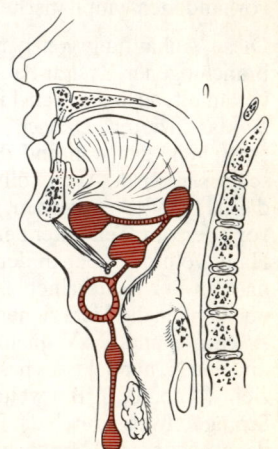

Abb. **112**   Zysten (Fisteln) des Ductus thyroglossus (mediane Halszysten, -fisteln). Suprahyoidale Zyste und Prädilektionsstellen.

Fisteln von vornherein unterschiedlich entwickeln oder ob die Fisteln erst sekundär nach Infektion oder vergeblicher Operation aus Zysten entstehen.

Histologisch ist die Wand der medianen Halszysten, die Schleim oder wäßrige Flüssigkeit enthalten können, aus Plattenepithel, mehrreihigem Zylinder- oder Flimmerepithel aufgebaut. In der äußeren Bindegewebszone können sich muköse Drüsen und aberrente Schilddrüsenanteile befinden.

Klinik. Die Zysten liegen meist oberflächlich unter der Haut, sind weich bis prall-elastisch und stehen direkt oder mit strangartigen Fortsätzen in Verbindung mit dem Zungenbein, gelegentlich auch mit dem Foramen caecum. Beim Schlucken oder beim Herausstrecken der Zunge gleitet die Zyste (Fistelmaul) nach oben.

Therapie. Vollständige Exstirpation, wobei der Zungenbeinkörper zur Vermeidung eines Rezidives mitreseziert werden muß.

Laterale Halszysten (-fisteln), branchiogene Zysten

Die branchiogenen Obliterationszysten entstehen aus Resten des Zervikalbläschens, welches sich bei Überlagerung des Sinus cervicalis durch den Operkularfortsatz des 2. Kiemenbogens bildet, während die lateralen Halsfisteln aus persistierenden Resten des Ductus cervicalis entstehen. Der Sinus cervicalis, der sich beim Menschen vollständig zurückbildet, besteht aus Anteilen der 2., 3. und 4. Kiemenfurche. Enge topographische Beziehungen bestehen zur Thymusanlage, womit die Herkunft des in der Umgebung branchiogener Zysten immer reichlich vorhandenen lymphatischen Gewebes erklärt wird.

Diese Anhäufung von lymphatischem Gewebe in der Nachbarschaft branchiogener Zysten haben in jüngerer Zeit BHASKAR und BERNIER veranlaßt, auch die branchiogenen Zysten als lymphoepitheliale Zysten zu klassifizieren. Danach sollen die Zysten aus Speicheldrüsenepithel entstehen, das während der Embryogenese in Lymphknoten eingeschlossen wird. Auch soll die oberflächliche Lage dieser Zysten für diese Hypothese sprechen. Gerade die im oberen seitlichen Halsdreieck vor oder zum Teil unter dem Kopfnickermuskel gelagerte Zyste hat ihr Hauptvolumen aber in den tieferen Halsgeweben. Regelmäßig findet man an der Zyste einen strangartigen Gang, der von der Zyste nach oben und in die Tiefe ziehend, durch die Karotisgabel oder zwischen der A. carotis und der V. jugularis, das große und kleine Zungenbeinhorn und den N. hypoglossus passierend, in den Bereich der Tonsilla palatina zieht (Abb. 113). Bei weiter kaudal gelegenen Zysten läßt sich dieser Strang teilweise durch die Haut tasten. Oberflächlich sichtbare Relikte der ausgedehnten Mesenchymverschiebungen im Bereich des ursprüng-

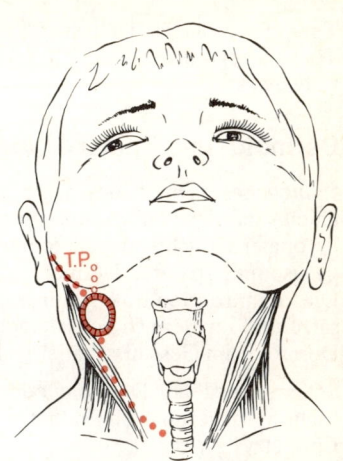

Abb. **113** Branchiogene (laterale) Halszysten (Fisteln). Zyste und Prädilektionsstellen. T.P. = Tonsilla palatina.

lichen Kiemendarmes sind rötliche, hinter dem Ohr, aber ohne Zusammenhang mit diesem gelegene, mit verdünnter schuppender und
manchmal nässender Haut bedeckte Gewebsbezirke am Vorderrand
des Kopfnickermuskels.

Halsfisteln sind häufiger als die Halszysten angeboren. Während die
lateralen Halszysten vorwiegend im 3. Lebensjahrzehnt in Erscheinung
treten, sind Fistelerkrankungen am häufigsten im 1. und 2. Lebensjahrzehnt, wenn man von denjenigen absieht, die sich sekundär nach unvollständiger Zystenbehandlung bilden.

Man unterscheidet *inkomplette, innere* (Fistelmaul im seitlichen Pha-
rynx- und Tonsillenbereich), *äußere* (Fistelmaul im seitlichen Halsbereich, auf einer Linie, die vom sternalen Ansatz des Kopfnickermuskels
bis in die Mastoidgegend reicht) und *komplette* (mit innerer und äußerer
Fistelöffnung) Fisteln. Aus den äußeren Fisteln läßt sich intermittierend
die Sekretion einer gelblichweißen, wäßrig-dünnen oder schleimigen
Flüssigkeit nachweisen.

Histologie. Der Zystenbalg besteht aus nicht verhornendem Plattenepithel, gelegentlich aus Zylinderepithel. Dieses ist von einer breiten,
bindegewebigen Zone umgeben, in welche reichlich lymphatisches Gewebe mit Lymphfollikeln, Keimzentren, Lymphsinus, Talg- und
Schleimdrüsen und gelegentlich sogar Knorpel eingelagert sind.

Klinisch erscheinen die langsam wachsenden Zysten im seitlichen Halsdreieck, vor dem Kopfnickermuskel als prall-elastische bis fluktuierende Schwellungen.

Therapie. Vollständige Exstirpation der Zyste einschließlich des in die Tonsillarregion ziehenden Stranges bzw. vollständige Exzision des Fistelganges.

Dermoid- und Epidermoidzysten

Pathogenese: Durch mesenchymale Substitutionsstörungen bei epithelialen Verschmelzungs- und Verlagerungsprozessen im Bereich embryonaler Gesichtsfurchen kommt es zu Epitheleinschlüssen, die Ausgangspunkt späterer Dermoid- oder Epidermoidzysten sein können. Die komplizierten Entwicklungsvorgänge im Bereich der Gesichtsfortsätze und im Bereich des Kiemendarmes erklären die Häufigkeit der Dermoide im Gesichtsschädel-Hals-Bereich.

Seltener entstehen Dermoid- oder Epidermoidzysten durch die traumatische Verlagerung von Epithel in die Tiefe des Gewebes (traumatische Epithelzyste).

Als Epidermoidzysten werden Zysten definiert, die aus verhornendem Plattenepithel ohne Hautanhangsgebilden bestehen. Dermoidzysten bestehen aus verhornendem Plattenepithel mit Hautanhangsgebilden (Haare, Talgdrüsen, Schweißdrüsen). Zysten, welche außerdem noch mesenchymale Gewebe aufweisen (Knochen, Zähne), werden als Teratoide bezeichnet.

Dermoide manifestieren sich selten vor der Pubertät, sie werden gehäuft im 15.–25. Lebensjahr, aber auch später beobachtet.

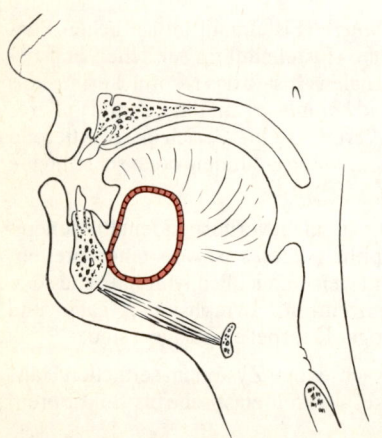

Abb. **114** Sublinguale Dermoid- bzw. Epidermoidzyste.

Histologie: Die Zystenwand wird innen von Plattenepithel gebildet, welches eine Differenzierung wie in der Epidermis aufweist. Ein Stratum basale, ein Stratum spinosum und ein Stratum granulosum sind ausgebildet. Reteleisten können auftreten. Im Inneren zeigt das Epithel eine ausgeprägte Verhornung. In der Wandauskleidung der Dermoidzysten sind Hautanhangsgebilde, wie Haarfollikel, Duftdrüsen und Talgdrüsen, ausgebildet. Das Zystenlumen ist mit lamellär geschichtetem Hornmaterial angefüllt, bei Dermoidzysten zusätzlich mit Haaren und Talg. Außen ist die Epithelschicht von einer dicken Bindegewebsschicht umgeben.

Klinik: Die Dermoide (Epidermoide) erscheinen als prall-derbe, schmerzlose Vorwölbung. Am häufigsten werden sie im Mundbodenbereich gefunden: sublinguale Dermoide (oberhalb des M. mylohyoideus; Abb. **114**), submentale Dermoide (unterhalb des M. mylohyoideus, zwischen Kinn und Zungenbein, an denen die Zyste fixiert sein kann), Sanduhrdermoide (liegen sowohl ober- als auch unterhalb des M. mylohyoideus, welchen sie »sanduhrartig« durchbohren). Seltener sind laterale Dermoide und Gesichtsdermoide (echte Atherome) sowie die Nasendermoide.

Therapie: Vollständige Exstirpation.

11. Verhornungsanomalien der Mundschleimhaut

Lichen der Mundschleimhaut

Der Lichen planus stellt eine Verhornungsanomalie der Mundschleimhaut unbekannter Genese dar, die sich im Zuge einer subakuten bis chronischen papulösen Dermatose entwickelt.

Überwiegend in der Wangenschleimhaut bilden sich weißliche, leicht erhabene, stecknadelkopfgroße Veränderungen aus, die zum Teil eine reihen- oder netzförmige (farnkrautartige) Anordnung aufweisen (Wickhamsche Streifen). Die weißlichen Verfärbungen liegen im Niveau der Schleimhaut und sind transparent durchscheinend (ausgenommen hyperplastische Formen).

Histologisch ist der Lichen planus durch eine Hyperkeratose, eine Verbreiterung des Stratum granulosum, eine unregelmäßige Akanthose und eine Zerstörung des Stratum basale gekennzeichnet. Unmittelbar unter dem Epithel liegt in bandartiger Anordnung ein entzündliches Infiltrat, das überwiegend aus Lymphozyten besteht und das in das Oberflächenepithel hineinreicht.

Neben dieser Form des Lichen sind eine *bullöse* oder *vesikuläre,* eine *erosive,* eine *atrophische* und eine *hypertrophische* Form bekannt. Sie treten aber selten auf. Die bullöse oder vesikuläre Form bildet sich hauptsächlich am lateralen Zungenrand und an der ventralen Zungenoberfläche. Die erosive Form wird in etwa ⅓ der Fälle an der Wangenschleimhaut und an der Zunge beobachtet. Der atrophische Lichen tritt nach längerem Bestehen eines Lichen am häufigsten an der dorsalen Seite der Zunge und an den lingualen Papillen auf. Bei der hypertrophischen Form bilden sich dicke, weiße Plaques, hauptsächlich auf der Zunge oder im retromolaren Schleimhautbereich.

Im Lichen planus auftretende **histologische** Veränderungen sind von der Bildung einer subepithelialen Blase bei der bullösen Form, durch Ulkusbildung bei der erosiven Form, durch Verschmälerung des Epithels bei der atrophischen Form, einer erheblichen Epithelverdickung bei der hypertrophischen Form gekennzeichnet.

Die **Ätiologie** ist unbekannt. Neurogene und virogene ätiologische Faktoren werden diskutiert.

Differentialdiagnostisch ist vor allem die Leukoplakie der Mundschleimhaut (Histologie) und der Soor abzugrenzen.

Prognose. Chronische, therapeutisch nur schwer zugängliche Erkrankung. Die bullös-erosiven und vor allem die atrophischen Formen des Lichen bedürfen der ständigen ärztlichen Überwachung, da sie gelegentlich karzinomatös entarten (fakultative Präkanzerose).

Leukoplakie und Präkanzerosen

Umschriebene, weiße, nicht wegwischbare Flecken der Mundschleimhaut, die keiner bestimmten Grundkrankheit zugeordnet werden können, werden als Leukoplakie bezeichnet (WHO 1978). Es handelt sich dabei um eine beschreibende, nicht ätiologisch begründete Diagnose. Definierte Erkrankungen, die mit einer weißlichen Fleckung der Schleimhaut einhergehen (z. T. Lichen ruber, Leucokeratosis nicotinica palati) müssen ausgeschlossen werden.

Klinisch können drei Formen unterschieden werden:

1. Leucoplakia simplex (plane Leukoplakie), mit ca. 50% die häufigste Leukoplakieform, die eine Entartungsrate von ungefähr 1 bis 3% besitzt. Es handelt sich dabei um eine unterschiedlich scharf begrenzte, plane (homogene), das Schleimhautniveau nicht oder nur wenig überragende Effloreszenz.

2. Leucoplakia verrucosa. Sie wird zu etwa 30% gefunden. Die Entartungsrate liegt bei 5 bis 6%. Sie erscheint als warzige bis papillomatöse, das Schleimhautniveau überragende Veränderung.

3. Leucoplakia erosiva (gefleckte Leukoplakie), die etwa 20% aller Leukoplakien ausmacht und mit ca. 25% die höchste Entartungsrate aufweist. Sie erscheint meist wenig scharf begrenzt, mit unregelmäßiger knötchenförmiger Oberfläche, wobei weiße Bezirke mit erosiven roten wechseln. Diese Leukoplakie ist häufig schmerzhaft.

Das **histologische** Bild der Leukoplakie ist durch die Verhornungsanomalie geprägt. In vielen Fällen besteht eine Epithelverbreiterung mit einer Parakeratose, einer Keratose oder einer Hyperkeratose (Abb. **115** und **116**). Für die Beurteilung der Leukoplakie im Hinblick auf eine potentielle maligne Entartung ist eine möglichst exakte pathohistologische Charakterisierung der einzelnen Leukoplakieformen notwendig.

Die Leukoplakien können insgesamt als Präkanzerosen aufgefaßt werden. Der Begriff Präkanzerose beinhaltet die empirische Tatsache, daß sich bei einzelnen vorbestehenden Epithelveränderungen mit einer gewissen Regelmäßigkeit Karzinome entwickeln können. Die Schwierigkeiten in der Beurteilung liegen darin begründet, daß unter Präkanzerose sehr verschiedene Epithelveränderungen zusammengefaßt werden.

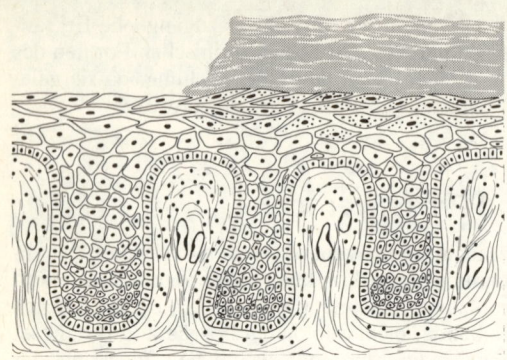

Abb. 115 Leukoplakie der Mundschleimhaut. Schichtung des Epithels erhalten. Auf der Oberfläche Keratose mit Ausbildung eines Stratum granulosum. Breite, oberflächliche Hornschicht.

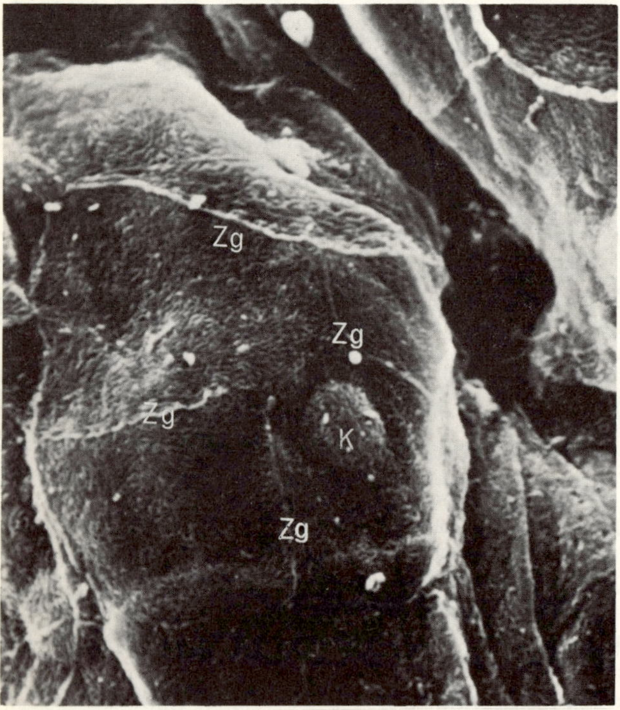

Abb. 116 Leukoplakieoberfläche mit scharf abgesetzten Zellgrenzen (Zg). Auf der Zelloberfläche ist ein feines Leistenmuster ausgebildet. Die Zellkerne (K) der Oberflächenzellen buckeln die Oberfläche vor. Rasterelektronenmikroskopisches Bild; Vergr. 380fach.

Bei der Beurteilung der malignen Potenz der Leukoplakien hat sich die Klassifizierung des Dysplasiegrades in den Epithelveränderungen bewährt.

Als Dysplasie werden Abweichungen des histologisch-zytologischen Epithelaufbaus von der Normalstruktur definiert. Dabei stellt der Grad der Dysplasie ein Maß für die zelluläre und gewebliche Entartung dar.

Für die Differenzierung der Dysplasie bei der Leukoplakie werden nach umfangreichen klinischen und morphologischen Vergleichsstudien drei Dysplasiegrade vorgeschlagen (BURKHARDT u. MAERKER 1981):

1. Leukoplakie ohne oder mit geringer Dysplasie-Basalzellhyperplasie, geringe Zellpolymorphie, vereinzelt Mitosen, Dyskeratosen. 3% der Fälle gehen in ein Karzinom über.

2. Leukoplakie mit mittelgradiger Epitheldysplasie – ausgeprägte Basalzellhyperplasie, Verlust der Polarität und herdförmige Zellpolymorphie. 4% der Fälle gehen in ein Karzinom über.

3. Leukoplakie mit hochgradiger Dysplasie – ausgeprägte Basalzellhyperplasie, Verlust der Polarität, Dyskeratosen, Polymorphie der Epithelzellen, Störungen der Epithelschichtung. 43% der Fälle gehen in ein Karzinom über.

Raucherleukokeratose

Vornehmlich am harten, weniger am weichen Gaumen treten bei stark rauchenden Männern Verhornungsanomalien auf, die von den Leukoplakien abgetrennt werden. Sie sollen in ein Karzinom übergehen können. Diese Behauptung ist retrospektiv, wenn ein Karzinom besteht, jedoch nur sehr schwer zu beurteilen.

Der Verhornungsvorgang bei dieser Erkrankung ist dem der Epidermis vergleichbar, weil sich ein Stratum granulosum mit Keratohyalingranula ausbildet.

Es ist nicht endgültig geklärt, ob diese exogen erzeugte Schleimhautveränderung durch Einwirkung des Nikotins, Kondensationsprodukte des Tabaks oder durch thermische Einflüsse bedingt ist. Nach Absetzen des Rauchens bildet sie sich häufig spontan zurück.

Morbus Bowen

In der Mundschleimhaut ist der Morbus Bowen gegenüber Lokalisationen der Haut zu beobachten. Die Oberlippe, seltener die Wangen- und Gaumenschleimhaut von Männern in höherem Lebensalter können von dieser Veränderung betroffen sein.

Sie geht mit einer papillomatösen Epithelwucherung, mit Hyper- und Parakeratose einher. Die Interzellularspalten werden weiter, und es treten vakuolisierte Zellkerne und vermehrt Mitosen auf. Subepithelial entsteht ein Ödem mit entzündlicher Reaktion. Sie ist wahrscheinlich identisch mit der floriden Papillomatose der Mundschleimhaut und gilt als obligate Präkanzerose.

Der Prozeß ist auf Veränderungen beschränkt, die sich zunächst im Niveau des Oberflächenepithels abspielen. In diesem Stadium treten keine Metastasen auf. Eine zunehmende Kernpolymorphie mit Aufhebung der Epithelschichtung und Auflösung des Stratum basale kennzeichnen die infiltrative Wachstumstendenzen dieses Prozesses mit Übergang in ein Karzinom. Es handelt sich dabei meistens um verwilderte Karzinome mit geringer Verhornungstendenz und Metastasierung.

Alle Präkanzerosen bedürfen der ständigen Überwachung. Umschriebene Herde sollten in jedem Fall durch Exzision beseitigt werden.

Erythroplakie Querat

Diese Schleimhautveränderung kommt überwiegend im Genitalbereich vor (Glans, Penis, Vulva), wird jedoch in seltenen Fällen auch in der Mundschleimhaut, an der Lippe, der Wange und der Zunge beobachtet.

Es handelt sich dabei um umschriebene, tiefrote, scharf begrenzte Plaques, die im **histologischen** Bild durch Hyperkeratose, Akanthose und Epithelatypien gekennzeichnet sind. Diese ähnlich wie bei Morbus Bowen zunächst auf das Oberflächenepithel beschränkte Veränderung geht in ein Stachelzellkarzinom über.

Melanosis circumscripta praecancerosa

Unter diesem Begriff werden leukoplakieartige, bräunlich pigmentierte Schleimhautveränderungen zusammengefaßt, die bei längerem Bestehen in ein malignes Melanom übergehen. Die Hyperpigmentierung im Stratum basale, eine Vermehrung der Chromatophoren mit Segregation im Bereich hyperplastischer Schleimhaut mit entzündlicher Stromareaktion bestimmen das **histologische** Bild.

12. Granulome und Granulomatosen

Fremdkörpergranulom

Als Gewebsreaktion auf eingedrungene, unbelebte, körperfremde und körpereigene, aus dem Organismus herausgelöste Partikel bilden sich Fremdkörpergranulome aus. Solche Partikel können Fadenanteile, kristalline Partikel, Puderbestandteile, Knochensplitter und kristalline Ausscheidungen aus dem Gewebe und vieles andere darstellen.

Am Ort der Fremdkörpereinlagerung tritt in der Initialphase der Reaktion eine Hyperämie und Leukozytenemigration auf. Durch Emigration aus den Gefäßen und durch Proliferation von ortsständigen Vorstufen treten Makrophagen auf, die Fremdkörperpartikel phagozytieren. Dabei bilden sich vielkernige Riesenzellen (bis zu 100 Zellkerne), die die Fremdkörperpartikel einschließen können. Die Riesenzellen entstehen durch Zusammenfließen aus mehreren Makrophagen und durch Kernteilung in den Makrophagen ohne Zellteilung. Es schließt sich eine Fibroblastenneubildung und Bildung kollagener Fasern an, die zur Ausbildung einer fibrösen Narbe führen (Abb. **117**).

Je nach Beschaffenheit des Fremdkörpers können noch Jahre nach Eindringen Fremdkörperreste nachweisbar sein. Die Makrophagen

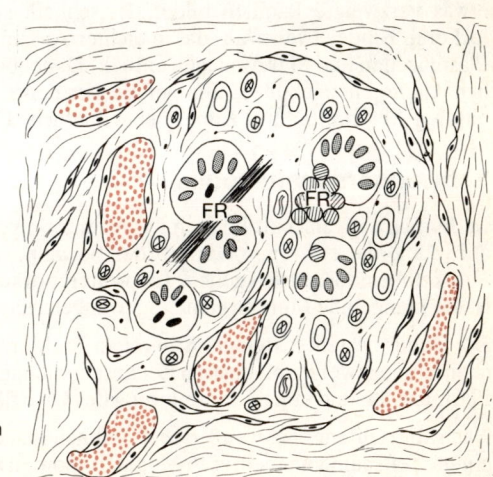

Abb. 117 Fremdkörpergranulom im Bereich der Fadenreste (FR). An die Fremdkörper legen sich vielkernige Riesenzellen an. Die Fremdkörper sind in Granulationsgewebe eingeschlossen.

versuchen aufgrund ihrer enzymatischen Ausstattung größere Fremd-
körperanteile in eine resorbierbare Form zu überführen.

Die Fremdkörpergranulome der Mundschleimhaut und der Zunge haben grundsätzlich den gleichen Aufbau wie in anderen Körpergeweben.
Sie werden in der Mundhöhle besonders häufig nach Operationen als
Fadengranulome oder im Bereich eingesprengter Zahn- und Knochen-
stücke im Bindegewebe nachweisbar.

Epuliden

Epulis granulomatosa

Unter dem Begriff Epulis (Galen) werden die dem Zahnfleisch aufsitzenden Knotenbildungen zusammengefaßt. Wahrscheinlich handelt es
sich um bindegewebige Hyperplasien, die als Folge entzündlicher oder
mechanischer Reize bei vorliegender Gewebedisposition entstehen,
obwohl einige Granulationstumoren ein aggressives Verhalten zeigen,
ähnlich echter Geschwülste. Daraus ergibt sich, daß es sich dabei nicht
um ein einheitliches Krankheitsbild handeln kann.

Es handelt sich um einen rötlichen bis dunkelroten, weichen, leicht
blutenden, halbkugeligen, rundlichen bis ovalen am Zahnfleischrand
sitzenden Knoten.

Die Knotenbildung der Gingiva besteht **histologisch** aus erhaltenem
Oberflächenepithel, das zum Teil verschmälert sein kann und schmale,
etwas verzweigte Papillen bildet. Es schließt sich eine breite Zone
lockeren Bindegewebes an, das in dichter Ansammlung Lymphozyten,
Plasmazellen und Makrophagen enthält. Daneben sieht man sehr reichlich kleine, neugebildete Blutgefäße. In der Randzone und in den
basalen Abschnitten tritt zumeist eine deutliche Faserneubildung auf.

Schwangerschaftsepulis

In der Schwangerschaft können knötchenförmige Granulombildungen
auftreten, die auf einen Einfluß der Sexualhormone, vor allem des
Follikelhormons, zurückgehen. Ein weiterer prädisponierender Faktor
ist die mangelnde Mundhygiene (Schwangerschaftsgingivitis).

Die Epulis besteht **histologisch** aus einer Proliferation eines kapillarrei-
chen Bindegewebes mit dichten Zellansammlungen aus Rundzellen und
Plasmazellen und einer Verbreiterung des Oberflächenepithels.

Nach abgelaufener Schwangerschaft können sich die Veränderungen in
einem Zeitraum von mehreren Monaten spontan wieder zurückbilden.

Epulis fibromatosa oder fibrosa

Die Epulis erscheint blaß bis rosafarben, als derber Tumorknoten, der primär entstehen kann, aber auch als Ausreifungsstadium einer Epulis granulomatosa angesehen wird. Sie besteht **histologisch** dann aus erhaltenem Plattenepithel auf der Oberfläche, gelegentlich können auch im Plattenepithel Ulzerationen auf der Kuppe auftreten. Im Inneren des Knotens sieht man breite, kollagenreiche Faserzüge, die ein gleichmäßiges Geflecht bilden. Zwischen den Kollagenbündeln sind nur kleine Blutgefäße angeordnet (Abb. **118**).

Epulis gigantocellularis

Häufigste Epulisform, die bei Frauen häufiger als bei Männern und bevorzugt im Kindes- bis ins mittlere Lebensalter gefunden wird.

Histologisch handelt es sich bei der Epulis gigantocellularis zumeist um einen an der Basis nicht scharf begrenzten Knoten von bläulicher bis blaugrauer oder braunroter Farbe, der sehr reichlich Blutgefäße enthält. Den Blutgefäßen anliegend treten große, vielkernige Riesenzellen

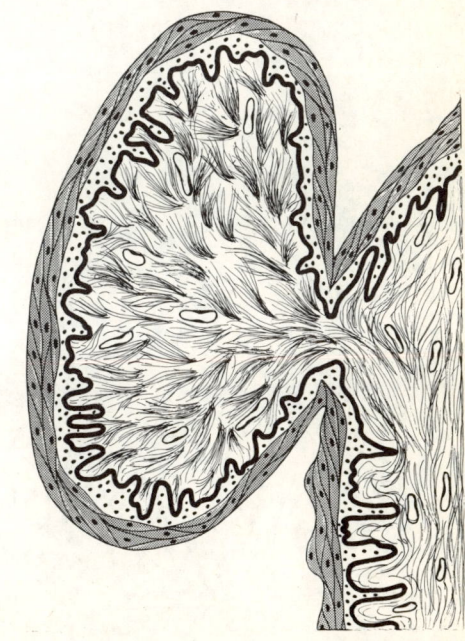

Abb. **118** Epulis fibromatosa. Mit Plattenepithel überdeckte, knotige Gingivaverdickung. Im Zentrum zellarmes, faserreiches Bindegewebe.

auf, die eine bizarre girlandenartig eingebuchtete Zytoplasmabegrenzung aufweisen. Fibroblastenproliferationen treten auf. Die Fibroblasten sind dabei fischzugartig oder in kleinen Strängen angeordnet. Die schon im makroskopischen Bild erkennbare Braunfärbung der Schnittfläche entsteht durch unterschiedlich dicht ausgebildete und häufig in der Randzone besonders ausgeprägte Ablagerungen von Hämosiderin. An der Basis ist häufig eine Arrosion des angrenzenden Knochengewebes erkennbar (Abb. **119**).

Die Riesenzellepulis verhält sich klinisch aggressiver, dringt in den Knochen ein, sie ist aber im Gegensatz zum Osteoklastom stets gutartig.

Über die **Ätiologie** der Riesenzellepulis besteht keine einheitliche Meinung:

- osteoklastisches Gewebe mit dystrophischer Stoffwechselstörung des Knochens;
- Fehl- und Überschußbildung auf dem Boden traumatischer und dispositioneller Gewebsschädigung;
- produktiv entzündlicher Prozeß durch Umstimmung des Mesenchyms bei Resorption von Blutextravasaten im Sinne einer autoallergischen Reaktion;
- dysontogenetische Bildung frühembryonaler Mesenchymkeime.

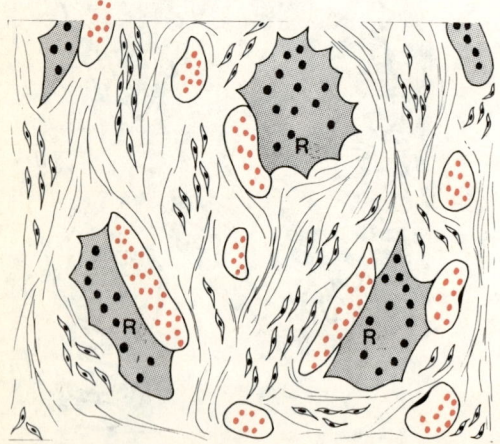

Abb. **119**   Epulis gigantocellularis. Bizarr geformte Riesenzellen (R), die Gefäßwänden anliegen. Daneben Proliferationen spindeliger Zellen und unterschiedlich dichte Faserneubildung.

Zentrales Riesenzellgranulom (RZG)

Lokale reaktive intraossäre, gutartige Hyperplasie; nicht mit dem im Kiefer nicht vorkommenden malignen Osteoklastom zu verwechseln (S. 193). Zentral im Kiefer gelegener, im Röntgenbild meist scharf begrenzter Tumor (Aufhellung), der zu Zahn- und Zahnkeimverdrängungen, Zahnkippungen und Wurzelresorptionen führen kann. Eventuelle Auftreibung des Knochens und Durchbruch des Tumors durch den Knochen zur Oberfläche, wo er dann als epulisartige blau bis braunrote Geschwulst erscheint. Zur **Ätiologie** werden die gleichen Hypothesen wie bei der peripheren Riesenzellepulis diskutiert.

Das Riesenzellgranulom zeigt einen wechselnden **histologischen** Aufbau. In einzelnen Fällen sind dicht zusammengelagerte Herde aus bizarr geformten Riesenzellen ausgebildet, zwischen denen kleine Areale aus Knochenbälkchen liegen. In anderen Fällen zeigt das Grundgewebe einen lockeren, ödematösen Aufbau mit nur wenig Riesenzellen. Frische Blutungen und Ablagerungen von Hämosiderinpigment kommen vor. Die Veränderung kann große Areale des Knochens einnehmen und die Kortikalis durchbrechen.

Therapie. Obwohl das RZG gutartig ist, ist die Exkochleation des Tumors in Abhängigkeit von seiner Ausdehnung in den interradikulären Raum nicht immer ausreichend, sondern kann zu Rezidiven führen. Deshalb sind Teilresektionen oder Kontinuitätsresektionen im Unterkiefer, wobei der N. alveolaris inferior erhalten werden kann, nicht immer zu umgehen.

Differentialdiagnostisch muß bei jedem histomorphologisch verifizierten zentralen RZG der »braune Tumor« des primären Hyperparathyreoidismus ausgeschlossen werden (S. 235, 237).

Granuloma teleangiectaticum

Auf infektionsbedingter, entzündlicher Basis können umschriebene, überschießende, tumorartige Granulombildungen, vor allem im Bereich der Zunge und der Unterlippe, entstehen. Es handelt sich um knotige Bildungen mit oberflächlicher Ulzeration.

Histologisch bestehen Knötchen aus locker angeordnetem mesenchymalen Bindegewebe mit dicht liegenden, zumeist stark erweiterten Kapillaren. Vereinzelt sind Proliferationen des Endothels anzutreffen. Im Zentrum der Knoten liegen häufig knäuelartig dichtgelagerte Blutgefäße, so daß sich eine ähnliche Struktur ergibt wie beim kapillären Hämangiom. Das Plattenepithel ist auf der Kuppe der Knoten zumeist verdünnt oder ulzeriert. Mit zunehmender Kollagenfaserbildung tritt eine weitgehende Vernarbung der Granulome auf (Abb. **120**).

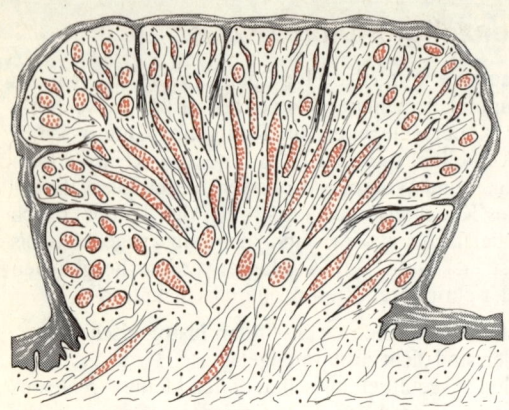

Abb. **120** Teleangiektatisches Granulom mit dichtliegenden Blutgefäßen. Dazwischen locker entzündliche Infiltrate aus Lymphozyten und Plasmazellen. Die Oberfläche wird von einer dünnen Epithellage gebildet.

Histiozytose X

Unter dem Begriff Histiozytose X werden drei Krankheitsbilder zusammengefaßt, die im histologischen Bild durch eine Histiozytenproliferation gekennzeichnet sind. Ihre Ätiologie ist nicht geklärt.

– Letterer-Siwesche Erkrankung,
– Hand-Schüller-Christiansche Erkrankung,
– eosinophiles Granulom.

Letterer-Siwesche Erkrankung

Die Letterer-Siwesche Erkrankung tritt ausschließlich im Säuglingsalter auf.

In der Haut bilden sich rotbraune Knoten, denen ein generalisiertes makulopapillöses Exanthem folgt. Es wird begleitet von Ulzerationen mit Hämorrhagien und einer generalisierten, schmerzhaften Schwellung der Lymphknoten sowie einer Schwellung von Milz und Leber. In der Mundschleimhaut können außer dem lymphatischen Rachenring auch die Schleimhaut der Wangen und des Gaumens beteiligt sein.

Histologisch ist in der Haut, den Lymphknoten, der Milz, der Leber und dem Knochenmark eine Proliferation von Histiozyten festzustellen, die kein Lipoid enthalten. Es können alle Organe betroffen werden. Die Knochenmarksveränderungen führen zur aplastischen Anämie, zur Agranulozytose und einer zum Tode führenden hämorrhagischen Diathese.

Hand-Schüller-Christiansche Erkrankung

Die Erkrankung geht klinisch mit Diabetes insipidus, Exophthalmus und Knochenveränderungen einher. Sie wird besonders vom 2.–5. Lebensjahrzehnt beobachtet.

Der Diabetes insipidus wird durch Histiozyteninfiltrate im Hypothalamus hervorgerufen. Der Exophthalmus entsteht durch retrobulbäres Granulationsgewebe. Die Knochenläsionen sind durch eine landkartenartige Auflösung der Knochenstruktur gekennzeichnet. Bevorzugt betroffen sind die Schädelknochen, es können jedoch auch alle anderen Knochen beteiligt sein. Mundschleimhautveränderungen sind bei dieser Erkrankung häufiger zu beobachten. Im subepithelialen Gewebe liegen in der Gegend des Übergangsepithels und im lymphatischen Gewebe des Rachenringes granulomartig angeordnete Histiozytenwucherungen. Sie bestehen aus lipoidhaltigen Zellen, aus denen sich durch Konfluenz Riesenzellen bilden können. Neben den Histiozyten treten eosinophile Granulozyten auf.

Die **Prognose** des Krankheitsbildes ist vom Alter des Patienten abhängig. Je jünger die Patienten sind, um so kürzer ist die Überlebenszeit.

Eosinophiles Granulom

Es handelt sich beim eosinophilen Granulom um eine Knochenerkrankung, die in ⅔ der Fälle mono- und in ⅓ der Fälle multilokulär auftritt. Die Haut und die Mundschleimhaut können in seltenen Fällen beteiligt sein. Sie tritt bei älteren Kindern und bei Erwachsenen in allen Altersstufen auf. **Klinisch** kann eine zentrale von einer peripheren Lokalisation unterschieden werden, wobei letztere differentialdiagnostisch von einer progressiv profunden lokalisierten Parodontopathie abzugrenzen ist (Histologie; Symptom der »tanzenden Zähne«).

Das **histologische** Bild wird überwiegend von eosinophilen Granulozyten bestimmt. Außerdem finden sich in wechselnder Zahl Histiozyten; dabei ist zu bemerken, daß je jünger die Patienten sind, um so mehr Histiozyten auftreten können. Bei jüngeren Patienten können sich Granulomherde in den Lymphknoten, in der Milz und in der Leber bilden.

13. Geschwülste der Mundhöhle

Allgemeine Pathologie

Geschwülste sind Bildungen körpereigener Zellen, die sich durch ein autonomes und progressives Wachstum auszeichnen. Sie können in epitheliale und bindegewebige Geschwülste eingeteilt werden. In beiden Gruppen sind gutartige und bösartige Geschwülste zu unterscheiden.

Geschwülste weisen in ihrem biologischen Verhalten gravierende Unterschiede auf, die unter dem Begriff »Dignität« zusammengefaßt werden. Die Geschwülste können »gutartig« oder »bösartig« sein. Diese Kennzeichen beruhen auf empirischer, klinischer Beobachtung. Dem klinischen Verhalten der einzelnen Geschwülste können jedoch bestimmte pathohistologische Kriterien zugeordnet werden, die relativ treffsicher prognostische Aussagen ermöglichen. Aufgrund bestimmter empirisch ermittelter Stadieneinteilungen lassen sich unter Umständen auch Aussagen über das Verhalten bei therapeutischen Maßnahmen machen.

Gutartige Geschwülste wachsen langsam, expandierend. Sie führen in der Regel nicht zum Tode des betroffenen Individuums. Im histologischen Bild zeigen sie nur wenig Mitosen. Das Tumorgewebe gleicht weitgehend der Differenzierung des Grundgewebes, aus dem diese Veränderung entstanden ist.

Geschwülste sind dann als bösartig anzusehen, wenn sie durch ein invasives, schrankenloses Wachstum und ihre Ausbreitung im gesamten Organismus zum Tode des Individuums führen oder führen würden,

Tabelle 5   Kriterien zur Abgrenzung von gutartigen und bösartigen Geschwülsten

Klinisch gutartig	Klinisch bösartig
Homolog, reif, differenziert	Heterolog, unreif, undifferenziert
Einheitlicher typischer Zellcharakter mit wenig Mitosen	Zellpolymorphie mit Atypie, Polychromasie; Verschiebung der Kernplasmarelation; Zahlreiche, z.T. atypische Mitosen; Riesenzellbildung
Verdrängendes, expansives, langsames Wachstum	Infiltrierendes, destruierendes, meist schnelles Wachstum mit perifokaler Entzündung
Keine Metastasen	Metastasierung

wenn es nicht durch Therapie gelänge, die Geschwulst zu entfernen. Die bösartigen Geschwülste sind durch ein rasches, lokal infiltrierendes destruierendes Wachstum gekennzeichnet. In der Regel zeigt das Tumorgewebe eine niedrigere Differenzierung als das Grundgewebe, aus der die Geschwulst entstanden ist. Eines der wesentlichen Merkmale der bösartigen Geschwülste ist die Fähigkeit zur Metastasierung. Aus dem Primärtumor können Zellkomplexe in andere Organe verschleppt werden und dort unabhängig vom Primärtumor weiterwachsen (Tab. 5).

Metastasierung

Eine Verschleppung eines Krankheitsprozesses von einer Körperregion in eine andere wird als Metastasierung bezeichnet. Grundsätzlich gilt dies für alle Krankheitsprozesse. Der Begriff Metastasierung wird jedoch vor allem für die Verschleppung neoplastischer Zellen aus einem Primärtumor in eine andere Region des Organismus angewandt. Der in der neuen Lokalisation gebildete Krankheitsprozeß wird als Metastase bezeichnet.

Die Ablösung von neoplastischen Zellen aus dem Primärtumor ist die entscheidende Voraussetzung für die Entstehung von Metastasen. Durch das infiltrative Wachstum erhält die Geschwulst Anschluß an die verschiedenen Metastasierungswege, wie Lymph-, Blutgefäße und vorgebildete Körperhöhlen.

Die Metastasierungseigenschaften werden durch Faktoren bestimmt, die durch die Lokalisation der Geschwulst gegeben sind. Die Zirkulationsverhältnisse von Blut und Lymphe am Entstehungsort der Geschwulst, aber auch die Wachstums-, Lokomotions-, Invasions- und Oberflächeneigenschaften der Krebszellen sind bedeutende Komponenten, die die Metastasierung bestimmen. Geschwulstzellen haben durch die Bildung von Hyaluronidase und anderer lysosomaler Enzyme die Fähigkeit, das benachbarte Gewebe aufzulösen und in die umgebenden Gewebsabschnitte einzuwachsen. Die Geschwulstzellen erreichen dabei die Gefäßwände und können sie durchwachsen. Sie werden dort mit dem Lymph- oder Blutstrom mitgerissen und in andere Organe verschleppt (Abb. 121). Die Tumorzellkomplexe können aufgrund einer gewissen »Klebrigkeit« an den Endothelzellen der Gefäße anhaften. Dabei wird den Endothelzellen eine gewisse Abwehrreaktion gegen die Tumorzellen zugesprochen. Es schließt sich eine Vermehrung der Krebszellen im Wirtsorgan mit Bildung einer Tochtergeschwulst an. Beim Karzinom überwiegt zunächst die lymphogene Metastasierung. Die mit dem Lymphstrom aus dem Tumor abschwimmenden Tumorteile gelangen in die Lymphknoten und können hier den Keim für die Tumormetastase bilden (S. 200, 251).

Primärtumor

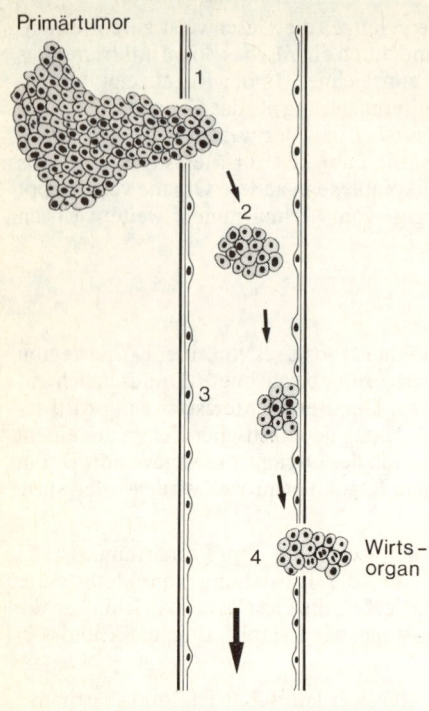

Wirts-
organ

Abb. **121** Ablauf der Tumorab-
siedlung (Metastasierung).
1 Einwachsen des Tumors in ein
Gefäß
2 Ablösung eines Tumorzellver-
bandes und Verschleppung mit
dem Gefäßstrom (Pfeile)
3 Anheften des Tumorzellver-
bandes auf der Oberfläche des
Gefäßendothels
4 Einwachsen des Tumors in das
Wirtsorgan

Bei einer hämatogenen Aussaat bleiben die Tumoranteile am häufigsten in Organen mit dichtem Kapillarnetz liegen.

Auf dem Wege über eine allgemeine Resistenzminderung des Organismus, wahrscheinlich auf dem Boden immunologischer Störungen,
kommt es ähnlich wie bei bakteriellen Infektionen zu einem Schwund
der Abwehrkräfte, der dann die Metastasierung begünstigt.

Bei der metastatischen Ausbreitung eines Tumors sind im Einzelfall
kaum Regeln aufzustellen. Sie ist jedoch offenbar an bestimmte Voraussetzungen geknüpft. Die Tumorzellen brauchen für ihre Vermehrung bestimmte Milieubedingungen, die sie in den befallenen Organen
finden oder nicht. Die Milieubedingungen zeigen eine gewisse Organ-
spezifität. In den befallenen Organen sind Abwehrmechanismen gegen
die Tumorzellen wirksam, die sie überwinden müssen.

Die Anzahl der aus dem Primärtumor verschleppten Geschwulstzellen
ist für die Entwicklung der Metastasen von großer Bedeutung. Wenn
ihre Anzahl nur klein ist, können die Metastasen nicht angehen. Mecha-

nisch hämodynamische Faktoren spielen bei der lymphogenen Metastasierung eine besondere Rolle.

Klassifikation nach dem TNM-System (Tab. 6–8)

Um eine international einheitliche Systematik der malignen Geschwülste bemüht sich die UICC (Union Internationale contre le Cancer), da
nur eine solche Klassifizierung eine jederzeit vergleichbare Dokumen-
tation der Befunde und der Therapieergebnisse verschiedener Kliniken
erlaubt. Für die bösartigen Geschwülste der Mundhöhlenregion ist eine
solche TNM-Klassifikation in Zusammenarbeit mit dem deutsch-öster-
reichisch-schweizerischen Arbeitskreis für Tumoren im Kiefer-Ge-
sichts-Bereich entstanden.

In dieser Klassifikation bedeuten

T = Primärtumor (Tumor),
N = regionale Lymphknoten (Noduli),
M = Fernmetastasen (Metastasen).

Außer dieser Formel ist bei jeder Befunddokumentation die genaue
Lokalisation des Tumors, seine Oberflächenbeschaffenheit, seine Konsistenz, seine Verschieblichkeit, seine Beziehung zu benachbarten Geweben und Strukturen, der Röntgenbefund und falls vorhanden der
histomorphologische Befund anzugeben (Tab. **5**).

Tabelle **6**   Lippenkarzinome: TNM-Klassifikation

TIS	Präinvasives Karzinom (Carcinoma in situ)
T0	Kein Primärtumor nachweisbar
T1	Oberflächlicher, eventueller exophytisch wachsender Tumor mit einer größten Ausdehnung von 20 mm
T2	Tumor mit einer größten Ausdehnung von 20 mm und geringer Tiefeninfiltration
T3	Tumor mit einer größeren Ausdehnung als 20 mm oder Tumor mit tiefer Infiltration ohne Rücksicht auf seine Größe
T4	In den Knochen eingewachsener Tumor
N0	Regionale Lymphknoten nicht vergrößert, nicht tastbar
N1	Bewegliche, tastbare homolaterale Lymhknoten
N2	Bewegliche, tastbare kontralaterale oder bilaterale Lymphknoten
N3	Fixierte (nicht bewegliche) Lymphknoten
M0	Keine Fernmetastasen nachweisbar
M1	Fernmetastasen vorhanden

Die Tumorformel T1 N0 M0 würde bedeuten: kleiner, oberflächlicher Tumor ($\varnothing < 20$ mm)
ohne Anhalt für vergrößerte, regionale Lymphknoten und Fernmetastasen.

Tabelle 7   Mundhöhlenkarzinom: Regionen und TNM-Klassifikation

Regionen

1. Wangenschleimhaut

    a) Schleimhaut der Ober- und Unterlippe

    b) Wangenschleimhaut

    c) Schleimhaut der retromoralen Region

    d) Schleimhaut der oberen und unteren Umschlagfalte

2. Oberkieferalveolarfortsatz und -gingiva

3. Unterkieferalveolarfortsatz und -gingiva

4. Harter Gaumen

5. Zunge

    a) Zungenrücken und Zungenränder bis zu den Papillae circumvallatae (vordere zwei Drittel)

    b) Zungenunterseite

6. Mundbodenschleimhaut

TIS	Präinvasives Karzinom (Carcinoma in situ)
T0	Kein Primärtumor nachweisbar
T1	Tumor mit einer größeren Ausdehnung von 20 mm
T2	Tumor zwischen 20 mm und maximal 40 mm in seiner größten Ausdehnung
T3	Tumor mehr als 40 mm in seiner größten Ausdehnung
N0	Regionale Lymphknoten nicht vergrößert, nicht tastbar
N1	Bewegliche, tastbare homolaterale Lymphknoten
N2	Bewegliche, tastbare kontralaterale oder bilaterale Lymphknoten
N3	Fixierte (nicht bewegliche) Lymphknoten
M0	Keine Fernmetastasen nachweisbar
M1	Fernmetastasen vorhanden

Die Tumorformel T3 N3 M1 würde bedeuten: ausgedehnter Tumor (> 40 mm), z. B. der Wange, mit fixierten, regionalen Lymphknoten und nachgewiesenen Fernmetastasen.

Bindegewebige gutartige Geschwülste

Fibrom

Fibrome sind als echte, gutartige Geschwülste in der Mundhöhle selten. Der Begriff Fibrom wird häufig fälschlicherweise für eine fibröse Hyperplasie des Bindegewebes der Mundschleimhaut als Folge einer Irritation durch Zähne oder Prothesen gebraucht. Wenn eine solche Hyperplasie vorliegt, ist es besser von einer Fibromatose der Schleimhaut zu sprechen.

Tabelle **8**   Karzinome der Oropharynx: Regionen und TNM-Klassifikation

Regionen

1. Vordere Wandung (Zungen-Epiglottis-Region)
   a) Zungenbasis (hinter den Papillae circumvallatae)
   b) Vallecula
   c) vordere (linguale) Oberfläche der Epiglottis

2. Seitliche Wandung (Tonsillen, Gaumenbogen, Sulcus glossotonsillaris)

3. Hintere Pharynxwandung

4. Obere Wandung (weicher Gaumen und Uvula)

TIS	Präinvasives Karzinom (Carcinoma in situ)
T0	Kein Primärtumor nachweisbar
T1	Tumor auf eine Wandung begrenzt
T2	Tumor auf zwei Wandungen ausgedehnt
T3	Tumor reicht über den Oropharynx hinaus
N0	Regionale Lymphknoten nicht vergrößert, nicht tastbar
N1	Bewegliche, tastbare homolaterale Lymphknoten
N2	Bewegliche, tastbare kontralaterale oder bilaterale Lymphknoten
N3	Fixierte (nicht bewegliche) Lymphknoten
M0	Keine Fernmetastasen nachweisbar
M1	Fernmetastasen vorhanden

Die Tumorformel T2 N1 M0 würde bedeuten: auf zwei Wandungen ausgedehnter Tumor mit beweglichen (nicht fixierten) homolateralen vergrößerten regionalen Lymphknoten, kein Anhalt für Fernmetastasen.

Fibrome sind knotig abgegrenzte Tumoren, die die Schleimhaut vorbuckeln oder mit der Schleimhaut durch einen schmalen Stiel als pendelnde Fibrome verbunden sind (Abb. **122**). Nach dem **histologischen** Aufbau können *weiche* und *harte* Fibrome unterschieden werden. Die weichen Fibrome bestehen überwiegend aus Bindegewebszellen und reichlich flüssiger Grundsubstanz, während die harten Fibrome reichlich kollagene Bindegewebsfasern enthalten. In den faszikulären Fibromen sind die Bindegewebsfasern geflechtartig angeordnet und auf den histologischen Schnitten quer und tangential getroffen (Abb. **123**).

Ossifizierendes Fibrom

Die ossifizierenden Fibrome werden überwiegend im 1. und 2. Lebensjahrzehnt beobachtet. Sie wachsen langsam, schmerzlos und expansiv. Sie werden als sich langsam vergrößernde Auftreibung im Kieferbereich oder als meist wenig scharf begrenzte Aufhellung mit unterschiedlicher Dichte im Röntgenbild bemerkt.

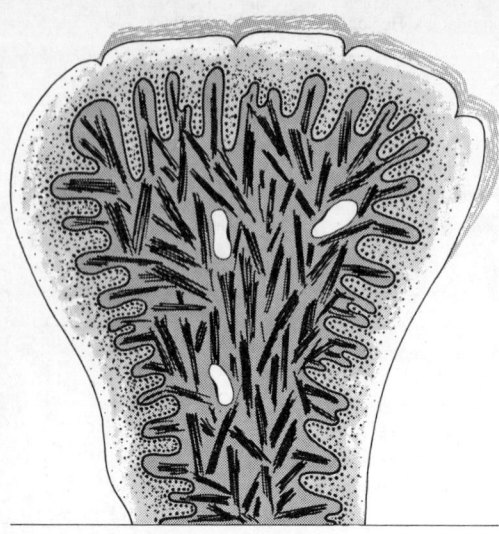

Abb. **122**   Breitbasige Fibromatose der Mundschleimhaut. Gleichmäßige Epithellage auf der Oberfläche mit unregelmäßiger Parakeratose. Im Innern grobbündeliges, faserreiches Bindegewebe.

Das **histologische** Bild ist gekennzeichnet durch eine zellreiche, spindelzellige Matrix mit reichlich metaplastischer Knochenbildung. Die spindeligen Zellen sind meist in Strängen angeordnet. Die schlanken Knochenbälkchen sind von Osteoidsäumen umgeben, denen eine einschichtige Spindelzellage folgt. Die ossifizierenden Fibrome des Oberkiefers weisen eine stärkere Knochenbildung auf als die des Unterkiefers. In

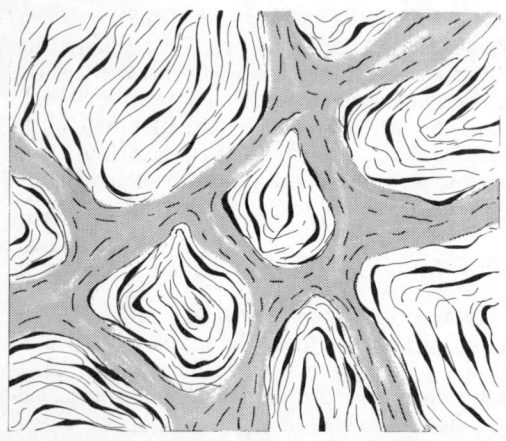

Abb. 123   Faszikuläres Fibrom mit geflechtartig angeordnetem zellarmen und faserreichen Bindegewebe.

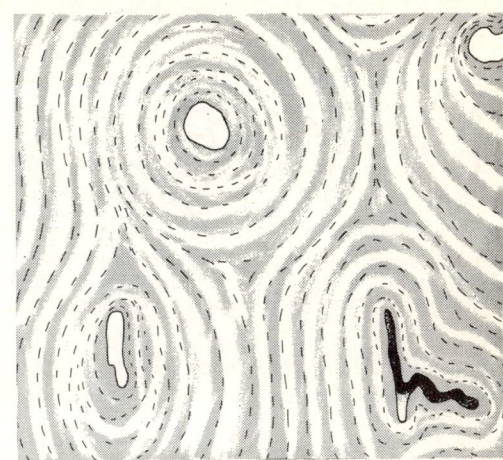

Abb. **124**   Osteom. Mosaikartig zusammenge-
setzte Osteonenfrag-
mente.

den Arealen der spindelzelligen Matrix sind vereinzelt Riesenzellen anzutreffen. Es sind gelegentlich Verkalkungen der Matrix mit Bildung konzentrisch geschichteter Tuben oder Zylinder mit breiten Osteoid-säumen zu beobachten, die als Zementikel bezeichnet werden.

Osteofibrom und Osteom

Die Osteofibrome und Osteome (Abb. **124**) sind durch plumpe, lamel-läre Knochenbälkchen gekennzeichnet, die mosaikartig aus vielen Osteonenfragmenten zusammengesetzt sind. Die freibleibenden Mark-räume sind bei den Osteofibromen von einem zellarmen fibrillären Bindegewebe und bei den Osteomen von reifem Fettgewebe ausgefüllt. **Klinisch** führen sie zu Knochenauftreibungen; im Röntgenbild erschei-nen sie als Verschattung.

Lipom

Das Lipom ist eine Fettgewebsgeschwulst, die aus großzelligem, reifem Fettgewebe besteht. Diese Zellen haben einzelne, scharf begrenzte Fettvakuolen und nur einen schmalen Zytoplasmasaum, in dem ein ganz in die Peripherie gedrängter, schmaler, kleiner, chromatinreicher Zellkern liegt (Abb. **125**).

Die Tumoren sind außen häufig von einer schmalen Bindegewebskapsel abgegrenzt, nicht selten sind im Tumor verzweigte, faserreiche Binde-gewebszüge anzutreffen, die Blutgefäße enthalten. Wenn das Bindege-webe einen größeren Teil des Tumors ausmacht, wird er als Fibrolipom

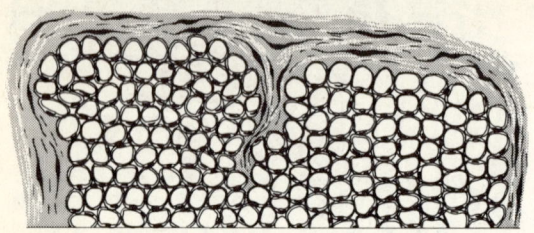

Abb. 125 Lipom. Aus großen Fettzellen aufgebauter Tumor. Die Tumorzellen enthalten einzelne große Fettvakuolen. Gleichmäßig große, an die Zellperipherie verlagerte Zellkerne. Der Tumor ist durch eine Bindegewebskapsel abgegrenzt.

bezeichnet. Die Lipome können auch in Kombination mit einer Blutgefäßwucherung auftreten. Diese Tumoren werden dann als Angiolipome bezeichnet.

Die Lipome wachsen langsam, verdrängend. Sarkomatöse Entartungen sind außerordentlich selten.

Differentialdiagnostisch sind Lipomatosen abzugrenzen, die als embryonale Fehlentwicklung (Hamartie) als eine mehr oder weniger ausgedehnte diffuse Fettgewebsvermehrung ohne bindegewebige Kapsel in Erscheinung treten.

Myxom

Die Myxome sind gutartige Tumoren, die wahrscheinlich aus versprengtem embryonalen, schleimbildenden Bindegewebe hervorgehen. Sie bestehen **histologisch** aus einer lockeren, schleimigen und an Mukopolysacchariden reichen Grundsubstanz mit locker zusammengefügten Zellen. Die Zellen sind sternförmig aufgezweigt und weisen schmale Zytoplasmafortsätze auf. In den Tumoren sind häufig einzelne Bindegewebsfaserzüge mit kleinen Blutgefäßen angeordnet. Die Myxome können in Myxosarkome übergehen, die eine hohe, lokale Rezidivneigung aufweisen.

Klinisch erscheinen sie, wenn oberflächlich gelegen, als teigig-weiche Geschwulst, im Knochen als umschriebene Aufhellung (Röntgenbild).

Chondrom

Das Chondrom ist eine Geschwulst des Knorpelgewebes, die im Knochen als zentrales Chondrom oder Enchondrom oder außen am Knochen als Ekchondrom oder kartilaginäre Exostose entstehen kann. Dieser Tumor entwickelt sich meistens in jungen Jahren und tritt nach dem 30. Lebensjahr nur noch selten auf.

Im Kieferknochen oder selten in der Zunge entstehen diese Tumoren wahrscheinlich aus Resten des Meckelschen Knorpels. Die Geschwülste können groß werden, und häufig ist in ihnen eine Knochenbildung zu beobachten.

Das Chondrom besteht **histologisch** aus unterschiedlich großen Herden hyalinen Knorpelgewebes, das durch gefäßführende Bindegewebsanteile in Knoten unterteilt wird (Abb. **126**). Die Knorpelzellen liegen meist zu zweit als sogenannte Zwillingszellen in Hohlräumen der Knorpelgrundsubstanz. Verschleimungen, Verfettung, Verkalkung und Verflüssigung der Knorpelgrundsubstanz können auftreten. An der Peripherie des Tumors sind häufig zellreichere Wachstumszonen ausgebildet, in denen die Knorpelzellen in dichten Säulen oder Bändern angeordnet sein können.

Osteochondrom

Osteochondrome bestehen außen aus mehreren Lagen eines Bindegewebes, das dem Perichondrium entspricht und der eine breite Zone aus zellreichem hyalinen Knorpel folgt. In diesem Bereich ist eine enchondrale Ossifikation zu beobachten. Zwischen dem Knorpel und dem Knochengewebe liegen gelegentlich riesenzellhaltige osteoblastische Gewebsanteile. Der neugebildete Knochen ist spongiös und enthält Zell- oder Fettmark.

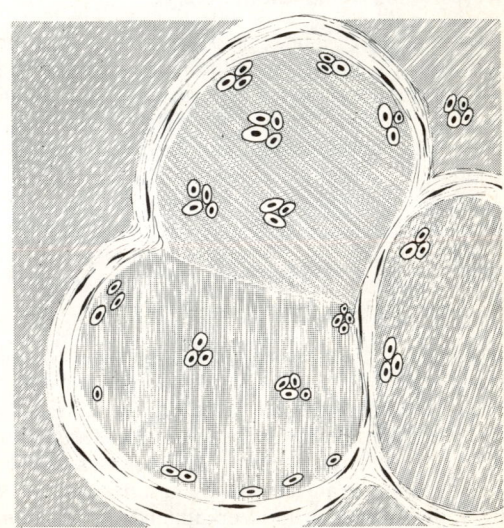

Abb. **126** Chondrom. Unterschiedlich große Herde hyalinen Knorpelgewebes. Die Knorpelzellen liegen in kleinen Gruppen häufig zu zweit.

Hämangiome

Die Hämangiome sind Geschwülste der Blutgefäße. Sie kommen in der Mundschleimhaut in allen Regionen vor, bevorzugt befallen sie Zunge, Lippen, seltener Gaumen und Tonsillen. Die Hämangiome können angeboren sein, aber auch erst in späteren Lebensjahren entstehen.

Alle angeborenen Hämangiome (ausgenommen das Naevus flammeus) haben eine spontane Rückbildungstendenz, insbesondere die angeborenen Kavernome. Die Behandlung soll deshalb zunächst betont abwartend sein.

Zentrale Kieferknochenhämangiome erscheinen im Röntgenbild als wenig scharf begrenzte, zystenähnliche Aufhellungen. Ihr Anoperieren kann zu schweren, lebensbedrohlichen Blutungen führen.

Kapilläres Hämangiom

Das kapillare Hämangiom besteht aus einem zellreichen, oft gelappten und gegen die Umgebung nur unscharf abgegrenzten Gewebe. In diesem Gewebe sind schmale, kapilläre Hohlräume erkennbar, die von einem gleichmäßigen Endothel ausgekleidet sind. In den kapillären Hohlräumen können Ansammlungen von Erythrozyten liegen. Zwischen den Hohlräumen liegen spindelige, mesenchymale Zellelemente und faserreiche Bindegewebszüge, die diese umschließen.

Kavernöses Hämangiom

Das kavernöse Hämangiom (Kavernom) besteht aus einem Blutschwamm. Weite, blutgefüllte Hohlräume, die mit flachem Endothel ausgekleidet werden, charakterisieren das histologische Bild. Zwischen den Hohlräumen liegen schmale, faserreiche Bindegewebsanteile (Abb. **127**). In den Hohlräumen treten vereinzelt Thrombosen auf. Diese Thrombosen können von bindegewebigen Septen her organisiert werden. Der Tumor reicht häufig bis an das Oberflächenepithel heran und ist von ihm nur durch einen schmalen, faserreichen Bindegewebszug abgegrenzt.

Haemangioma racemosum

Das Haemangioma racemosum kommt in der Kopf- und Gesichtshaut sowie in den Weichteilen der Mundhöhle und der Zunge vor. Es besteht aus unterschiedlich weiten, dicht liegenden Gefäßen, die häufig einen stark geschlängelten Verlauf zeigen. Die Gefäßwände sind unterschiedlich breit und enthalten glatte Muskelfasern und Bindegewebe. In den Wänden können auch elastische Fasern auftreten, in denen sich schwielige Umwandlungen und Verkalkungen entwickeln.

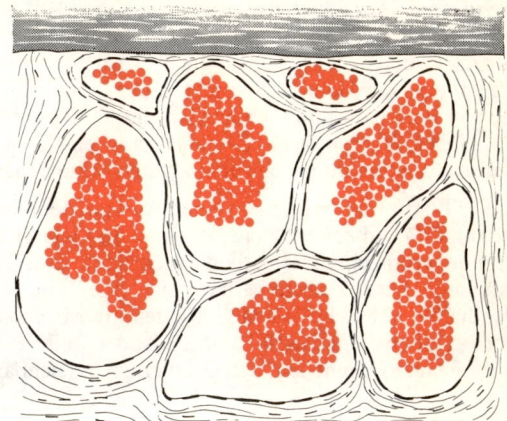

Abb. 127 Kavernöses Hämangiom. Weite, mit Endothelzellen ausgekleidete Hohlräume, mit Blut angefüllt. Zwischen den Hohlräumen faserreiche Bindegewebsanteile. Die kavernösen Bluträume können bis dicht an das Oberflächenepithel reichen.

Naevus flammeus

Angeborene, im peripheren Versorgungsgebiet eines oder mehrerer Trigeminusäste, besonders des 2. Trigeminusastes gelegene, venöse Kapillarhyperämien, die klinisch als bläulich- oder braunrote Hautveränderungen erscheinen. Sie können zur Verriesung der zugehörigen Knochenanteile und Gingiva führen. Verwandt ist das Krankheitsbild mit dem Sturge-Weber-Syndrom, bei welchem Gefäßerweiterungen der Konjunktiva, der Uvea und von Hirngefäßen, eventuell Aneurysmen, hinzukommen.

Lymphangiom

Ähnliche Geschwülste wie von den Blutgefäßen können sich von den Lymphgefäßen bilden.

Im **histologischen** Bild finden sich unterschiedlich breite bindegewebige Züge, getrennte, weite Hohlraumbildungen, die von flachem Endothel ausgekleidet sind. Die Hohlräume können eiweißhaltige Flüssigkeiten enthalten. Im Bereich der Zunge sind zwischen den Hohlräumen Anteile der quergestreiften Muskulatur erhalten.

Klinisch erscheinen sie häufig als ausgedehnte bis monströse entstellende Gewebevermehrungen der Gesichtsweichteile oder als extreme Vergrößerungen der Zunge (Makroglossie).

Glomustumor

In die Gruppen der Gefäßgeschwülste wird der Glomustumor eingeordnet, der in der Haut des Gesichtes, der Lippen und der Wange auftritt. Es ist eine gutartige Geschwulst, die häufig nach Traumen entsteht. Malignes Wachstum mit Metastasen in den Lymphknoten und tödlichem Ausgang sind in einzelnen Fällen bekannt geworden.

Die Glomustumoren zeigen einen Aufbau, der dem der Hämangioperizytome (s. unten) vergleichbar ist. Um Gefäßlichtungen sind große, runde, epithelähnliche Zellen angeordnet. Zwischen dem Gefäßendothel und dieser Zellage befindet sich eine Zone, die glatte Muskulatur enthalten kann. Die Gefäße können arteriovenöse Anastomosen bilden. Der Aufbau dieser Tumoren ist den im Kreislaufsystem angeordneten Gefäßorganellen, den Glomera, vergleichbar.

Lymphangioma cysticum colli congenitum

Das zystische Lymphangiom oder zystische Hygrom ist eine kongenitale Mißbildung, in der sich große, mit Lymphe angefüllte, zystische Hohlräume am Hals entwickeln. Es ist eine Veränderung des frühen Kindesalters, die sich ein- oder zweiseitig ausbilden kann. Diese Veränderung kann sich ebenso im Bereich der Glandula parotis, im Mundvorhof, in den Wangen und in der Zunge entwickeln.

Histologisch findet man eine Anzahl großer, mit Lymphe angefüllter zystischer Hohlräume, die von einer flachen Endothellage ausgekleidet sind und die außen von einer schmalen, kollagenreichen Faserzone umgeben werden. Die Veränderung ist nicht von einer Kapsel abgegrenzt. Eine Rückbildung ist nicht möglich. Als Therapie kommt ausschließlich eine chirurgische Exzision in Frage.

Neurinom

Die Neurinome im Bereich der Mundhöhle bilden sich an Abzweigungen des N. facialis und des N. trigeminus.

Das **histologische** Bild ist gekennzeichnet durch eine Wucherung schmaler, spindeliger Zellen, die spindelige, dichte, chromatinreiche Zellkerne enthalten. Die Zellkerne zeigen häufig eine palisadenartige Aufreihung, so daß eine gleichmäßige, periodische Anordnung resultiert. Das Zytoplasma der Zellen kann Lipoideinschlüsse enthalten. Manchmal sind die Zellen besonders in kutanen Knoten zu kleinen Gruppen geordnet, die eine Ähnlichkeit mit einem Meißnerschen Tastkörperchen erkennen lassen. Das Ausgangsgewebe für die Tumorbildung sind die Schwannschen Zellen der Nerven. Die Tumoren werden daher auch als Schwannom oder als Neurilemm bezeichnet.

Das Neurinom wächst langsam innerhalb von Monaten und Jahren und bleibt klinisch lange symptomlos. Größere Tumorknoten können durch Druck auf das benachbarte Gewebe Schmerzen und Parästhesien erzeugen. Eine maligne Umwandlung dieser Tumoren wird nur selten beobachtet und ist mikroskopisch aus dem Verlust der charakteristischen Struktur mit Zell- und Kernreichtum und vermehrtem Auftreten von Mitosen zu erkennen.

Neurofibrom

Die Wucherung der Schwannschen Zellen ist häufig von einer Wucherung der Zellen des Endo- und Perineuriums begleitet. Diese Tumorknoten werden in der Regel größer als die Neurinome und können multipel auftreten. Bei einer kongenitalen Entwicklungsstörung kommt es zu multiplen Knotenbildungen in der Haut, in den Schleimhäuten und in den inneren Organen, die aus fibrösen Wucherungen und Aufsplitterungen von Nervensträngen bestehen. Diese Erkrankung wird dann als Neurofibromatose (von Recklinghausensche Erkrankung) bezeichnet.

Pigmentnävus

Pigmentnävi sind im Bereich der Mundhöhle im Gegensatz zur Haut relativ selten.

Im **histologischen** Bild sind im Papillarkörper, unmittelbar unter dem Epithel, Nester von Nävuszellen angeordnet. Diese Zellen haben unterschiedliche Gestalt, sie sind polygonal, rundlich und gelegentlich spindelig. Sie haben ein helles Zytoplasma. Die Zellen können zum Teil dicht mit Melaninpigment beladen sein. Die Zellkerne sind mäßig chromatinreich und weisen häufig einen deutlich abgegrenzten Nukleolus auf. Die Nävuszellnester sind in den basalen Abschnitten scharf gegen das benachbarte Bindegewebe abzugrenzen.

Über die Entstehung der Pigmentnävi besteht keine einheitliche Meinung. Wahrscheinlich handelt es sich um eine dysontogenetische Bildung. Die Meinung, daß die Nävuszellen aus der Basalzellreihe des Epithels stammen, wird ebenso vertreten wie die Ansicht, daß es sich um Abkömmlinge von Nervenfasern und hier besonders des Endo- und Perineums handelt.

Die **differentialdiagnostische** Abgrenzung dieser Bildungen gegen das maligne Melanom kann schwierig sein. Vermehrte Mitosen und gesteigerte Proliferationstendenz geben die morphologischen Hinweise auf eine maligne Umwandlung.

Bösartige bindegewebige Geschwülste

Die bösartigen Geschwülste des Bindegewebes werden als Sarkome bezeichnet. Sie treten in der Mundhöhle seltener auf als Karzinome. Es handelt sich dabei um Wucherungen unausgereifter Zellelemente, die z.T. Bestandteile der Grundsubstanz produzieren. Die Sarkome werden nach dem Ursprungsgewebe benannt, das sie versuchen nachzuahmen.

Klinisch sind die Sarkome, so weit sie als exophytische Geschwülste erscheinen, mit Gingivahyperplasien und Epuliden zu verwechseln (Probeexzision und histologische Untersuchung). Im Röntgenbild erscheinen sie als unscharf und begrenzte Aufhellungen des Knochens. Die Diagnose kann allein histomorphologisch gestellt werden.

Spindelzellsarkom

Das Spindelzellsarkom kann sich bei jungen und bei alten Menschen entwickeln. Es kommt in der Mundhöhle, nur selten in den Kieferknochen und in den Weichteilen vor. Es kann vom Periost, von Sehnen und Faszien seinen Ausgang nehmen.

Das **histologische** Bild des Tumors ist vom Differenzierungsgrad abhängig. Bei der undifferenzierten Form herrschen spindelige Zellformen vor, die längliche, in Größe und Chromatingehalt stark wechselnde Kerne enthalten. Bei differenzierten Formen des Tumors ist ein mehr oder minder dichtes Geflecht kollagenreicher Faserzüge ausgebildet. Diese Form wird deshalb als Fibrosarkom bezeichnet. Wechselt die Größe und Form der Zellen und der Zellkerne sehr stark und treten Riesenzellbildungen auf, so spricht man vom polymorphzelligen Sarkom. Der Grad der Malignität ist etwa proportional zur Unreife des Tumorgewebes.

Myxosarkom

Das Myxosarkom kann im Kieferbereich aus einem Myxom hervorgehen. Es neigt zu Rezidiven und setzt relativ spät Metastasen. **Histologisch** besteht der Tumor aus schleimiger Grundsubstanz, in der unterschiedlich große, häufig sternförmig aufgezweigte Zellen mit unterschiedlich großen und unterschiedlich chromatinreichen Zellkernen liegen. Riesenzellbildungen können auftreten.

Maligne Lymphome

Das maligne Lymphom kann in der Mundhöhle, primär in der Gingiva, im weichen Gaumen und im Bereich der Tonsillen entstehen.

Der Tumor besteht **histologisch** aus kleinen lymphozytenähnlichen Zellen mit runden, chromatinreichen Zellkernen. Es treten vermehrt Mitosen auf. Gelegentlich ist eine Vermehrung und Wucherung von Retikulumzellen zu beobachten, die das sonst gleichförmige Zellbild des Tumors pleomorph erscheinen lassen. Der Tumor breitet sich infiltrierend im Nachbargewebe aus. Er wächst schnell und führt frühzeitig zu Metastasen. Es kommen Differenzierungsformen wie in anderer Lokalisation vor (S. 247f.).

Retikulosarkom

In der Mundhöhle können Retikulosarkome überall im Bindegewebe oder im Kieferknochen entstehen.

Es handelt sich dabei um eine undifferenzierte Tumorform aus runden, dicht liegenden Zellen. Zumeist treten viele Mitosen auf. Typisch ist das gleichförmige Zellbild dieser Tumoren. Die Zellkerne sind meist groß, blasig und zeigen eine Chromatinverdichtung an der Kernmembran (Abb. **128**). Der Tumor wächst infiltrierend in das umgebende Gewebe. Eine histologische Abgrenzung zum Lymphosarkom ist häufig nicht möglich. Der Tumor bildet häufig und frühzeitig hämatogene Metastasen.

Ewing-Sarkom

Das Ewing-Sarkom ist ein bösartiger bindegewebiger Tumor des Knochenmarks, der vor allem in den langen Röhrenknochen entsteht, manchmal aber auch in den Kieferknochen beobachtet wird. Das Tumorgewebe ist von weicher Konsistenz, grauweiß mit nekrotischen und häufig eingebluteten Bezirken. **Histologisch** besteht der Tumor aus Strängen und Streifen dicht gepackter Zellen mit wenig Zytoplasma,

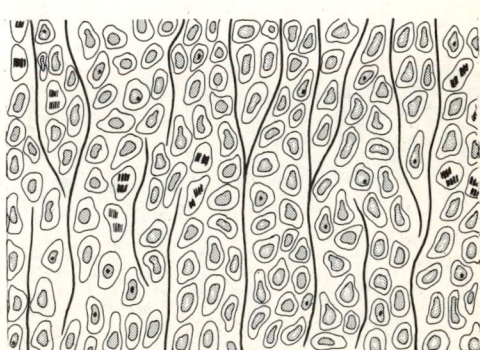

Abb. **128**   Retikulosarkom. Undifferenzierter Tumor mit gleichmäßigem Zellbild. Die Zellen besitzen große, blasige Zellkerne. Herdförmig reichlich Mitosen.

runden oder ovalen Zellkernen und deutlich hervortretenden Zellgrenzen. Die Zellen liegen einander dicht an und können zu Strängen oder Nestern geordnet sein. Nekrosen treten häufig auf. Das Zellbild kann relativ uniform erscheinen.

Nach dem **histologischen** Bild handelt es sich nicht um einen reinen Knochenmarkstumor, sondern um ein möglicherweise vom Gefäßapparat der Haverschen Kanälchen ausgehendes Sarkom.

Plasmozytom

Das Plasmozytom kann im Kieferknochen, aber auch außerhalb des Knochens im Bindegewebe entstehen. Der Tumor tritt als solitärer Knoten häufiger im Unterkiefer als im Oberkiefer auf. In den Weichteilen der Mundhöhle findet man es im Nasen-Rachen-Raum, in der Gegend der Tonsillen, am Mundboden, an der Zunge und gelegentlich in der Schleimhaut der Kiefer.

Der Tumor wächst häufig in Knoten, die eine glasige, graurötliche Schnittfläche aufweisen; er hat eine markige Konsistenz.

Histologisch ist er durch Zellreichtum gekennzeichnet. Er besteht aus dicht liegenden, runden bis ovalen Zellen, die exzentrisch liegende Zellkerne enthalten. In den Zellkernen zeigt sich eine radspeichenartige Anordnung des Chromatins (Abb. **129**). Die Tumorzellen sehen normal gestalteten Plasmazellen sehr ähnlich. Es treten doppelkernige Zellen und manchmal in undifferenzierten Formen auch mehrkernige Riesenzellen auf. Mitosen sind selten erkennbar. An den Tumorzellen liegen feine argyrophile Fasern an.

Der Tumor entsteht wahrscheinlich aus retikulärem Gewebe unter Bildung atypischer Eiweißkörper. Wenn der Tumor multipel auftritt, zeigt er einen bösartigen Verlauf. Wenn er außerhalb des Knochens sich

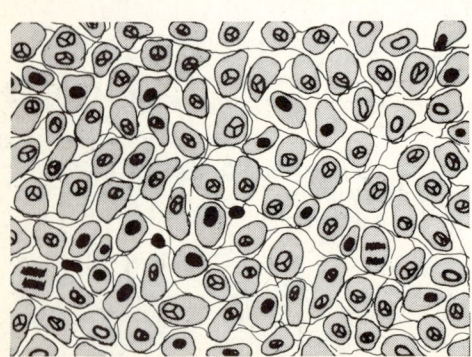

Abb. **129** Plasmozytom. Zellreicher Tumor mit dichtliegenden Zellen. Die Zellkerne zeigen eine mäßige Polymorphie. Einzelne Mitosen. In den Zellkernen häufig typische Radspeichenstruktur (vgl. Abb. 12).

solitär entwickelt, wird meistens eine gutartige Verlaufsform beobachtet.

Osteogenes Sarkom

Die osteogenen Sarkome sind aufgrund ihres histologischen Aufbaus in verschiedene Formen zu unterscheiden.

Osteolytisches osteogenes Sarkom

Etwa die Hälfte der osteolytischen osteogenen Sarkome entwickeln sich zunächst im Alveolarfortsatz und breiten sich in den umgebenden Knochenteilen und Weichteilen aus.

Das Tumormaterial ist weich, bröcklig, häufig von Blutungen und Nekrosen durchsetzt.

Histologisch besteht der Tumor aus unregelmäßig plumpen, meist spindeligen Zellen mit chromatinreichen Zellkernen. Es treten doppelkernige Zellen und große runde Zellen mit Mitosen auf. Außerdem sind im Tumorgewebe Riesenzellen anzutreffen, die bis etwa 15 Kerne enthalten und häufiger in Gruppen zusammenliegen.

Die osteolytischen Sarkome entwickeln sich aus dem Gewebe des Endostes und gelegentlich auf dem Boden einer gutartigen Riesenzellgeschwulst. Gutartig erscheinende Abschnitte können mit bösartigen Anteilen abwechseln.

Maligne Riesenzellgeschwulst (Osteoklastom)

Die Dignität der Riesenzellgeschwulst ist wegen des häufig wechselnden morphologischen Charakters nur schwer einzuordnen. Der größte Teil dieser Tumoren kann trotz einer gewissen Rezidivquote als gutartig angesehen werden. Sie sind histologisch auch durch ein gleichförmiges Gewebe- und Zellbild charakterisiert. Bei etwa 1/3 der Tumoren zeigt sich eine hohe Rezidivquote mit aggressivem Wachstum.

Das **histologische** Bild wird dann von spindeligen Zellen beherrscht, die zu Strängen und Wirbeln geordnet sind. Die Zellen haben große, hyperchromatische Zellkerne. Es treten häufig in unregelmäßiger Verteilung Mitosen auf. Die unterschiedlich große Zellkerne enthaltenden Riesenzellen sind unregelmäßig im Tumorgewebe verteilt.

Die maligne Riesenzellgeschwulst entspricht dem osteolytischen osteogenen Sarkom. Diese Bezeichnung sollte daher nur dann gewählt werden, wenn die Entstehung aus einer gutartigen Riesenzellgeschwulst belegt werden kann. Im Kieferbereich ist sie äußerst selten; von manchen Autoren wird ihr Vorkommen dort bezweifelt.

Osteoblastisches Sarkom (sklerotisches Sarkom)

Das osteoblastische Sarkom ist ein im Kieferknochen meistens solitär vorkommender Tumor.

Die Farbe des Tumorgewebes ist grauweiß oder rötlich. Das Tumorgewebe kann fein gekörnt sein, aber auch derb und manchmal knochenhart.

Histologisch besteht der Tumor aus einem zellreichen Grundgewebe, das viel kollagene Grundsubstanz in Form kreuzweise durchflochtener Faserzüge enthält, in der z. T. verkalkte Osteoidanteile liegen. Das ortsständige Knochengewebe wird von dem Tumorwachstum zerstört, aber gleichzeitig läuft eine intensive Neubildung von osteoider Substanz und von Knochengewebe ab. Die neugebildeten Knochenanteile können als dichte Bälkchen, den Spicuale, angeordnet sein.

Das osteoblastische Sarkom geht von den osteogenen Schichten des Periostes aus. Wie das osteolytische Sarkom metastasiert es am häufigsten hämatogen in die Lungen. Eine lymphogene Ausbreitung des Tumors ist selten.

Chondromyxosarkom

Das Chondromyxosarkom tritt selten im Kieferknochen auf. Es wird häufiger im Ober- als im Unterkiefer beobachtet. Der Tumor ahmt nach dem **histologischen** Bild alle Übergänge vom fibrösen bis zum Knorpelgewebe nach. Er besteht zum Teil aus sternförmig verzweigten Zellen, die in einer schleimigen Grundsubstanz liegen. Das Tumorgewebe ist zellreich (Abb. **130**). Die Zellen enthalten plumpe, chromatinreiche

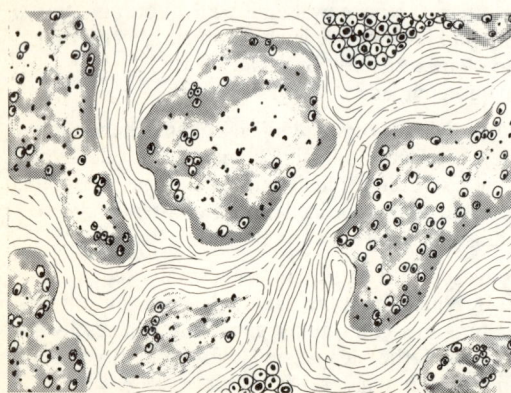

Abb. **130** Chondromyxosarkom. Unterschiedlich zellreiche Tumorpartien mit unregelmäßig angeordneter Knorpelgrundsubstanz. Die Tumorzellen enthalten unterschiedlich große chromatinreiche Zellkerne.

Zellkerne. Gelegentlich sind Riesenzellen zu beobachten. Die knorpelige Grundsubstanz kann verknöchert sein.

Das Chondromyxosarkom entsteht aus periostalen Teilen des Knochens oder sekundär aus einem Chondrom.

Chondroblastische Sarkome, also vorwiegend knorpelbildende Sarkome, sollen im Kieferbereich nicht vorkommen.

Hämangiosarkom

Bösartige, von den Gefäßen ausgehende Tumoren gehören zu den sehr seltenen Geschwülsten der Mundhöhle. Sie können entsprechend ihres Ausgangsgewebes in allen Regionen der Mundhöhle vorkommen.

Die **differentialdiagnostische** Abgrenzung dieser Tumoren gegen das polymorphzellige Sarkom kann schwierig sein, da in entdifferenzierten Geschwülsten die Gefäße ihre ursprüngliche Struktur verlieren und der Tumor dann aus einer Wucherung polymorphzelliger Elemente besteht.

Hämangioendotheliom

Eine andere Form dieser Tumorgruppe wird als Hämangioendotheliom bezeichnet. Der Tumor besteht primär aus einer Wucherung von Kapillaren mit Teleangiektasien, die einem kavernösen Hämangiom ähneln. Ungehemmt wuchernde Gefäßendothelzellen können die Gefäßlichtung vollständig verschließen. Die nur vereinzelt mehrkernigen Tumorzellen sind polymorph. Die histologische Darstellung argyrophiler Fasern kann die differentialdiagnostische Einordnung dieser Tumoren erleichtern, da meistens ein Fasernest erhalten ist, das dem Gefäßaufbau entspricht.

Hämangioperizytom

Eine besondere Form dieser Tumorgruppe stellt das Hämangioperizytom dar. Es gehört ebenfalls zu den seltenen Gefäßtumoren und ist in seiner Dignität im Einzelfall nur schwer einzuordnen, zumal das histologische Bild häufig nicht mit dem klinischen Verhalten des Tumors in Korrelation gebracht werden kann.

Der Tumor besteht aus einem Netzwerk von Kapillaren mit regelmäßiger Endothelauskleidung. Den Gefäßen angelagert sind rundliche, ovale, polygonale oder spindelige Zellen. Diese proliferierenden Zellen werden als Perizyten aufgefaßt. Das Zytoplasma der Zellen hat häufig einen wabigen Bau. Die Zellkerne zeigen eine wechselnd ausgebildete Polymorphie. Es können Riesenzellbildungen auftreten. Mitosen sind vermehrt. Zwischen den Zellen befindet sich ein Netzwerk argyrophiler Fasern. Der Tumor kann außen von einer bindegewebigen Kapsel umgeben sein, die häufig von Tumorgewebe durchsetzt ist.

Das Geschwulstgewebe kann in Gefäße und in Nervenscheiden einwachsen. Der Tumor metastasiert in der Regel hämatogen in die Lungen und in die Knochen.

Geschwülste der Muskulatur

Bösartige Geschwülste der Muskulatur sind im Mund- und Kieferbereich äußerst selten. Sie können von der glatten Muskulatur der Gefäßwand ausgehen (Leiomyosarkom) oder von der quergestreiften Muskulatur von Lippe, Zunge und Wange (Rhabdomyosarkom).

Gutartige epitheliale Geschwülste

Papillom

Das Papillom wird bei Männern häufiger als bei Frauen und vorwiegend im 4.–5. Lebensjahrzehnt beobachtet.

Es ist eine umschriebene, meist gestielte, seltener breitbasig aufsitzende Geschwulst mit blumenkohlartig zerklüfteter Oberfläche von weißlicher bis grauweißlicher Farbe (Verhornung). Der Tumor sitzt bevorzugt an Zunge, weichem Gaumen und Tonsille, er ist aber auch in jeder anderen Lokalisation möglich. Gelegentlich treten Papillome multipel auf (Papillomatose) und häufiger als hyperplastische Gewebsreaktion am Gaumen unter schlecht sitzenden Prothesen.

Der entzündlich, im Umfang der Prothese gerötete Gaumen ist dann übersät mit stecknadelkopf- bis linsengroßen, teils gestielten, warzenartigen, teils halbkugeligen, breitbasig aufsitzenden oder rasenförmig feinzottigen Wucherungen, die hier meist eine gerötete Oberfläche aufweisen. In seltenen Fällen kann das Papillom endophytisch in die Tiefe wachsen (invertiertes Papillom).

Das Röntgenbild zeigt im Bereich des Tumors eine muldenförmige, nicht immer scharf begrenzte Knochendestruktion. **Differentialdiagnostisch** sind Leukoplakie und stark verhornende, exophytisch wachsende Plattenepithelkarzinome nicht ohne weiteres abzugrenzen.

Histologisch besteht das Papillom aus einer Wucherung von Plattenepithel (Abb. **131** und **132**). Das Epithel bildet unterschiedlich breite Falten. Jede Falte enthält einen schmalen Streifen von lockerem, vaskularisiertem Bindegewebe. In diesem finden sich umschriebene Vermeh-

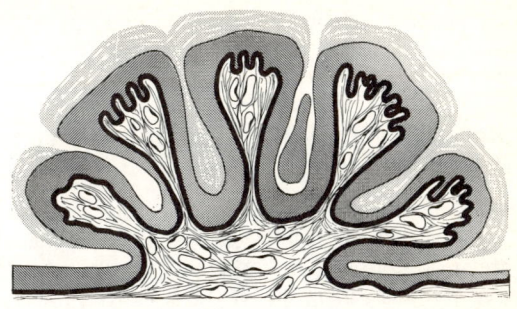

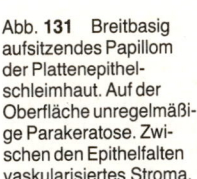

Abb. **131** Breitbasig aufsitzendes Papillom der Plattenepithelschleimhaut. Auf der Oberfläche unregelmäßige Parakeratose. Zwischen den Epithelfalten vaskularisiertes Stroma.

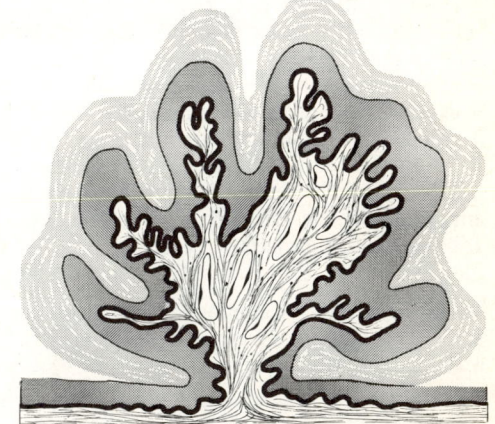

Abb. **132** Papillom der Plattenepithelschleimhaut mit breitem, vaskularisiertem Bindegewebsanteil, gleichmäßiger Parakeratose auf der Oberfläche und schmalem Stiel.

rungen von Plasmazellen und Rundzellen. Die Schichtung des Epithels ist erhalten. Die Basalzellschicht hebt sich durch eine dunkle Färbung ab. Wegen ihres Bindegewebsanteiles werden die Papillome auch gelegentlich als Fibroepitheliome bezeichnet.

Das Papillom ist wahrscheinlich keine echte Geschwulst. Das Verhalten und das Aussehen der Neubildung sprechen dafür, daß sie auf dem Boden einer chronischen Entzündung entstehen. Als auslösende oder beteiligende Ursache kommt ein Virus in Betracht. Diese Veränderungen haben Ähnlichkeit mit den virusbedingten Schleimhautpapillomen des Kehlkopfes und der Verrucae vulgaris der Haut.

Therapie. Exzision der gutartigen Geschwulst im Gesunden. Histologische Untersuchung wegen der Verwechslungsmöglichkeit mit malignen Epitheliomen ist erforderlich. Bei der Papillomatose der Gaumenschleimhaut kombinierte Exzision und Abschälung der Wucherung. Wiedereinpassung und Neuanfertigung der Prothese. Regelmäßige Kontrolle des Prothesensitzes.

Keratoakanthom (Molluscum sebaceum oder pseudocarcinomatosum)

Es handelt sich bei diesem Tumor um eine warzige, umschriebene, rasch wachsende, halbkugelige Neubildung mit derbem Wall und zentraler, kraterförmiger Vertiefung, die weißliche Hornmassen enthält. Er kommt bevorzugt an der Haut, an der Lippe, seltener an der Zunge und im Alveolarfortsatz vor und wird stets erst nach dem 3. Lebensjahrzehnt beobachtet.

Im Zentrum der Knotenbildung findet sich **histologisch** ein mit Hornmassen gefüllter Krater, über den seitlich lippenartig parakeratotisches Epithel ragt (Abb. **133**). Unterschiedlich breite Epithelzapfen ragen weit gegen das Bindegewebe vor. In den Epithelsträngen zeigt sich eine Stachelzellstruktur mit Interzellularbrücken. Die Zellen erscheinen polymorph. Zahlreiche Mitosen können vorkommen. In der Tiefe gelegene Epithelzapfen weisen gelegentlich Hornperlen auf. Im Bindegewebe entwickelt sich um die Epithelzapfen eine dichte Rundzellvermehrung. **Differentialdiagnostisch** ist dieser Tumor gegen warzige Leukoplakien, Papillome und verhornende Plattenepithelkarzinome abzugrenzen.

Therapie. Häufig Spontanheilung. Bei differentialdiagnostischen Schwierigkeiten oder längerem Bestehen Exzision im Gesunden und histologische Abklärung der Diagnose.

Adenome

Die Adenome und pleomorphen Adenome und Mukoepidermoidtumoren sind auch, soweit sie an Lippen und im Bereich der Mund-

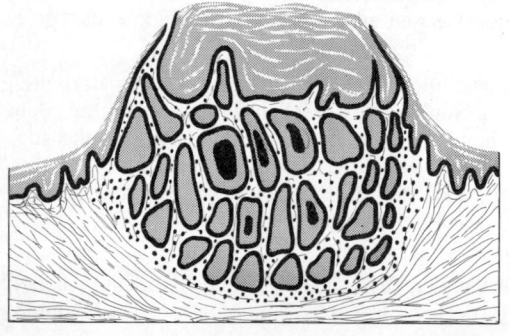

Abb. **133** Keratoakanthom. Im Zentrum mit Hornmassen gefüllter Krater, über den seitlich lippenartig parakeratotisches Epithel ragt.

schleimhaut (Zunge, Umschlagfalte, Gaumen usw.) lokalisiert sind, Abkömmlinge kleiner Speichel- und Schleimhautdrüsen und im morphologischen Aufbau, in Dignität und klinischem Verhalten den Tumoren der großen Speicheldrüsen ähnlich und werden deshalb im Kapitel der Speicheldrüsentumoren abgehandelt (s. S. 263).

Bösartige epitheliale Geschwülste der Mundhöhle

Die bösartigen epithelialen Geschwülste werden als Karzinome bezeichnet. Die in der Mundhöhle vorkommenden Karzinome werden nach ihrem Differenzierungsgrad eingeteilt. Sie gehen am häufigsten vom Plattenepithel der Mundschleimhaut aus und können in verhornende, nicht verhornende und in anaplastische Karzinome unterschieden werden.

Basaliom (Synonym: Basalzellkarzinom)

Das Basaliom ist eine gelblichbräunlichrote bis bräunlichschwarze, knotenförmige, derbe, in der Haut sitzende Geschwulst, die sich durch langsames Wachstum auszeichnet. Beim Fortschreiten der Geschwulst kommt es früher oder später zu einer zentralen Ulzeration. Die Geschwulst ist besonders häufig bei älteren Menschen im Bereich der Oberlippenhaut oder an der Nasolabialfalte lokalisiert, tritt jedoch auch gelegentlich in der Mundschleimhaut auf und wird an der Lippe und auch an der Stirnhaut beobachtet.

Der Tumor wächst infiltrierend und destruierend, ist dann als Ulcus terebrans der Nasolabialfalte sehr gefürchtet.

Die Basaliome treten in verschiedenen **histologischen** Differenzierungstypen auf. Aus zusammenhängenden Epithelkomplexen wird das *solide Basaliom* gebildet. Die zytoplasmareichen Zellen besitzen einen chromatinreichen, meist längsovalen Zellkern. Mitosen kommen nicht häufig vor. Die dem Bindegewebe benachbarte Zellreihe besteht wie die Basalzellreihe des gesunden Epithels aus einer senkrecht auf einer Basalmembran stehenden, mehr zylindrisch geformten Zellschicht. Das umgebende zahlreiche Bindegewebe ist meistens konzentrisch um die Tumorstränge angeordnet und von Entzündungszellen durchsetzt (Abb. **134**). Die einzelnen Tumorstränge sind fingerförmig verzweigt und zum Teil kolbig aufgetrieben. Über dem Basaliom kann die Schleimhaut druckatrophisch werden und ulzerieren (Ulcus rodens).

Das *zystische Basaliom* zeigt in den großen Epithelnestern Hohlraumbildungen mit Zelldetritus. Tubuläre und drüsenähnliche Bildungen

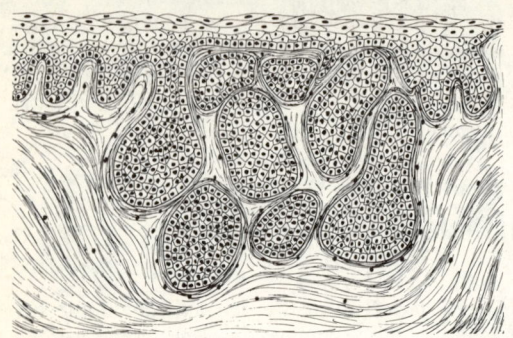

Abb. **134**   Basoliom vom soliden Typ. Die einzelnen Tumorstränge sind fingerförmig verzweigt. Sie werden von einer faserreichen Bindegewebszone abgegrenzt. Tumorzellen vom Basalzelltyp.

zeichnen das adenoide Basaliom aus. Aus zwei Epithellagen bestehende Stränge hängen untereinander grobmaschig zusammen. Zwischen den Strängen ist zum Teil hyalinisiertes Bindegewebe angeordnet. Diese Form des Tumors sieht dem Zylindrom ähnlich, sie wird von verschiedenen Autoren als zylindromatöses Basaliom bezeichnet (s. unten).

Treten in den Epithelnestern Verhornungen auf, die gegen das in konzentrischen Schichten gelagerte Epithel scharf abgesetzt sind, so wird diese Form als keratotisches Basaliom bezeichnet.

Die Ansicht, daß es sich bei diesem Tumor um ein Karzinom handelt, ist verlassen worden. Wie bei den Fibroepitheliomen proliferiert im Gegensatz zum Karzinom das Bindegewebe mit. Es wird diskutiert, daß die Basalzellen des Plattenepithels oder die Hautanhangsgebilde die Matrix für diesen Tumor bilden. Darüber hinaus wird angenommen, daß erst während des Erwachsenenalters gebildete, pluripotente Zellen das Ursprungsgewebe für das Basaliom bilden.

Differentialdiagnostisch sind die Basaliome gegen Karzinome der Haut und gegen das Keratoakanthom abzugrenzen.

Therapie. Großzügige Exzision im Gesunden, wobei die tiefen Gewebspartien zu beachten sind. Bei nicht vollständiger Exzision treten Rezidive auf. Gegebenenfalls besonders beim Ulcus terebrans prophylaktische Entfernung der ersten Station der regionären Lymphknoten.

Plattenepithelkarzinom

In klinischen Statistiken wird die Häufigkeit des Mundhöhlenkarzinoms mit 5 bis 10% aller Karzinome angegeben. Die Häufigkeit zeigt dabei eine außerordentlich große geographische Schwankungsbreite. Die höchsten Zahlen weisen Länder mit niedrigem Lebensstandard auf.

Besonders häufig ist das Mundhöhlenkarzinom in Indien. Dies wird auf die Gewohnheit des Betelnußkauens zurückgeführt. Unter den europäischen Ländern ist das Mundhöhlenkarzinom bei Männern in Frankreich 5mal häufiger als in der Bundesrepublik Deutschland.

Ein Altersgipfel in der Häufigkeit liegt im 7. Lebensjahrzehnt. Männer sind 3mal häufiger betroffen als Frauen.

Lokalisation:

Unterlippe	20 bis 25%
Unterkiefer-Gingiva	15 bis 20%
Mundboden	15%
Wangenschleimhaut	10%
Gaumen	10%
Oberlippe und Oberkiefer-Gingiva zusammen	5%

Das Mundhöhlenkarzinom kann diffus infiltrierend, exophytisch oder ulzerös wachsen. Nach dem histologischen Aufbau können 3 Differenzierungsgrade unterschieden werden, wobei diese Grade keine wesentlichen Hinweise auf das Tumorverhalten ableiten lassen. Die Differenzierung kann im einzelnen Tumor in verschiedenen Abschnitten stark variieren.

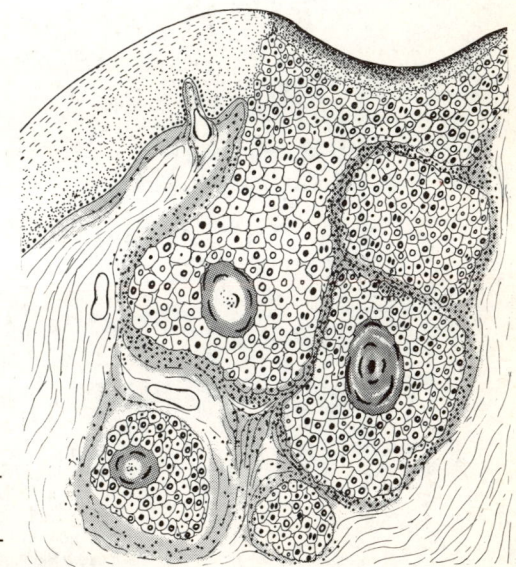

Abb. 135 Breit infiltrierend wachsendes, verhornendes Plattenepithelkarzinom Grad I. In den soliden Epithelsträngen mit polymorphen Epithelzellen konzentrisch geschichtete Hornperlen.

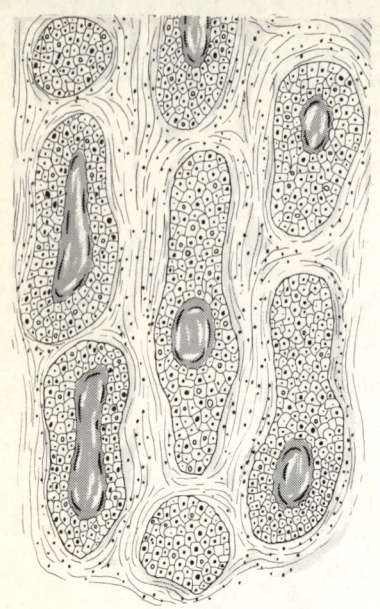

Abb. **136** Tiefer liegende solide Epithelstränge eines verhornenden Plattenepithelkarzinoms, Grad II, getrennt durch faserreiche Bindegewebsanteile. Auch in diesen Epithelsträngen konzentrisch geschichtete Hornperlen.

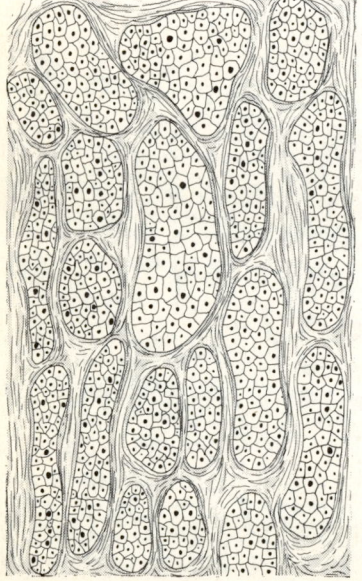

Abb. **137** Nicht-verhornendes Plattenepithelkarzinom Grad III. Solide Epithelstränge mit polymorphen Plattenepithelzellen. Keine Verhornung. Zwischen den soliden Epithelanteilen schmale, lockere Bindegewebszüge.

Der Grad I des Differenzierungsgrades entspricht dem hochdifferenzierten Plattenepithelkarzinom. Es ist durch zahlreiche Epithelperlen, eine erhebliche Keratinisierung mit deutlicher Ausbildung von Interzellularbrücken an den Epithelzellen gekennzeichnet. Es treten weniger als 2 Mitosen pro Gesichtsfeld auf. Es besteht eine minimale Kern- und Zellpolymorphie. Atypische Mitosen und vielkernige Riesenzellen sind selten (Abb. **135**).

Der Grad II des Differenzierungsgrades entspricht dem mittelgradig differenzierten Plattenepithelkarzinom. Epithelperlen sind selten oder fehlen. Die Keratinisierung ist geringer. Es sind Verhornungen einzelner Zellen nachzuweisen. Die Interzellularbrücken sind an den Epithelzellen deutlich ausgebildet. Pro Gesichtsfeld sind 2 bis 4 Mitosen nachweisbar. Gelegentlich sind atypische Mitosen aufzufinden. Es besteht eine mäßige Zell- und Kernpolymorphie. Vielkernige Riesenzellen sind selten (Abb. **136**).

Der Grad III der Differenzierung entspricht dem niedrig differenzierten Plattenepithelkarzinom. In ihm ist so gut wie keine Keratinisierung nachzuweisen. An den Zellen bestehen keine Interzellularbrücken. Pro Gesichtsfeld sind mehr als 4 Mitosen und zahlreiche atypische Mitosen nachzuweisen. Es besteht eine deutliche Zell- und Kernpolymorphie. Es treten zahlreiche vielkernige Riesenzellen auf (Abb. **137**).

Varianten des Plattenepithelkarzinoms

Aufgrund der Wachstumsform und der histologischen Differenzierung können besondere Formen des Plattenepithelkarzinoms der Mundhöhle abgegrenzt werden.

Das verruköse Karzinom ist hochdifferenziert. Es wächst deutlich exophytisch und neigt mehr dazu, die tiefer gelegenen Gewebsstrukturen, einschließlich des Knochens zu erodieren als zu infiltrieren. Die in die Knochen reichenden Epithelzapfen sind breit und plump. Die Verhornungstendenz ist nicht groß. Mitosen sind spärlich. Die Prognose ist relativ günstig, der Malignitätsgrad gering.

Das Spindelzellkarzinom stellt eine stark entdifferenzierte Tumorform dar. Wegen seines Aufbaus aus spindelförmigen Zellen wird es oft als Sarkom oder Karzinosarkom fehlgedeutet. Vereinzelt können Verhornungszeichen vorkommen. Trotz der geringen Differenzierung ist die Mitosezahl oft niedrig. Die Prognose ist unterschiedlich und trotz der niedrigen Differenzierung der Tumorzellen nicht immer schlecht.

Das lymphoepitheliale Karzinom besteht aus synzytial zusammenhängenden und nicht verhornten Plattenepithelsträngen und Nestern. Das dazwischen angeordnete spärliche Stroma enthält reichlich Lymphozyten. Der synzytiale Charakter des Epithels ist durch besonders helle

Epithelanteile hervorgerufen, die nur unscharfe Begrenzungen aufweisen. Der Tumor entwickelt sich am häufigsten im Bereich der Tonsillen, selten am Zungengrund, im Epipharynx und manchmal in den Wangen oder in den Vorspeicheldrüsen. Die Unterteilung des lymphoepithelialen Karzinoms in »Schmincke-Typ« und »Regaud-Typ« hat nach größeren statistischen Zusammenstellungen keine wesentliche praktische Bedeutung.

Die Mundhöhlenkarzinome können sich unabhängig von ihrem Sitz per continuitatem, lymphogen bzw. hämatogen ausbreiten. Die Metastasierung erfolgt vorzugsweise in die regionären Lymphknoten der Halsregion. Dabei nimmt die Frequenz der Metastasierung proportional zur Größe des Primärtumors zu. Bei der Operation sind in 25% der Fälle Lymphknotenmetastasen nachweisbar.

Malignes Melanom

Maligne Melanome sind in der Mundschleimhaut selten. In größeren Übersichtsstatistiken wird der Melanomanteil an sämtlichen malignen Tumoren mit 1 bis 2% angegeben. In nur 10% der Fälle wird die Mundschleimhaut zuerst befallen. Der Tumor kommt bei Männern etwa doppelt so häufig vor wie bei Frauen (Abb. **138**).

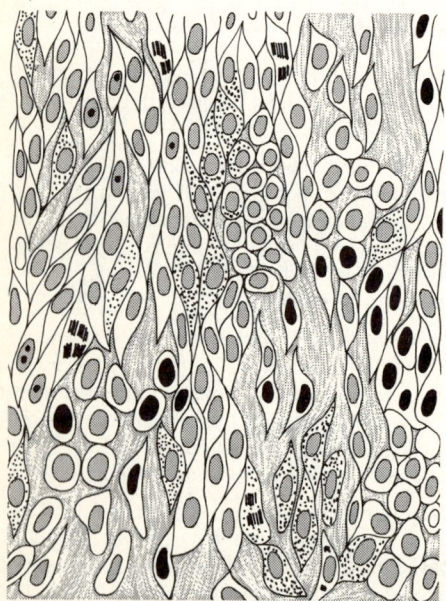

Abb. **138** Malignes Melanom vom spindelzelligen Typ. Unterschiedlich verteilte melaninhaltige Zellen. Deutliche Kernpolymorphie und herdförmig reichlich Mitosen.

Zwei Drittel der Melanome sind im Oberkiefer lokalisiert, es folgen der Unterkiefer mit ca. 12%, die Zunge mit etwa 7%, die Wangenschleimhaut mit etwa 5% und die Unterlippe mit ca. 3%.

Klinisch lassen sich drei Melanomformen mit unterschiedlicher Dignität unterscheiden:

1. das noduläre Melanom,
2. das superfiziell spreitende Melanom,
3. das Lentigo-maligna-Melanom.

Im Kopf-Hals-Bereich ist der Anteil des nodulären Melanoms relativ hoch. Dieses Melanom hat ein knotiges Aussehen mit kurzer Anamnese und schlechter Prognose. Das superfiziell spreitende Melanom ist relativ klein, knotig und hat eine längere Anamnese. Es findet sich überwiegend auf nicht belichteter Haut. Seine Prognose ist günstiger. Das Lentigo-maligna-Melanom entwickelt sich aus einer Lentigo maligna sive Melanosis circumscripta praeblastomatosa Dubreuilli. Seine Prognose ist bei frühzeitiger Therapie relativ gut. Insgesamt sind die Therapie und Prognose wesentlich von der Eindringtiefe des Tumors (Level 1–5) zum Zeitpunkt der Behandlung abhängig. Eine Probeexzision darf wegen der Gefahr der massiven Zellaussaat nicht durchgeführt werden.

Der Tumor kann in vorher unauffälliger Schleimhaut oder im Bereich eines seit Monaten bis Jahren bestehenden pigmentierten Herdes entstehen. Er kann flach, polypös oder ulzeriert erscheinen. **Histologisch** besteht er in der Mehrzahl der Fälle aus pigmentbildenden Zellen des Ektoderms. Die Zellen sind dicht mit Pigment beladen. Bei schnell wachsenden polymorphzelligen Tumorformen bleibt die Pigmentbildung gelegentlich aus. Diese Tumoren werden dann als amelanotische Melanome bezeichnet.

Der Tumor breitet sich lokal diffus aus, wobei häufig eine Knochendestruktion erfolgt.

Die Metastasierung erfolgt üblicherweise zunächst in die regionären Lymphknoten. Es kann jedoch auch eine weit verbreitete hämatogene Aussaat relativ früh erfolgen. Fernmetastasen kommen vor allem in der Lunge, der Leber, im Herzmuskel, im Gehirn und im Knochen vor.

Die Prognose des malignen Melanoms ist schlecht. Die Fünfjahresüberlebensrate beträgt 5 bzw. 20%, je nachdem, ob bei der Erstuntersuchung Lymphknotenmetastasen vorhanden waren oder nicht.

Odontogene Geschwülste

Die einzelnen Gewebsbestandteile des Zahnes können Ausgangsgewebe für Geschwülste bilden. Es handelt sich dabei überwiegend um Tumoren, die sich aus embryonalen Gewebsresten aus der Zahnent-

Tabelle **9**   Klassifikation der odontogenen Geschwülste nach WHO (1971)

Odontogene Tumoren gutartige	Odontogene Tumoren bösartige
1. Ameloblastom	1. Odontogene Karzinome
2. Verkalkender odontogener Tumor	a) Malignes Ameloblastom
3. Ameloblastisches Fibrom	b) Primäres intraossäres Karzinom
4. Adenomatoider odontogener Tumor	c) Andere odontogene Karzinome
5. Verkalkende odontogene Zyste	z.B. ausgehend vom Zystenepithel
6. Dentinom	2. Odontogene Sarkome
7. Ameloblastisches Fibro-Odontom	a) Ameloblastisches Sarkom
8. Odonto-Ameloblastom	b) Ameloblastisches Odontosarkom
9. Komplexes Odontom	
10. Zusammengesetztes Odontom	
11. Odontogenes Fibrom	
12. Myxofibrom	
13. Zementome	
14. Melanotischer neuro-ektodermaler Tumor	

wicklung bilden. Nur selten gehen die Geschwülste von ausgereiftem Zahngewebe aus.

Die odontogenen Geschwülste sind insgesamt selten. Unter ihnen überwiegen die mesodermaler Herkunft bei weitem.

Die Klassifikation der odontogenen Geschwülste wird nach einem Vorschlag der WHO (1971) vorgenommen (Tab. **9**).

Gutartige odontogene Geschwülste

Ameloblastom

Das Ameloblastom ist ein histomorphologisch gutartiger, lokal invasiv wachsender Tumor aus proliferierendem odontogenem Epithel mit einem fibrösen Stroma. Klinisch muß er als lokal maligne eingestuft und entsprechend behandelt werden. Das Ameloblastom kommt in allen Altersstufen vor. Ein Altersgipfel in der Häufigkeit liegt zwischen dem 3. und 5. Lebensjahrzehnt. Männer sind etwas häufiger betroffen als Frauen.

Etwa 80% der Tumoren entwickelt sich im Unterkiefer, am häufigsten im Molarenbereich und im aufsteigenden Ast des Unterkiefers. Seltener entwickeln sich die Geschwülste im Prämolarenbereich und am seltensten im Bereich der Schneidezähne. Das Ameloblastom liegt meist als zentrale Knochengeschwulst im Knocheninnern. In seltenen Fällen werden auch extraossäre Lokalisationen des Tumors beobachtet.

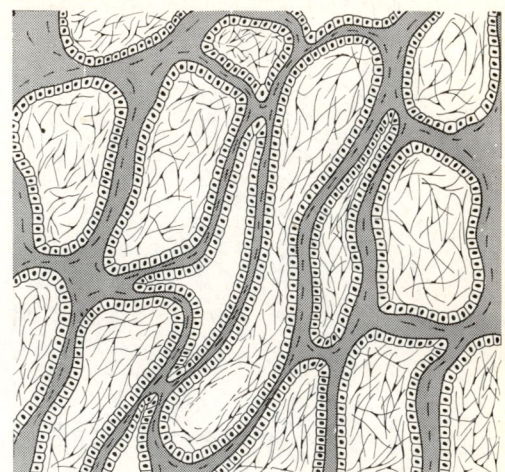

Abb. **139** Follikuläres Ameloblastom. Epithelinseln durch Bindegewebe getrennt, innen locker gefügte polygonale Zellen und zystische Umwandlung.

Histologisch bildet eine Wucherung von Ameloblasten das Grundgewebe des Tumors. Der epithelialen Komponente ist in regelmäßiger Anordnung eine bindegewebige Stromazone zugeordnet. In den Epithelanteilen ist die Struktur und Anordnung der Zellen der des Schmelzorganes angeglichen. Die Ameloblastome können von der Zahnleiste selbst, aber auch von ihren Abkömmlingen ausgehen.

Die Differenzierung des Epithels zeigt eine große Variationsbreite.

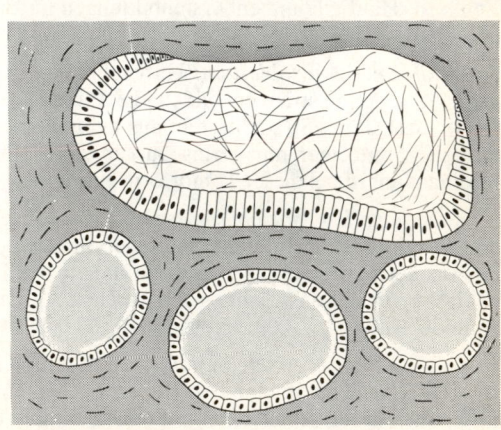

Abb. **140** Follikuläres Ameloblastom mit stärkerer zystischer Umwandlung. Die Innenzone bildet sich z. T. vollständig zurück. Es resultieren mit kubischem Epithel ausgekleidete Zysten.

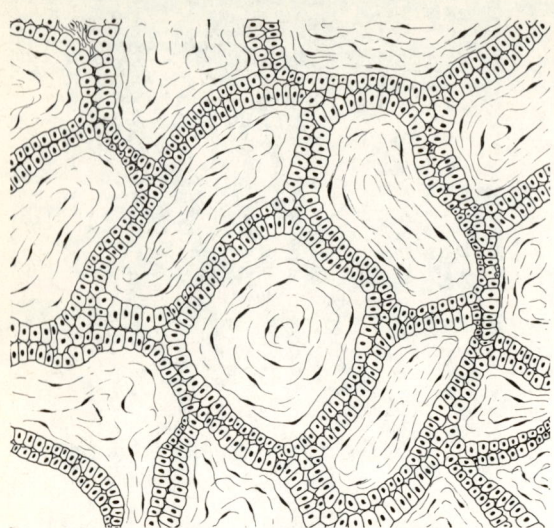

Abb. 141 Plexiformes Ameloblastom. Epithelkomplexe aus gleichmäßig breiten Strängen, die ein Netzwerk bilden. Zwischen dem Epithel lockeres Bindegewebe, das der Schmelzpulpa entspricht.

1. *Follikuläres Ameloblastom.* Das Epithel des follikulären Ameloblastoms ist in unterschiedlich großen Inseln angeordnet. Im Epithel ist eine Innenzone mit sternförmig verzweigten Zellen, die der Schmelzpulpa entspricht, abzugrenzen. Außen liegt eine Lage aus kubischen bis zylindrischen Zellen mit meist basal angeordnetem, chromatinreichen Zellkern. Häufig kommen Zystenbildungen im Epithel vor (Abb. **139** und **140**).

2. *Plexiformes Ameloblastom.* Unregelmäßige Areale oder ein Netzwerk von Epithelsträngen bilden die Grundstruktur dieses Tumors (Abb. **141**). Jeder Strang besteht aus kubischen bis zylindrischen Epithelzellen mit einer nur gering ausgebildeten Innenzone. Auch der Stromaanteil ist bei dieser Tumorform gering.

3. *Akanthotisches Ameloblastom.* Das akanthotische Ameloblastom ist durch unterschiedlich breite Plattenepithelmetaplasien mit Verhornungszonen in der epithelialen Komponente des Tumors gekennzeichnet (Abb. **142**). Sonst zeigt es den gleichen Aufbau wie das follikuläre Ameloblastom.

4. *Basalzelltyp des Ameloblastoms.* Tumoren im Kieferknochen oder vom Oberflächenepithel in den Kieferknochen entwickelte Geschwülste können große Ähnlichkeit mit dem Basaliom der Haut aufweisen.

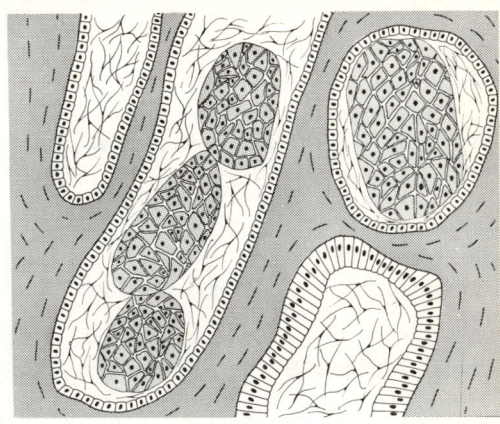

Abb. **142** Akanthotisches Ameloblastom. In den Epithelsträngen des Ameloblastoms unterschiedlich große Plattenepithelinseln.

Die differentialdiagnostische Abgrenzung zum intraossären adenoid-zystischen Karzinom kann schwierig sein.

5. *Granulazelltyp des Ameloblastoms.* Ameloblastome können eine granuläre Transformation des Epithels aufweisen. Die Zellen dieses Tumors haben eine kubische oder runde Form. Ihr breiter Zytoplasmaanteil ist durch azidophile Granula gekennzeichnet.

6. *Hämangioameloblastisches (angiomatöses) Ameloblastom.* Der Stromaanteil des Ameloblastoms kann durch einen großen Reichtum an Gefäßen gekennzeichnet sein. Der Bindegewebsanteil zwischen Epithel und den Bluträumen ist in dieser Geschwulstdifferenzierung nur gering ausgebildet. Die Endothelauskleidung der Blutgefäße kann fehlen, so daß die Begrenzung durch den epithelialen Anteil des Tumors erfolgt.

Die Ameloblastome zeigen eine Rezidivquote bis zu ca. 30%. Sie sind durch ein lokal invasives Wachstum gekennzeichnet. Eine bösartige Transformation ohne Änderung der Grundstruktur kann gelegentlich durch die Bildung von Lymphknotenmetastasen beobachtet werden.

Verkalkender epithelialer odontogener Tumor (Pindborg-Tumor)

Der kalzifizierende epitheliale odontogene Tumor ist eine lokal invasiv wachsende Geschwulst mit Bildung amyloidähnlicher Substanz, die verkalken kann. Dieser Tumor ist selten und kommt zwischen dem 20. und 60. Lebensjahr vor. 60% der Tumoren liegen im Unterkiefer, 30% der Fälle sind im Oberkiefer, am häufigsten in der Region der Prämolaren beobachtet worden. Der Tumor zeigt häufig eine enge Beziehung zur Krone retinierter Zähne. In seltenen Fällen kann der Tumor auch außerhalb des Kieferknochens vorkommen.

Histologisch besteht diese Geschwulst aus polygonalen epithelialen Zellen, mit deutlich ausgebildeten Interzellularbrücken. Dazwischen sind unterschiedlich breite Areale aus einem bindegewebigen Stroma mit degenerativen Veränderungen angeordnet. Zwischen den Epithelzellen liegen runde, homogene, azidophile Gebilde mit unregelmäßig begrenzten Verkalkungen.

Der Tumor zeigt ein gutartiges Verhalten. Die Rezidivneigung ist gering.

Ameloblastisches Fibrom (früher weiches Odontom)

Das ameloblastische Fibrom besteht aus odontogenem Epithel ohne Odontoblasten, das der Zahnleiste ähnelt. Die Epithelanteile können in einem gefäßreichen Stroma kombiniert vorkommen (Abb. **143**).

Dieser Tumor wird in der Regel bei jüngeren Patienten vor dem 21. Lebensjahr beobachtet. Selten tritt er im 4. und 5. Lebensjahrzehnt auf. Er ist selten. Das ameloblastische Fibrom liegt üblicherweise im Unterkiefer im prämolaren Bereich. Es besteht **histologisch** aus einer epithelialen Komponente, die in Bändern oder Inseln angeordnet ist. Die äußere Zellschicht dieser Zone besteht aus kubischen bis zylindrischen Zellen. In der Innenzone liegt ein Retikulum aus sternförmig aufgezweigten Zellen. Zystenbildungen im Epithel kommen gewöhnlich

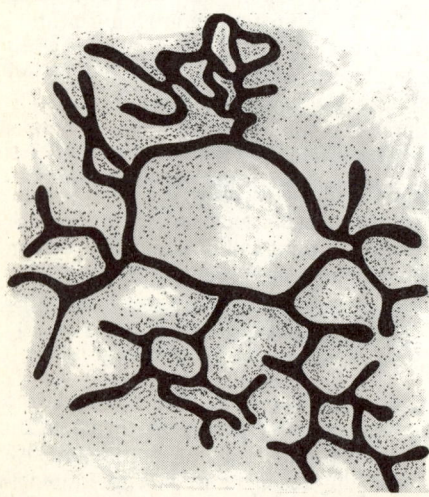

Abb. **143**   Ameloblastisches Fibrom mit aufgezweigten Epithelanteilen.

nicht vor. Die bindegewebige Komponente des Tumors ist zellreicher als beim Ameloblastom. Die Zellen sind rund oder aufgezweigt. Kollagenfasern sind spärlich ausgebildet. Herdförmige Hyalinisierungen kommen vor (Abb. **144**).

Der Tumor zeigt ein gutartiges Verhalten und keine wesentliche Rezidivneigung.

Adenomatoider odontogener Tumor (Adeno-Ameloblastom)

Der adenomatoide, odontogene Tumor besteht aus odontogenem Epithel mit Bildung gangartiger Strukturen.

Er tritt zwischen dem 10. und 20. Lebensjahr auf. Das weibliche Geschlecht ist bevorzugt betroffen. 60% der Veränderungen liegen im Oberkiefer, 30% im Unterkiefer. In 75% der Fälle besteht eine Verbindung zu einem nicht durchgebrochenen Zahn.

Der Tumor besteht aus unterschiedlich weiten zystischen Hohlräumen. Das Epithel im Randbereich dieser Hohlräume liegt in Bändern oder Streifen oder in Wirbeln vor. Ringförmig angeordnete Epithelzellen bilden gangartige und drüsige Strukturen. Zwischen den zylinderzelligen Epithelanteilen kann ein azidophiles, gewöhnlich PAS-positives Material liegen, das als nicht mineralisiertes Dentin mit tubulärer Grundstruktur aufgefaßt werden kann. Verkalkungen kommen vor.

Der Tumor zeigt ein gutartiges Verhalten. Eine besondere Rezidivneigung ist nicht zu beobachten.

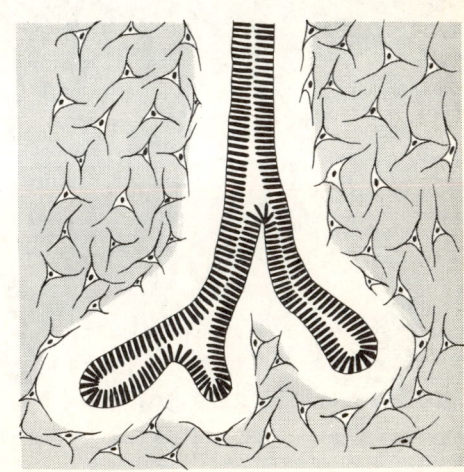

Abb. **144** Ameloblastisches Fibrom. Um das Epithel ist eine gleichmäßig breite, helle Zone ausgebildet. Das Bindegewebe ist faserarm und besteht aus sternförmig aufgezweigten Bindegewebszellen.

Kalzifizierende odontogene Zyste (s. S. 145)

Die kalzifizierende odontogene Zyste wurde von PINDBORG (1958) von dem kalzifizierenden epithelialen odontogenen Tumor abgegrenzt. Die kalzifizierende odontogene Zyste ist durch mehrschichtiges Epithel mit prominenter Basalzellschicht gekennzeichnet. Die Zellen haben Ähnlichkeit mit denen der Schmelzpulpa. Es treten sogenannte Schattenzellen innerhalb der Epithelzone auf. Außen schließt sich an den zentralen zystischen Hohlraum eine unterschiedlich breite Bindegewebszone an. Die Schattenzellen können einzeln oder in größeren Schollen verkalken. Hornartige Substanz wird gebildet.

Sehr selten ist diese Zystenform mit Differenzierungsstörungen der Haut und Hautanhangsgebilde kombiniert. Intra- und extraossäre Formen sind zu beobachten.

Dentinom

Das Dentinom ist ein seltener Tumor des odontogenen Epithels mit unreifem Bindegewebe und Bildung dysplastischen Epithels. Der Tumor liegt in der Regel intraossär, selten können extraossäre Lokalisationen beobachtet werden.

Der Tumor ist meist im Bereich der Krone impaktierter Zähne angeordnet. Er zeigt eine marmorierte Schnittfläche mit harten Anteilen. **Histologisch** besteht er aus schmalen Epithelbändern, die aus nicht mehr als zwei Zellagen kubischer Epithelzellen bestehen. Der bindegewebige

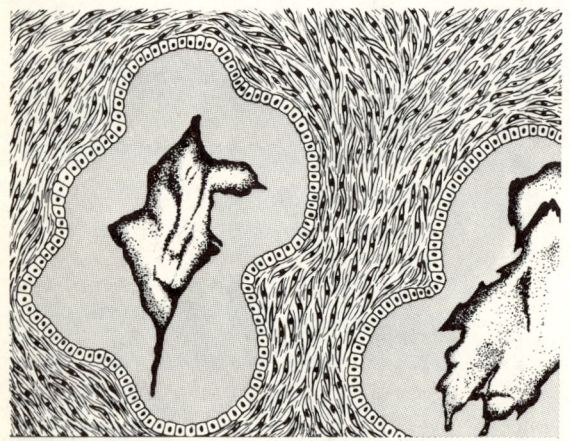

Abb. **145** Dentinom. In schmalen Streifen angeordnetes Epithel. Dem odontogenen Epithel dicht anliegend Dentin. Zwischen den Epithelanteilen Bindegewebe.

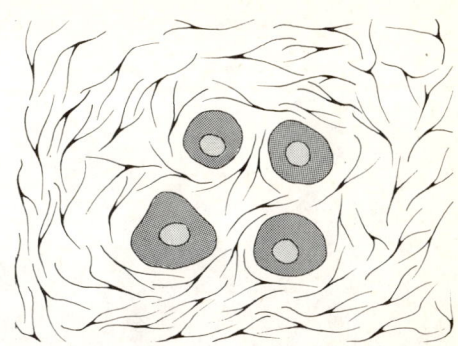

Abb. **146** Dentinteil-
chen in einem amelobla-
stischen Fibro-Odontom.

Anteil gleicht dem der Zahnleiste. Der Tumor enthält reichlich, wenig
organisiertes Dentin zwischen den Epithelzellen. Dentinkanälchen sind
nur spärlich ausgebildet. Der epitheliale Anteil kann in einzelnen Tumoren vollständig fehlen (Abb. **145**).

Der Tumor verhält sich gutartig. Bei vollständiger operativer Entfernung treten keine Rezidive auf.

Ameloblastisches Fibro-Odontom

Der Tumor zeigt den gleichen Aufbau wie das ameloblastische Fibrom;
er zeigt jedoch Dentin- und Schmelzbildung in unterschiedlich großen
Komplexen (Abb. **146**).

Der Tumor ist sehr selten und im Einzelfall nur schwer gegen das
komplexe Odontom abzugrenzen.

Odonto-Ameloblastom

Das sehr seltene Odonto-Ameloblastom ist durch Schmelz- und Dentinbildung und durch odontogenes Epithel gekennzeichnet, das in Anordnung und Struktur dem des Ameloblastoms ähnelt.

Komplexes Odontom

Das komplexe Odontom tritt in der Regel in der Region der Prämolaren
und Molaren auf. Die Phase des aktiven Wachstums dieses Tumors liegt
in der Zeit der Zahnentwicklung und der Zahnreifung. Größere Geschwülste werden daher meistens im 1. und 2. Lebensjahrzehnt diagnostiziert.

Histologisch besteht das komplexe Odontom aus ungeordnetem Zahngewebe, aus ausgereiftem Schmelz, Dentin und Zementanteil. Das
Dentin bildet die Hauptmasse des Tumors. Die Schmelzprismen sind in

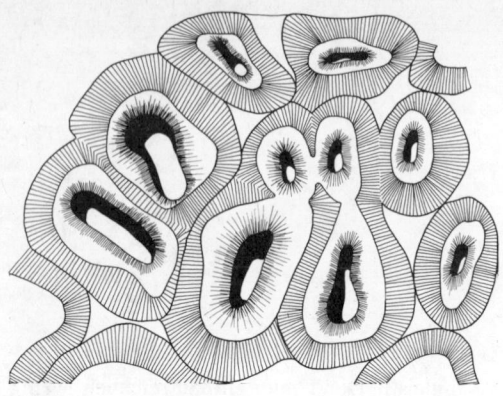

Abb. **147**   Komplexes Odontom. Es besteht aus ausgereiftem Schmelz, Dentin und Zement. Im Hartgewebe Hohlräume, die der Pulpahöhle entsprechen.

radiären Strahlen oder in leicht gewellten Bögen angeordnet. Hohlräume, die der Pulpahöhle entsprechen, sind mit lockerem Bindegewebe gefüllt (Abb. **147**). An der Grenze zum Dentin sind palisadenartig aufgereiht Bindegewebszellen angeordnet, die den Odontoblasten ähnlich sind. Die Hartsubstanz ist unregelmäßig verkalkt.

Der Tumor ist gutartig. Rezidive können auftreten, wenn bei der operativen Entfernung Reste des odontogenen Epithels zurückbleiben.

Zusammengesetztes Odontom

Das zusammengesetzte Odontom besteht aus geordneter Differenzierung des Zahngewebes, aus vielen kleinen, zahnähnlichen Gebilden, die sich im Aufbau nur wenig von normalen Zähnen unterscheiden. Es kommt vorwiegend in den ersten Lebensjahrzehnten vor.

Histologisch besteht der Tumor aus zahnähnlichen Gebilden, an denen alle Bestandteile des Zahnes unterschieden werden können. Jeder einzelne Komplex besteht aus Schmelz, Dentin und Zement. Im Innern ist eine Pulpa ausgebildet (Abb. **148**).

Odontogenes Fibrom (Fibrom des Kiefers)

Das odontogene Fibrom liegt in der Regel im Kieferknochen. Selten kommen auch extraossäre Formen vor.

Der Tumor besteht aus schmalen, häufig aufgezweigten Bändern odontogenen Epithels in einem zellreichen bindegewebigen Stroma. Inseln von Osteoid und zementähnlichen Bildungen kommen innerhalb des Epithels vor.

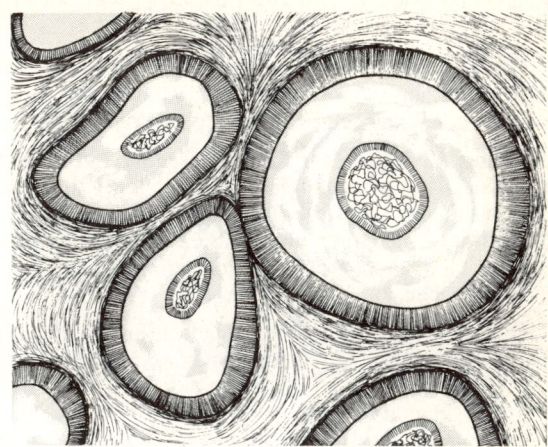

Abb. **148** Zusammengesetztes Odontom. Geordnete zahnähnliche Strukturen. Schmelz, Dentin und Pulpengewebe sind wie im normalen Zahn einander zugeordnet.

Die Proliferation des odontogenen Epithels kann so ausgeprägt sein, daß die Abgrenzung zum peripheren Ameloblastom nur schwer möglich ist. Auch der kalzifizierende epitheliale odontogene Tumor kann dem odontogenen Fibrom ähneln.

Odontogenes Myxom (Myxofibrom)

Das odontogene Myxom ist selten. Es stellt nur etwa 1% aller Knochentumoren dar. Es kommt aber überwiegend im Kieferknochen vor, wobei der Unterkiefer bevorzugt befallen wird. Die meisten Fälle betreffen Jugendliche und jüngere Erwachsene mit einem Altersgipfel um das 30. Lebensjahr. Eine Geschlechtsdisposition ist nicht bekannt.

Der Tumor zeigt **histologisch** eine unscharfe Begrenzung und kann auch aus dem Knochen direkt in das extraossäre Bindegewebe einwachsen. Auftretende Wachstumsphasen beruhen wahrscheinlich auf einer Zunahme der mukoiden Grundsubstanz. Die meisten odontogenen Myxome enthalten nur wenig Kollagenfasern, oft in hyalinen Bändern. Manche der Myxome zeigen verstreut Anteile odontogenen Epithels, die von hyalinen Zonen umgeben sind.

Zementom

Das Zementom ist eine Geschwulst, in dem zementähnliches Material gebildet wird. Dabei können verschiedene Formen des Zementoms unterschieden werden.

Zementoblastom (echtes Zementom)

Diese Variante des Zementoms tritt vor allem bei Frauen vor dem 25. Lebensjahr auf. Der Tumor liegt gewöhnlich im Unterkiefer und hier stets an der Wurzel eines Molaren oder Prämolaren.

Histologisch enthält der Tumor ausgereifte Abschnitte zementähnlicher Substanz mit zahlreichen basophilen Kittlinien, ähnlich einem Morbus Paget (Abb. **149**). In der Tumorperipherie und in aktiven Wachstumszonen tritt unmineralisierte Grundsubstanz auf. Das Stroma enthält Gefäße, Osteoklasten und große einkernige Zellen, die sich stark anfärben.

Der Tumor ist gutartig, ähnelt jedoch histologisch einem atypischen Osteosarkom bzw. Osteoidosteom oder Osteoblastom.

Zementbildendes Fibrom

Vorwiegend bei älteren Menschen wird das zementbildende Fibrom beobachtet. Es kommt überwiegend im Unterkiefer vor.

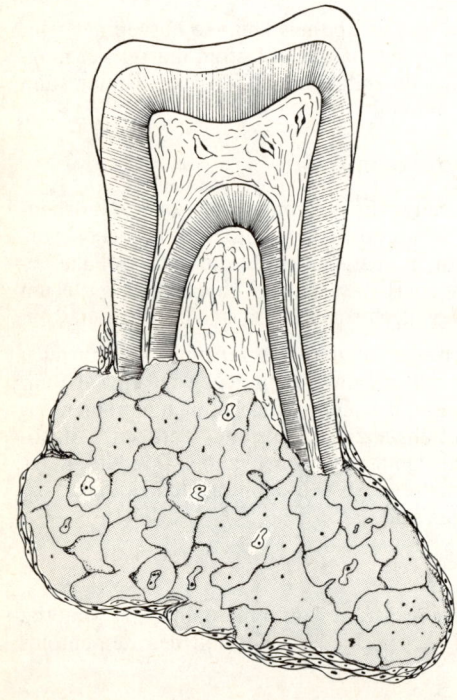

Abb. **149**   Gutartiges Zementoblastom an der Wurzel eines Molaren. Hartgewebstumor mit deutlichen Kittlinien.

Histologisch besteht es aus einem relativ zellreichen Gewebe mit unregelmäßigen Einlagerungen stark verkalkter, basophiler, zementähnlicher Massen. Im Frühstadium ist die Zementbildung nur gering ausgebildet.

Periapikale Zementdysplasie (periapikale fibröse Dysplasie)

Die periapikale Zementdysplasie tritt überwiegend bei Frauen im mittleren Alter und in der Postmenopause auf. Bevorzugt sind die Veränderungen im Unterkiefer, vor allem im Frontzahnbereich ausgebildet.

Histologisch entspricht die Veränderung einem zementbildenden Fibrom mit herdförmiger Bildung eines geflechtartigen nicht mineralisierten Knochengewebes.

Gigantoformes Zementom

Das gigantoforme Zementom tritt überwiegend bei weiblichen Schwarzen im mittleren Lebensalter auf und ist mehr oder weniger symmetrisch entwickelt. Es kann sehr groß werden und den Kiefer erheblich auftreiben.

Histologisch besteht das gigantoforme Zementom aus großen Massen eines stark verkalkten, basophilen, azellulären Zementes mit nur geringem bindegewebigem Anteil.

Melanotischer neuroektodermaler Tumor des Kindesalters (Melano-Ameloblastom)

Der nur sehr selten zu beobachtende Tumor tritt bei Kindern während des 1. Lebensjahres auf und ist meistens im vorderen Teil des Unterkiefers angeordnet. Er kann wie eine Epulis imponieren.

Der Tumor zeigt auf der Schnittfläche eine graue bis tiefschwarze Farbe. Er ist gegen das umgebende Gewebe unscharf begrenzt. **Histologisch** kann er aus epithelähnlichen Anteilen in bandstreifenförmiger Anordnung bestehen. Daneben können lymphozytenähnliche Zellformen beobachtet werden, die auch gangähnliche Strukturen bilden können. Beide Zellformen können Melaningranula enthalten. Der Pigmentgehalt variiert erheblich. Der Tumor besitzt ein zellarmes, fibröses Stroma.

Der Tumor zeigt ein gutartiges Verhalten. Er rezividiert selten und metastasiert nie. In einzelnen Fällen sind ähnliche Veränderungen in der Gesichtshaut, im Kleinhirn und im Nebenhoden beschrieben worden.

Bösartige odontogene Tumoren

Odontogene Karzinome

Malignes Ameloblastom

Das maligne Ameloblastom ist selten. Die bösartige Transformation vollzieht sich in der Regel ohne wesentliche Änderung der Grundstruktur im Primärtumor und wird nur in der Bildung von Metastasen vor allem in den regionären Lymphknoten erkennbar. In seltenen Fällen bildet sich im Primärtumor ein Plattenepithelkarzinom. Dabei ist es nicht möglich zu entscheiden, ob es sich um einen Zweittumor handelt oder ob er direkt vom Ameloblastom abstammt.

Primäres intraossäres Karzinom

Primäre ossäre Karzinome des Kieferknochens zeigen einen Aufbau wie Plattenepithelkarzinome anderer Lokalisation, können aber auch Strukturen wie im Ameloblastom aufweisen. Sie gehen wahrscheinlich primär aus odontogenen Zysten hervor und müssen differentialdiagnostisch gegen mukoepidermoide Speicheldrüsenkarzinome abgegrenzt werden.

Andere Karzinome, die sich aus odontogenem Epithel einschließlich odontogener Zysten entwickeln, sind sehr selten. Sie gehen wahrscheinlich häufiger aus Keratozysten als aus Zysten mit nicht verhornendem Plattenepithel hervor.

Odontogene Sarkome

Ameloblastisches Fibrosarkom (ameloblastisches Sarkom)

Das ameloblastische Fibrosarkom zeigt grundsätzlich den gleichen Aufbau wie das ameloblastische Fibrom mit nur geringem Anteil der epithelialen Komponente, aber mit hohem mesodermalen Anteil. Die maligne Transformation ist auf die mesodermale Komponente beschränkt. Sie zeigt sich in einer Polymorphie und Polychromasie der spindeligen und zum Teil aufgezweigten Zellen. Es treten vermehrt Mitosen und auch atypische Mitosen auf.

Ameloblastisches Odontosarkom

Der sehr seltene bösartige Tumor besitzt einen ähnlichen Aufbau wie das ameloblastische Sarkom, zeigt aber daneben eine Bildung dysplastischen Dentins und Schmelzes.

Histologisch sind in der sarkomatös umgewandelten mesodermalen Komponente des Tumors epitheliale Anteile, in denen Dentin und Schmelzmatrix gebildet werden, nachweisbar. Die Hartsubstanz ist nur dem Epithel zugeordnet.

14. Veränderungen der Mundschleimhaut bei Allgemeinerkrankungen

Herz-Kreislauf-Erkrankungen

Bei Herz- und Kreislauferkrankungen kann es vor allem in der terminalen Strombahn zu einer Änderung der Blutzirkulation kommen. Sie führt zu einer Umwandlung des Zungenschleimhautreliefs (S. 225).

Bei einer *Rechtsherzinsuffizienz* kann eine Stauungszunge mit braunvioletter Verfärbung der Schleimhaut und einer Volumenzunahme entstehen. Bei einer *Linksherzinsuffizienz* ist gelegentlich eine karminrote Zungenverfärbung ohne Volumenzunahme zu beobachten.

Sehr selten werden anämische Zungeninfarkte beschrieben, die auf dem Boden arterieller Embolien bei Herzklappenfehlern entstehen können.

Generalisierte arteriosklerotische Gefäßwandveränderungen mit hyalinen Intimapolstern und Verkalkungen können mit trophischen Schleimhautveränderungen der Mundhöhle einhergehen.

Lebererkrankungen

Bei Erkrankungen der Leber können gelegentlich Zungenschleimhautveränderungen auftreten, die durch einen Schwund vor allem der Papillae filiformes charakterisiert sind. An der Zungenspitze beginnend und zur Basis fortschreitend entwickelt sich eine Atrophie der Zungenschleimhaut, die die gesamte Zungenfläche einnehmen kann. Die Zunge ist dunkelrot, feucht, fast ohne Belag und zeigt eine leichte Hyperkeratose.

Erkrankungen des Magen-Darm-Traktes

Bei Erkrankungen des Magen-Darm-Traktes werden besonders häufig chronisch rezidivierende Aphthen beobachtet. Es handelt sich dabei um eine trübe, weißlichgelbe, scharf begrenzte, stecknadelkopf- bis pfennigstückgroße Epithelnekrose mit einem fibrinösen Exsudat (Abb. **150**). Die oberflächlichen Pseudomembranen werden häufig abgestoßen und die Defekte im Epithel vom Rande her reepithelialisiert. Die Veränderungen treten besonders in den Umschlagfalten der Wangen- und Zungenschleimhaut auf.

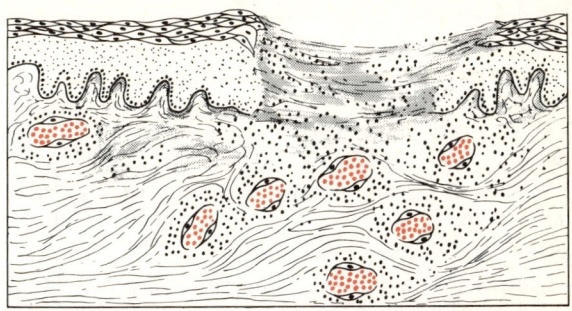

Abb. **150** Aphthe. Oberflächliche Pseudomembran im Bereich einer scharf abgesetzten Epithelnekrose.

Diabetes mellitus

Die Mundschleimhautveränderungen beim Diabetes mellitus zeigen eine große Variabilität. Ein typisches histologisches Bild ist nicht bekannt. Die auftretenden Schleimhautveränderungen sind sekundär.

Eine hellrote Verfärbung der Schleimhaut mit einer Glättung des Zungenreliefs und eine besondere Sauberkeit zeichnen die Mundschleimhaut des Diabetikers aus. Es ist eine gesteigerte Neigung der Mundschleimhaut zu entzündlichen Veränderungen festzustellen, dabei entsteht eine häufig ulzeröse Stomatitis mit herabgesetzter Heilungstendenz. Chronische Schleimhautentzündungen sind vermehrt. Außerdem werden beim Diabetiker öfter umschriebene Leukoplakien der Wangenschleimhaut mit oberflächlicher Keratose beobachtet. Es besteht eine scheinbare Hyperämie der Zungenschleimhaut. Wahrscheinlich durch Radonsäure bedingt, kommt es zur Ablösung der oberflächlichen Hornschicht der Zungenschleimhaut.

Erkrankungen des blutbildenden Systems

Am Zahnfleischrand und am Gaumen treten bei akuten Leukosen – vor allem bei der akuten unreifzelligen Myelose – Schwellungen, Blutungen, Nekrosen und Ulzerationen auf, die mit ausgedehntem nekrotischem Gewebszerfall einhergehen können. Die Zähne können von der geschwollenen Gingiva fast vollständig überdeckt sein und sind häufig gelockert.

Bei der durch Leukopenie und Granulopenie gekennzeichneten *Agranulozytose,* die auf einer Störung der Bildung der weißen Blutkörperchen im Knochenmark beruht und bei der ein Abfall der weißen Blutkörperchen im Blut bis auf Werte unter 2000/mm^3 zu beobachten ist, treten Veränderungen der Mundschleimhaut auf. Im Zahnfleisch und im Gaumen entstehen tiefe, kraterförmige Ulzerationen mit einem schmierigen Grund. Diese Veränderungen können innerhalb von Tagen entstehen. Die Pathogenese der Agranulozytose ist unklar. Es werden allergische Faktoren bei Einnahme von Medikamenten diskutiert.

Bei allen therapieresistenten ulzerös-nekrotisierenden Gingivitiden und Stomatitiden muß an eine Erkrankung des blutbildenden Systems gedacht werden (S. 22, 33).

Die extramedulläre Form des *Plasmozytoms* kann sich in seltenen Fällen in der Mundhöhle manifestieren. Es bildet sich überwiegend in den oberen Luftwegen, in der Nase, den Nasennebenhöhlen und im Epipharynx (S. 192). Im Bereich der Gingiva, des Gaumens und der Tonsillen können knotige Schleimhautverdickungen auftreten, die histologisch aus dicht in einem argyrophilen Fasernetz angeordneten Plasmazellen bestehen (s. Abb. **131**). Diese Knoten haben eine grau-glasige Farbe und neigen auf der Oberfläche zu Ulzerationen. Sie können als solitäre Lokalisation der extraossären Manifestation, aber auch bei einer primär extraoralen Manifestation des Plasmozytoms auftreten.

Gelegentlich sind Knotenbildungen in der Mundschleimhaut auch bei der *Lymphogranulomatose* zu beobachten (S. 249), wobei die Gingiva stets frei von Veränderungen bleibt.

In der Zungenschleimhaut bilden sich bei der *perniziösen Anämie* Veränderungen aus, die zunächst zu einer Schleimhautatrophie mit Schwund der Zungenpapillen und des subepithelialen lymphatischen Gewebes führen. Sekundär entsteht eine chronisch entzündliche Reaktion durch kleine Epitheldefekte der Schleimhaut.

15. Erkrankungen der Zunge

Zungenbelag (Weiße Zunge)

Die oberflächliche Hornschicht der Zungenschleimhaut wird beim Kauakt durch Reibung der Schleimhaut gegen die Nahrungsbestandteile abgerieben. Die Intensität der Kaubewegung und die Konsistenz der Nahrung ist daher für die Beschaffenheit der Zungenoberfläche von entscheidender Bedeutung. Eine Änderung der Farbe und des Schleimhautreliefs der Zunge beruhen auf einer Änderung des Oberflächenepithels oder auf einer Änderung des Aufbaus des benachbarten Bindegewebes.

Bei Aufnahme überwiegend flüssiger Nahrung oder bei hastiger Nahrungsaufnahme ohne längere Kaubewegungen bildet sich ein weißlicher gleichmäßiger Zungenbelag. Diese Beläge bestehen aus der oberflächlichen Hornschicht des Epithels, aus Speiseresten, aus Detritus und Bakterien der normalen Mundflora, die sich besonders bei mangelhafter Mundhygiene rasch vermehrt.

Schwarze Haarzunge (Lingua nigra)

Dunkelbraune bis schwarze Zungenbeläge können im mittleren Zungenanteil entstehen. Die Veränderungen werden besonders bei Män-

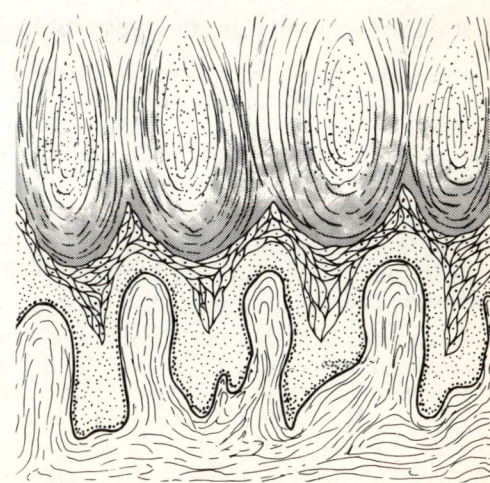

Abb. **151** Schwarze Haarzunge. Ausgeprägte Hyperkeratose der Papillae filiformes. Besiedlung der oberflächlichen Hornmassen mit Mikroorganismen.

nern beobachtet. Sie beruhen auf einer Verhornungsstörung der Papillen der Zungenschleimhaut, deren Ursache unbekannt ist, die jedoch bei Mangelernährung (Vitamin-B-Mangel, Pellagra), medikamentösen Einflüssen und allergischen Faktoren wie Penizillin und anderen Antibiotika und bei Nikotin-Abusus gehäuft auftreten.

Die Papillae filiformes zeigen im **histologischen** Bild eine ausgeprägte Hyperkeratose mit rasenartigen Auflagerungen (Abb. **151**), die reichlich Mikroorganismen enthalten. Eine Verlagerung der Reteleisten des Epithels ist festzustellen. Außerdem besteht eine ödematöse Auflockerung des Bindegewebes.

Faltenzunge (Lingua plicata)

Die Faltenzunge ist durch zumeist symmetrische Schleimhauteinkerbungen und Erhebungen gekennzeichnet. Besonders im vorderen Teil und betont im Bereich des Außenrandes sind die Falten der Zungenoberfläche ausgebildet. Es besteht ein Furchenrelief, das an die Hirnwindungen erinnert. In der Regel ist eine tiefe Medianfurche ausgebildet. Es können viele Übergangsformen bis zur kompletten Furchung der Zunge beobachtet werden. Die Faltenzunge tritt familiär gehäuft auf und ist wahrscheinlich dominant vererbbar.

Im **histologischen** Bild zeigt sich auf den Erhebungen und in den Furchen ein erhaltener Epithelüberzug. In die Erhebungen reichen Züge der quergestreiften Zungenmuskulatur. Das verstärkte, grobe Oberflächenrelief der Zunge disponiert zu rezidivierenden Infektionen.

Landkartenzunge (Lingua geographica)

Unregelmäßig begrenzte, z. T. ovale Fleckungen auf dem Zungenrücken mit gekörntem Grund und einem graugelben Randsaum bilden sich bei der Landkartenzunge. Es entwickelt sich ein unregelmäßig buntes und stark wechselndes landkartenartiges Oberflächenbild. Die fungiformen Papillen ragen hoch über das Niveau der filiformen Papillen, die sonst tiefer stehen.

Die Patienten leiden gelegentlich unter Zungenbrennen. Die Veränderung ist sonst symptomlos. Sie tritt rezidivierend während des ganzen Lebens auf. Die Ätiologie dieser Veränderungen ist unbekannt.

Das **histologische** Bild ist durch eine ausgeprägte entzündliche Reaktion gekennzeichnet. Das Epithel und das Bindegewebe der Zungenschleimhaut sind dicht von Granulozyten durchsetzt. Es besteht eine ausgeprägte Hyperämie. Die Papillae filiformes sind abgehoben, die Schleimhaut zeigt im Randabschnitt Areale mit Parakeratose, Akanthose und Spongiose.

Zungenvarizen

Erweiterungen der Zungenvenen an der Zungenunterseite entwickeln sich wahrscheinlich auf dem Boden atrophischer Prozesse der Venenwand im höheren Lebensalter. Die Veränderungen können als frühe Zeichen einer kardialen Dekompensation auftreten. In seltenen Fällen werden als Komplikationen Thrombosierungen der Venen und Blutungen aus erweiterten Venen beobachtet.

Zungentonsillen

Am dorsalen seitlichen Zungenrand befindet sich lymphatisches Gewebe (Zungentonsillen). Gelegentlich ist eine Rötung und Schwellung Anlaß für eine Karzinophobie.

16. Osteopathien (Knochensystemerkrankungen)

Unter dem Begriff der Knochensystemerkrankung werden generalisierte, in der Regel polyostotische Osteopathien unterschiedlicher Ätiologie zusammengefaßt, die durch eine Störung des Knochenaufbaus gekennzeichnet sind.

Auf verschiedenste Störungen und Schädlichkeiten steht dem Knochen nur ein einfaches Reaktionsmuster zur Verfügung, so daß sich die Osteopathien nach ihrem pathogenetischen Ablauf in 4 Grundformen unterscheiden lassen:

– Osteoporose (Atrophie): Reduktion der Knochenmasse,
– Osteosklerose: Zunahme der Knochenmasse,
– Osteomalazie: Hemmung der Mineralisation,
– Fibroosteoklasie: extrem gesteigerter Knochenabbau.

Nach **ätiologischen** Gesichtspunkten können die Osteopathien in dysplastische Osteopathien (Entwicklungsstörungen, die oft schon in der Embryonal- oder Fetalperiode einsetzen) und erworbene Osteopathien (metabolische, endokrine, renale, vaskuläre) unterteilt werden.

Pathogenese, Mineralstoffwechsel

Für die Entstehung der Osteopathien sind die *zellulären* Bestandteile des Knochengewebes, die für den Knochenauf- und -abbau verantwortlich sind, und die *Ionenhomöostase* von entscheidender Bedeutung.

Die Knochenzellen bilden sich aus undifferenzierten Mesenchymzellen. Die funktionelle Differenzierung, die sich in einer Wandlung der Organellenausstattung dokumentiert, vollzieht sich unter der Einwirkung von Hormonen, der pH-Konzentration, dem Sauerstoffgehalt und der Elektrolytkonzentration.

Das Knochensystem hat in Verbindung mit der Resorptions- und Exkretionsleistung von Darm und Niere eine überragende Rolle für die Homöostase der Kalzium-, Magnesium- und Phosphat-Ionen. Die Plasmakonzentration dieser 3 Ionen weist eine enge Korrelation auf. Es besteht ein Regelkreis, dem der Darm als Resorptionsorgan, die Niere als Ausscheidungsorgan und das Knochengewebe angehören. Die Steuerung unterliegt dem Einfluß der Epithelkörperchen und der C-Zellen der Schilddrüse. Die Störung der Kalziumhomöostase kann von jedem dieser Organe ausgehen und zu sekundären Erkrankungen der anderen an der Regulation des Blutkalziumspiegels beteiligten Organe führen.

Atrophie (Osteoporose)

Unter Atrophie versteht man den Gewebeschwund (Schwund des Parenchyms, Verkleinerung der Zellen) infolge hormonaler, metaboler, funktioneller oder mechanischer Störungen. Am Knochen wird die Kortikalis dünner, die Spongiosabälkchen werden schmaler, kürzer und weniger. Im Kieferbereich sind besonders die Alveolarfortsätze betroffen, was zu erheblichen Schwierigkeiten bei der prothetischen Versorgung führen kann.

Inaktivitätsatrophie

Sie spielt klinisch im Kieferbereich die bedeutsamste Rolle. Die Alveolarfortsätze können als »Produkt« der Zähne bzw. der Zahnanlagen aufgefaßt werden: Wo keine Zähne angelegt sind oder wo sie später verlorengehen, wird kein Alveolarfortsatz gebildet bzw. verfällt dieser wieder weitgehend der Rückbildung (Involution). So ähneln sich der Kiefer des Neugeborenen und derjenige des zahnlosen Greises in ihrer auf den Basalbogen reduzierten Form. Da die Zahnlosigkeit im allgemeinen eine Erscheinung des höheren Lebensalters ist, geht die Atrophie des funktionslosen Alveolarfortsatzes meist noch mit einer senilen Osteoporose einher, denn etwa jenseits des 50. Lebensjahres wird die Stoffwechselbilanz des Knochens negativ. Bei älteren Menschen handelt es sich demnach fast immer um die Kombination einer funktionellen (Zahnverlust, inadäquate Belastung des Alveolarfortsatzes), metabolischen (reduzierter Stoffwechsel) und endokrinen (Klimakterium, Senium) Atrophie. In extremen Fällen kann sich der Oberkiefer zu einer fast planen Platte, der Unterkiefer bis zu einer bleistiftdünnen Knochenspange zurückbilden, kaum noch prothesenfähig, von geringer Elastizität und deshalb besonders frakturgefährdet (Abb. **152**).

Prophylaktisch kann durch eine funktionsgerechte prothetische Versorgung nach Zahnverlust (Sofortprothese!) die Atrophie in Grenzen gehalten werden; bei schweren Fällen verbleiben nur präprothetisch-chirurgische Maßnahmen zur Wiederherstellung des Prothesenlagers.

Eine im Kiefer vorkommende Sonderform der Atrophie ist der fokale osteoporotische Knochenmarksdefekt, der sich als umschriebener Herd bis zu einem Durchmesser von etwa 30 mm im Kieferwinkelbereich befindet. **Histomorphologisch** findet man in einem Bezirk geschwundener und atrophischer Spongiosabälkchen eine Vermehrung des normalen blutbildenden Knochenmarkes (Abb. **153**). **Differentialdiagnostisch** können sich in der Deutung des meist rund-ovalären, gut begrenzten, vermehrt strahlendurchlässigen Bezirkes im Kieferwinkelbereich Schwierigkeiten ergeben.

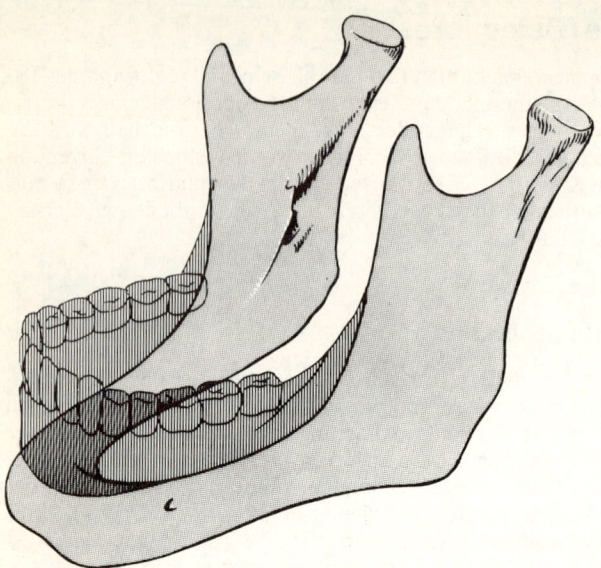

Abb. **152**   Atrophie des Unterkiefers mit hochgradiger Rückbildung des Alveolarfortsatzes.

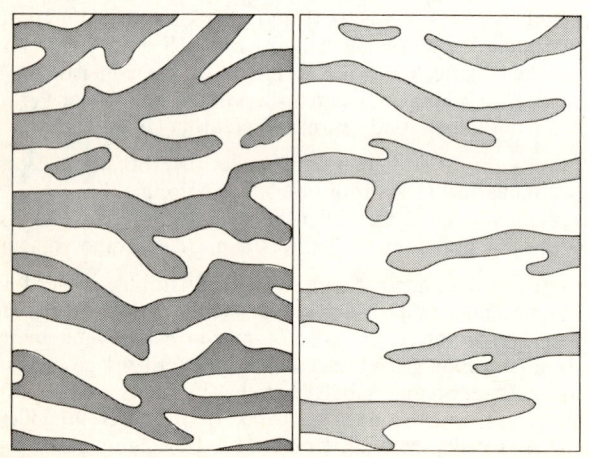

a   b

Abb. **153a–b**   Osteoporose. **a** Normales Bälkchenwerk, **b** Verschmälerung der Knochenbälkchen und Erweiterung der Markräume.

Exostosen, Hyperostosen

Häufig werden die beiden Begriffe synonym gebraucht. Im allgemeinen versteht man aber unter Exostosen die singulären, seltener multiplen, dem Knochen schmal oder breitbasig lokalisiert aufsitzenden, umschriebenen Hyperplasien, die durch Entzündungs- oder mechanische Reize entstehen, während man mit Hyperostose die mehr diffusen und ausgedehnteren, oft anlagemäßig und vererbt vorhandenen Hyperplasien des Knochens meint. Eine wesentliche Krankheitsbedeutung kommt ihnen im allgemeinen nicht zu, doch können sie, insbesondere im zahnlosen Kiefer, die prothetische Versorgung erheblich behindern.

Linguale Unterkieferexostosen (Torus mandibulae)

Es sind meist beidseitig, symmetrisch an der lingualen Fläche des Alveolarfortsatzes vorkommende singuläre oder multiple, schmalbasig am Knochen sitzende knopfartige Vorwölbungen, die keine Krankheitsbedeutung haben, doch müssen sie vor Anfertigung einer schleimhautgetragenen Prothese abgetragen werden.

Exostose der Spina mentalis

Die durch Druck und Abscherungskräfte des lingualen Prothesenrandes verursachte Verknöcherung der Muskelansätze an der Spina mentalis muß abgetragen werden, wenn sie den Prothesensitz stört.

Torus palatinus

Die median in der Gaumennaht gelegene, unter Umständen stark vorgewulstete singuläre oder knollige Vorwölbung des Gaumens ist häufig familiär und hat keine Krankheitsbedeutung. Sie stört den Sitz der schleimhautgetragenen Oberkieferprothesen und muß dann abgetragen werden.

Symmetrische Kieferhyperostosen

Die symmetrischen Kieferhyperostosen werden selten im Bereich des Trigonum retromolare des Unterkiefers oder im Tuberbereich des Oberkiefers als hyperplastische Auftreibungen des Kieferknochens beobachtet (nicht zu verwechseln mit den ebenfalls in diesen Regionen vorkommenden symmetrischen Fibromen). Sie sind ebenfalls anlagebedingt, die **Ätiologie** ist unbekannt. Krankheitsbedeutung haben sie an sich keine, stören aber den Sitz schleimhautgetragener Prothesen und sind deshalb gegebenenfalls abzutragen.

Entzündliche Reaktionsexostosen

Sie finden sich (selten) an beliebiger Stelle des labialen bzw. bukkalen Alveolarfortsatzes und sind Folge einer periostalen Reaktion mit Knochenanbau bei Entzündungen (apikale Parodontitis) oder von Verletzungen des Alveolarfortsatzes (umschriebene Alveolarfortsatzfraktur bei Zahnextraktion).

Ihre Behandlungsbedürftigkeit besteht dann, wenn sie die Versorgung mit Zahnersatz stören oder wenn die noch vorhandene Ursache (apikaler Herd) beseitigt werden muß.

Hemihypertrophia (Hemihyperplasia) faciei

Eine **ätiologisch** noch ungeklärte Erkrankung, bei der es sich um einen partiellen, auf den Viszeralschädel beschränkten, strikt halbseitigen Riesenwuchs handelt, der gelegentlich über das Pubertätsalter hinaus fortschreitet (Hemihypertrophia faciei progressiva) und sich unter Ausschluß des Auges auf Ober- und Unterkiefer, Jochbein und Jochbogen, Wangen, Lippen und Ohr beschränkt. Sind Zähne und Zunge mitbetroffen, so ist es ein Zeichen der kongenitalen Form der Hemihypertrophia faciei.

Gelegentlich wird auch eine isolierte einseitige Verriesung des Unterkiefers beobachtet (ohne Beteiligung der Zähne), die wahrscheinlich auf ein ätiologisch oft nicht klärbares, isoliertes, vermehrtes kondyläres Wachstum zurückgeht.

Therapeutisch sind modellierende Osteotomien (bei der progressiven Form oft von Rezidiven gefolgt), ggf. kieferorthopädisch-chirurgische Maßnahmen erforderlich.

Dysplastische, anlagebedingte Osteopathien

Osteogenesis imperfecta

Bei der Osteogenesis imperfecta handelt es sich um ein Versagen der Osteosynthese infolge einer angeborenen Dysfunktion der Osteoblasten, Odontoblasten sowie der Fibroblasten der Skleren, Kornea und Haut.

Bei der Frühform (*Osteogenesis imperfecta letalis* Vrolik) werden die Kinder tot geboren, oder sie sterben innerhalb der ersten beiden Lebensjahre. Betroffen sind vorwiegend die Röhrenknochen. In den Kiefern besteht die Zahnfachwand nur aus Spongiosafragmenten, an den

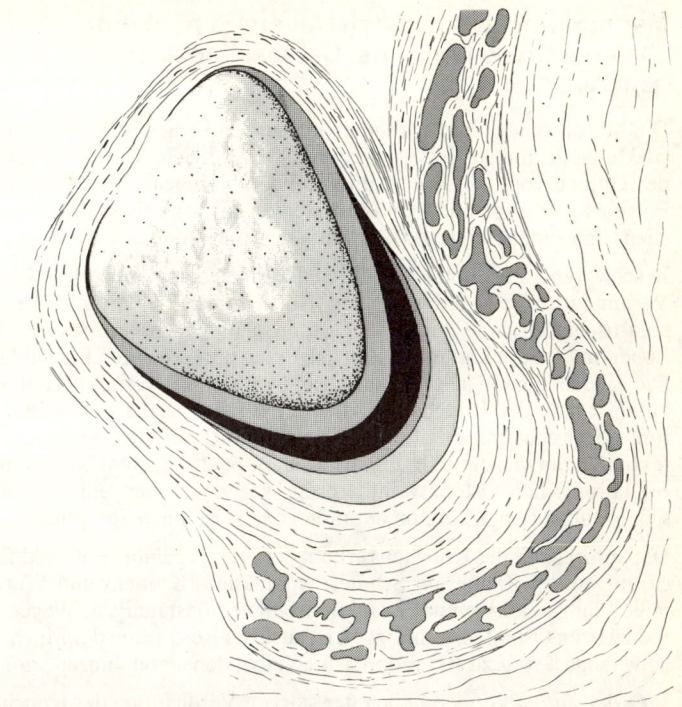

Abb. **154** Osteogenesis imperfecta. Unterkieferquerschnitt. Fragmentarische Zahnfach-bildung aufgrund einer Insuffizienz der Osteoklasten.

Zähnen finden sich Veränderungen im Bereich des Dentins und des Zementgewebes (Abb. **154**).

Von größerer Bedeutung für unser Fachgebiet ist die *Osteogenesis imperfecta tarda* (Osteopsathyrosis Lobstein), bei der vorwiegend eine Hemmung der Periostfunktion vorliegt. Sie ist, von seltenen Solitärfällen abgesehen, dominant oder rezessiv vererblich und zeigt erhebliche Unterschiede in ihrer klinischen Ausprägung.

Im Vordergrund steht die abnorme Knochenbrüchigkeit als Folge der gehemmten Periostfunktionen mit Neigung zu pathologischen Frakturen, die nur schlecht und verzögert heilen. Weitere Symptome sind Otosklerose mit Schwerhörigkeit, hämorrhagische Diathese, Muskelatrophie, Gelenkdistorsionen und -luxationen, Verbiegungen und Verkrümmungen des Knochens. Zu den fakultativen Erscheinungen gehören die *Dentinogenesis imperfecta* (Morbus Capdepont) (S. 76).

Mit Erreichung der Skelettreife nimmt die Frakturneigung meistens ab.

Marmorknochenkrankheit (Albers-Schönberg) (Osteopetrosis familiaris, Osteosclerosis fragilis generalisata)

Die Marmorknochenkrankheit gehört zu den kongenitalen Skelettentwicklungsstörungen, wobei durch eine Insuffizienz der Osteoklasten der Umbau vom primären zum sekundären Knochen gestört ist. Die Folge ist eine zunehmende Osteosklerose mit Eburnisierung des Knochens und zunehmender Obliteration der Markräume.

In schweren Fällen kommt es durch die Einengung der Markräume zur Verminderung des blutbildenden Knochenmarks mit nachfolgender aplastischer Anämie und kompensatorischer Vergrößerung von Milz, Leber und Lymphknoten als Zeichen der extramedullären Blutbildung. Die Knochenmarksinsuffizienz zusammen mit der verminderten Vaskularisierung des Knochens bedingt eine erhebliche Resistenzminderung gegenüber bakteriellen Infektionen. Fortgeleitete odontogene Infektionen entwickeln sich deshalb zu therapeutisch kaum beeinflußbaren chronischen Osteomyelitiden, die wegen der mangelhaften klinischen Entzündungsreaktion der radiogenen Osteomyelitis ähneln.

Die Sprödigkeit des Knochens erhöht die Frakturgefahr. Entwicklungsstörungen der Zähne mit Schmelzhypoplasien, Kronen- und Wurzelmißbildungen können das Krankheitsbild vervollständigen. Wegen der reduzierten Osteoklastentätigkeit ist auch die Resorption der Milchzähne verzögert, was zu Retentionen im bleibenden Gebiß führen kann.

Im *Röntgenbild* können neben der starken Verdichtung des Knochens mit verminderter oder aufgehobener Spongiosazeichnung vor allem im Seitenzahnbereich ausgeprägte periradikuläre, ovale bis wolkige Knochensklerosierungen auftreten.

Fibröse Dysplasie (Jaffé-Lichtenstein) oder Osteofibrosis deformans juvenilis (Uehlinger)

Die Ursache dieser nicht ganz seltenen Knochenerkrankung ist die anlagebedingte Fehldifferenzierung des knochenbildenden Systems mit Ersatz des Knochenmarkes und der Spongiosa durch ein fibröses Grundgewebe, das irregulär angeordnete Knochenbälkchen unterschiedlichster Form, in »typischen« Fällen in U- und L-Form, enthält.

Die fibröse Dysplasie kann *monostotisch* und *polyostotisch* auftreten, wobei Femur, Tibia, Humerus, Rippen, Schädel- und Kieferknochen besonders häufig betroffen sind. Die Erkrankung manifestiert sich im allgemeinen präpubertär in der Kindheit, doch sind auch Spätmanifestationen möglich. Das weibliche Geschlecht ist mit einer Häufigkeit von w:m = 3(2):1 verstärkt betroffen.

Der Verlauf ist schubweise protrahiert, kann mit der Pubertät zum Stillstand kommen, aber auch über Jahrzehnte fortschreiten.

Nach UEHLINGER sind folgende Osteofibrosen dem Formenkreis der fibrösen Dysplasie zuzurechnen:

- die *polyostotische* deformierende Osteofibrose mit Schädelbeteiligung;
- die *polyostotische* deformierende Osteofibrose mit Pubertas praecox (Gaupp-Albright);
- die *monostotische* oder *diostotische* deformierende Osteofibrosis der Kieferknochen;
- der *Cherubismus.*

Fibröse Dysplasie der Kieferknochen

Die fibröse Dysplasie ist eine allmähliche knochenharte Auftreibung des Kieferknochens, monostotisch oder diostotisch (beide auf die Kiefer begrenzt) oder polyostotisch, wobei der Oberkiefer häufiger befallen ist als der Unterkiefer. Die deckende Schleimhaut bleibt normal und ist immer gut verschieblich. Zahnretentionen, Zahnveränderungen und -kippungen, gelegentlich auch Zahnwurzelresorptionen sind möglich. Erhebliche Gesichtsasymmetrie mit Vorwölbung des Gaumens, Einengung der Orbita und Verkleinerung der Kieferhöhle sind die Folge dieser meist auf eine Kieferhälfte begrenzten Erkrankung.

Im allgemeinen verläuft die fibröse Dysplasie schmerzlos, doch werden Erkrankungen mit intermittierenden, seltener mit heftigen neuralgiformen Dauerschmerzen beobachtet.

Im *Röntgenbild* erscheint die fibröse Dysplasie, je nach Umfang der Markumwandlung, »bimssteinartig«, »milchglasartig«, »wolkig«, aber auch »wabig« bis »polyzystisch«.

Differentialdiagnostisch sind alle Arten von Knochentumoren auszuschließen, insbesondere das Riesenzellgranulom, Fibrome, Osteome, odontogene Tumoren, aber auch Knochensarkome; gelegentlich ist sogar die Abgrenzung von einer chronisch-produktiven Osteomyelitis nicht einfach. Die Diagnose wird histologisch in Verbindung mit dem klinischen und röntgenologischen Befund gestellt.

Therapeutisch wird man kleine Herde vollständig entfernen, bei größeren Herden empfiehlt sich eine modellierende Osteotomie. Nur in Einzelfällen, besonders bei unbeeinflußbaren Schmerzen, kann die Kontinuitätsresektion des Unterkiefers mit osteoplastischem Ersatz angezeigt sein.

Als *Gaupp-Albright-Syndrom* bezeichnet man das Auftreten einer *polyostotischen* fibrösen Dysplasie im Kindesalter mit Pigmentanomalien der Haut und Pubertas praecox bei Mädchen.

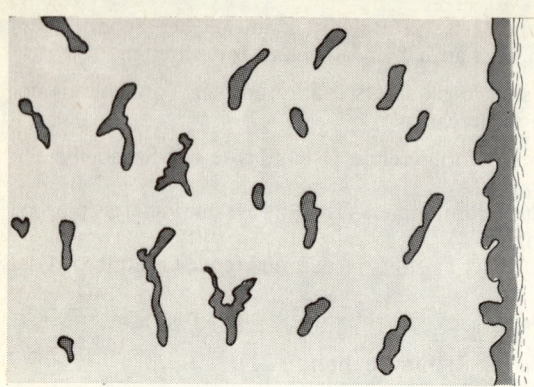

Abb. 155   Fibröse Dysplasie. Dünne Kortikalis. In faserreichem Bindegewebe einzelne schmale Knochenbälkchen.

Der *Cherubismus* gilt als Sonderform der fibrösen Dysplasie, bei der Ober- und Unterkiefer beidseitig »symmetrisch« befallen sind. Die teilweise extremen Knochenauftreibungen führten durch das Pausbakkengesicht und die »zum Himmel gerichteten Augen« (Verdrängung und Verdickung des Orbitalbodens) zum Namen dieser Erkrankung (Cherubin).

Es handelt sich um eine familiär auftretende, autosomal vererbte Erkrankung mit wechselhafter Expressivität und einer Penetranz von 100% beim männlichen und 50–70% beim weiblichen Geschlecht.

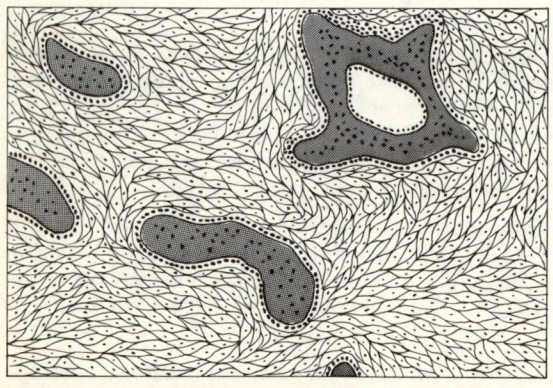

Abb. 156   Fibröse Dysplasie. Bindegewebe mit zellreichen Arealen. Die Zellen können eine ausgedehnte Wirbelbildung aufweisen.

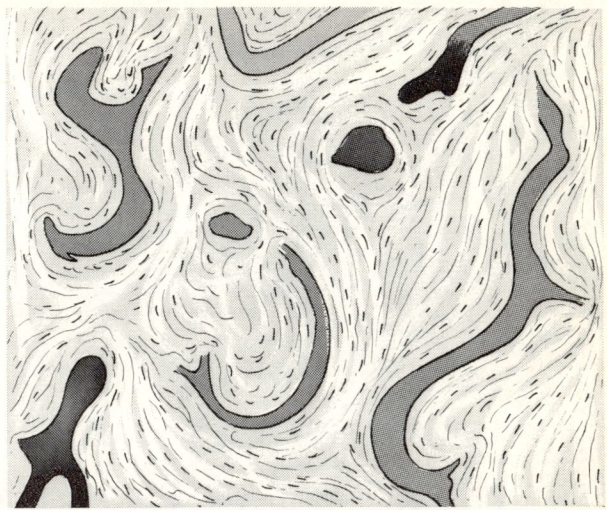

Abb. **157** Fibröse Dysplasie, Spätform. In faserreichem und zellarmem Bindegewebe sichelförmig gebogene und hufeisenförmig angeordnete Knochenbälkchen.

Neben der grotesken Knochenauftreibung mit zahlreichen Zahnretentionen und Zahnverlagerungen imponiert im Röntgenbild insbesondere die wabig-polyzystische Knochenstruktur.

Histologie. In faserreichem Bindegewebe sind abortive, schmale, unregelmäßig begrenzte Trabekel aus geflechtartigem, minderwertigem Knochengewebe ausgebildet (Abb. **155** und **156**). Der Übergang zur erhaltenen Spongiosa ist unscharf. Es entstehen z. T. sichelförmige, hufeisenförmige oder ringförmige Faserknochenbälkchen (Abb. **157**). In der Expansionszone der fibrösen Dysplasie wird die Spongiosa durch mehrkernige Osteoklasten abgebaut (Abb. **158**).

Hormonelle Osteopathien

Osteodystrophia fibrosa (cystica) generalisata (Recklinghausen), primärer Hyperparathyreoidismus

Die **Ursache** dieser Erkrankung, die das weibliche Geschlecht häufiger betrifft als das männliche (w:m = 2:1), ist ein Adenom der Epithelkörperchen, eine diffuse Hyperplasie oder seltener ein Karzinom der Nebenschilddrüse. Durch die vermehrte Produktion von Parathormon erfolgt in den Nierentubuli eine verminderte Rückresorption von Phos-

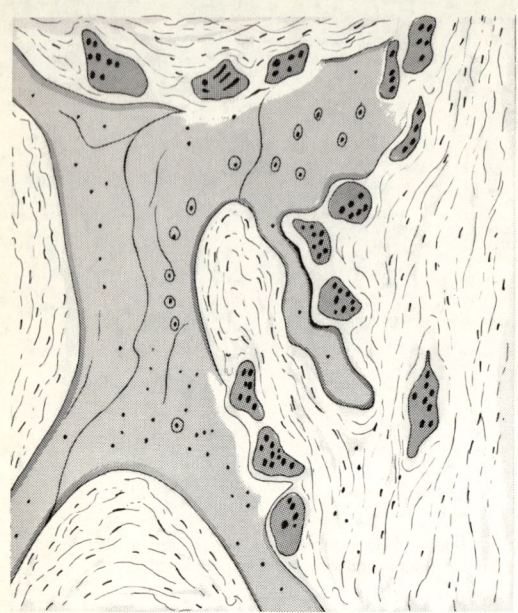

Abb. 158 Fibröse Dysplasie mit osteoklastärem Abbau der knöchernen Zahnfachwand.

phat-Ionen. Die Folgen sind eine Hyperkalziurie mit Nierensteinbildung und Nephrokalzinose, welche direkt oder über pyelonephritische Infekte zur Schrumpfniere und Urämie führen können, und eine Hyperkalzämie. Bei Dauerdialysebehandlungen können durch adenomartige Hyperplasien der Epithelkörperchen umschriebene Veränderungen des Kieferknochens auftreten.

Im Knochen selbst kommt es außer den Demineralisationserscheinungen zu einer starken Vermehrung der Osteoklasten (Abb. **159**), die häufig als vielkernige Riesenzellen erscheinen, mit progredientem Knochenabbau, der an der Kortikalis von innen und entlang den Haverschen Kanälen erfolgt. Neben den allgemeinen Frühsymptomen, wie Anorexie, Nausea, »rheumatische« Knochenschmerzen, Muskelschwäche, sind am Knochen selbst der Schwund der Lamina dura der Zahnalveolen und typische Usuren der Fingerphalangen als Frühsymptome bedeutsam. Mit Fortschreiten der Erkrankung bilden sich Knochenzysten (»braune Tumoren«), die zunächst aus Blutungsherden und riesenzellhaltigem Resorptionsgewebe bestehen (Abb. **160**). Doch müssen Skelettläsionen nicht in jedem Krankheitsfall vorhanden sein.

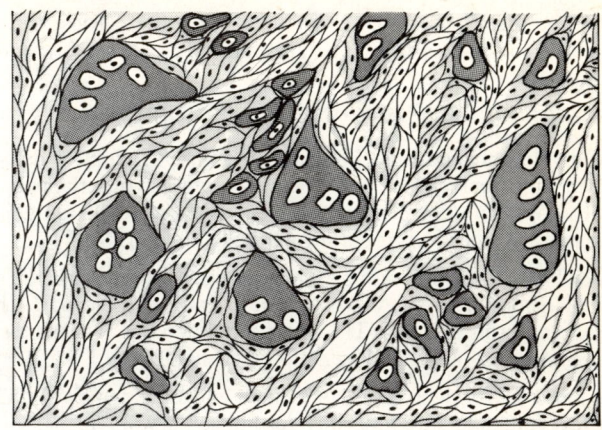

Abb. **159** Resorptiertes Riesenzellgranulom bei Hyperparathyreose. Ähnliche Veränderungen werden im Kieferknochen nach Dauerdialysetherapie beobachtet.

Im **histologischen** Bild ist eine Vermehrung von Osteoklasten und Resorptionsvakuolen festzustellen. Eine begleitende Steigerung des Knochenaufbaus führt zu breiten osteoiden Säumen. Osteone mit mehr oder minder starker Untermineralisation treten auf.

Die **Diagnose** erfolgt durch die Bestimmung des Phosphat- und Kalziumspiegels sowie deren Ausscheidungswerte und durch szintigraphische Untersuchung der Epithelkörperchen.

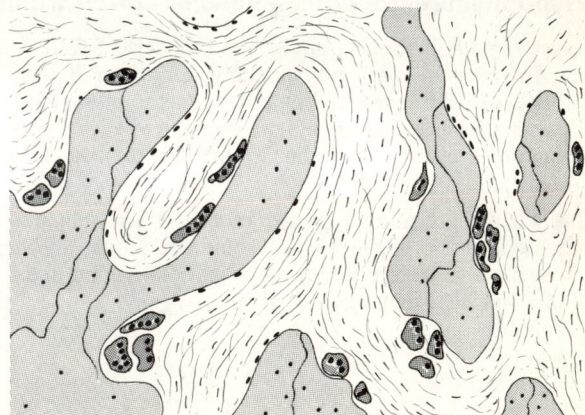

Abb. **160** Fibröse Markmetaplasie, eine Hyperparathyreose. Zahlreiche Osteoklasten mit Resorptionslakunen an den Trabekeln.

Differentialdiagnostisch sind vor allem solitäre Riesenzellgranulome abzugrenzen, was histologisch nicht immer ohne weiteres möglich ist.

Akromegalie (Pierre-Marie-Syndrom)

Die Akromegalie entsteht durch vermehrte Produktion des somatotropen Hormons (STH) aus dem Hypophysenvorderlappen bei einem eosinophilen oder gemischtzelligen Adenom (evtl. röntgenologischer Nachweis einer Vergrößerung der Sella turcica).

Nach Abschluß des normalen Körperwachstums bewirkt die gesteigerte STH-Produktion ein Wachstum der Akren und der parenchymatösen Organe, während die STH-Überproduktion des Wachstumsalters zum Gigantismus (gleichmäßiger Riesenwuchs) führt.

Charakteristisch sind die allmählich entstehenden Tatzenhände, Vergrößerung und Vergröberung der Füße, Vorwölbung der Glabella und der Supraorbitalränder, Vergrößerung der Jochbeine und Gesichtsweichteile, insbesondere der Nase, Ohren und Lippen. Daneben kommt es zu einer deutlichen Vergrößerung des Unterkiefers (echte Progenie) und einer Makroglossie mit Lückenstellung der relativ zu kleinen Zähne. Die Zähne selbst zeigen häufig eine mäßige Lockerung (Zungendruck?) mit kompensatorischer Hyperzementose.

Die **Therapie** besteht in der Bestrahlung oder Operation der Hypophyse, ggf. in der Operation der Progenie zur Wiederherstellung der Kaufunktion.

Hypophysärer (hypothalamischer) Zwergwuchs

Entweder idiopathisch (familiär) verminderte STH-Produktion oder durch Tumoren im hypothalamohypophysären Bereich verursacht, führt der STH-Mangel während des Wachstumsalters, meist im 2.–3. Lebensjahr beginnend, zu einer allgemeinen Wachstumshemmung mit Infantilitätszeichen bei normaler Intelligenzentwicklung (maximales Wachstum 100–140 cm).

Im Schädelbereich häufig unverknöcherte Schädelnähte noch im Erwachsenenalter, Wachstumsrückstand der Kiefer mit kindlichem Gonionwinkel (über 120 Grad), verzögerte Dentition und Engstand der Zähne mit Zahnstellungsanomalien.

Metabolische Osteopathien

Rachitis

Die Rachitis manifestiert sich vorwiegend im 3. Lebensmonat bis zum 2. Lebensjahr, verursacht durch Vitamin-D-Mangel (Prophylaxe: Vitamin-D-Zufuhr, UV-Bestrahlung). Die Folge sind mehr oder minder schwere Mineralisationsstörungen (Verminderung des Blutkalziums, verminderte Kalziumeinlagerung).

Gleichzeitig besteht eine verstärkte Osteoblastenaktivität mit Erhöhung der alkalischen Phosphatase. Die Epiphysenfugen sind extrem, bis zum 5fachen verbreitert, eine präparatorische Verkalkungszone kann vollständig fehlen. Die Bildung von Osteoid, welches nicht oder nur unzureichend mineralisiert wird, ist gesteigert. Vor allem im Bereich der Knochen-Knorpel-Grenzen kommt es zu verstärkter Osteoidanlagerung (rachitischer Rosenkranz der Rippen). Die Skelettentwicklung ist insgesamt verzögert (rachitischer Minderwuchs), der wenig widerstandsfähige Knochen unterliegt charakteristischen Belastungsdeformitäten (O-Beine, rachitische Kyphoskoliose). Am kindlichen Schädel finden sich am Hinterhauptsbein und an den Scheitelbeinen typische Erweichungslücken (Kraniotabes), die sich bei späterer Mineralisation zum Quadratschädel manifestieren.

Im Kieferbereich kommt es zum charakteristischen offenen Biß mit Aufbiegung des Unterkiefers in der Kieferwinkelregion vor dem Ansatz der Kaumuskelschlinge, zur transversalen Einengung von Ober- und Unterkiefer mit hohem »gotischem« Gaumen und Lyra- bzw. Omegaform des Zahnbogens. Der Minderwuchs der Kiefer führt zum Zahnengstand.

Auffallend sind weiter die Mineralisationsstörungen der Zähne. **Histologisch** sind die dentinoiden Säume bis zum 10fachen verbreitert, es bestehen wulstige Zementoidauflagerungen. Durch Störungen der Ameloblastenfunktion kommt es zu Schmelzhypoplasien (Grübchen, Krater, Rillen), die aber keine Verminderung der Kariesresistenz nach sich ziehen müssen. Die Dentition verläuft meistens verzögert (Dentitio tarda).

Bei Ausheilung der Erkrankung kommt es zu einer verstärkten Mineralisation, welche zu einer größeren Festigkeit und Sprödigkeit des Knochens führt, der deshalb besonders schlecht auf funktionskieferorthopädische Impulse reagiert.

Osteomalazie

Die Osteomalazie ist die Rachitis des Erwachsenen, deren Bedeutung im Kieferbereich allerdings gering ist.

Sie wird ebenfalls durch Vitamin-D-Mangel hervorgerufen, der entweder durch Resorptionsstörungen im Magen-Darm-Trakt, durch einen Defekt der Nierentubuli mit renalem Phosphatverlust oder bei Schwangeren durch Hyperemesis oder verstärkten Bedarf der Feten hervorgerufen werden kann.

Die Osteoblasteninsuffizienz führt zusammen mit der mangelhaften Mineralsalzeinlagerung während des ständigen Knochenumbaues zur mangelhaften Mineralisation des Osteoids bei normaler Osteoklastenaktivität. Die Folgen sind osteoporotische Knochenveränderungen, Knochenverkrümmungen und -deformierungen, in schweren Fällen auch pathologische Frakturen.

Kryptogenetische Osteopathien

Osteodystrophia deformans (Morbus Paget)

Die Ursache des Morbus Paget ist unbekannt. Es handelt sich um eine relativ seltene Knochenerkrankung, die sich vorwiegend im 6. und 7. Lebensjahrzehnt manifestiert (Auftreten vor dem 40. Lebensjahr gilt als zweifelhaft). Die Erkrankung tritt überwiegend polyostotisch auf, wobei Kreuzbein, Wirbelsäule, Oberschenkel und Schädel bevorzugt erkranken. Sie schreitet langsam fort; Frühsymptome sind Knochenschmerzen oder uncharakteristische »rheumatische« Beschwerden.

Am Schädel erkranken vorwiegend das Dach und die Basis, seltener die Kiefer. Der Knochen nimmt allmählich an Dicke zu, bei Befall der Felsenbeinregion können Schwerhörigkeit und Gleichgewichtsstörungen auftreten, bei Befall der Orbitae kann es zum Exophthalmus, durch Einengung des Canalis opticus auch zur Erblindung kommen. Im Gesichtsschädelbereich sind vorwiegend Oberkiefer und Jochbein, seltener der Unterkiefer betroffen. Bei beidseitigem Befall der Gesichts- und Schädelknochen kann sich das Bild der Leontiasis ossea (Virchow) einstellen.

Am Schädel kann man 3 Stadien der Erkrankung unterscheiden, die sich auch im Röntgenbild entsprechend manifestieren:

- Osteoporosis cranii circumscripta, bei welcher Hinterhaupts- und Scheitelbein »getüpfelt« erscheinen. Tabula interna und externa sind bei erhaltener Kalottendicke verdünnt und strähnig aufgefasert.
- Im 2. Stadium sind rundliche, fleckige Verschattungen zu erkennen.

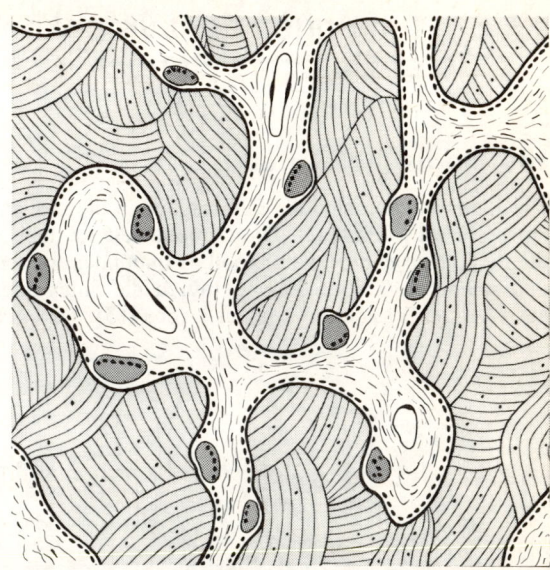

Abb. **161**   Ostitis deformans. Mosaikstruktur der Knochenbälkchen durch stark hervortre-
tende Schaltlamellen. Überwiegen des Knochenanbaus. Nur wenig Osteoklasten.

– Das 3. Stadium zeigt eine verdickte Schädelkalotte mit zunehmender
  Knochensklerosierung.

Histologisch ist das Bild zunächst durch Überwiegen des Knochenab-
baus gekennzeichnet, während es später zum Gleichgewicht zwischen
Anbau und Abbau und schließlich zum Überwiegen des Anbaus
kommt. In der osteoklastischen Frühphase sind im histologischen Bild
reichlich Osteoklasten mit Howshipschen Lakunen in der Kompakta
und an den Spongiosabälkchen nachzuweisen. Die Haverschen Kanälchen sind erweitert und zeigen eine Hyperämie. Während der osteopla-
stischen Phase entwickelt sich eine Mosaikstruktur der Kortikalis und
der Spongiosa als Folge eines überstürzten Knochenumbaus mit zahlreichen Schaltlamellen und einer starken Vermehrung von Kittlinien
(Abb. **161**). An den Zähnen wird eine Hyperzementose nachweisbar.

17. Erkrankungen der Lymphknoten im Kiefer-Gesichts-Bereich

Histologischer Aufbau

Die Lymphknoten sind als Filterorgane in die großen Lymphbahnen eingeschaltet (Abb. **162**). Die Lymphe gelangt über Vasa afferentia, die in die Kapsel der Lymphknoten einmünden, in den Lymphknoten und strömt nach einer Passage durch die Sinus über die am Hilus austretenden Vasa efferentia aus (Abb. **163**). Topographisch sind am

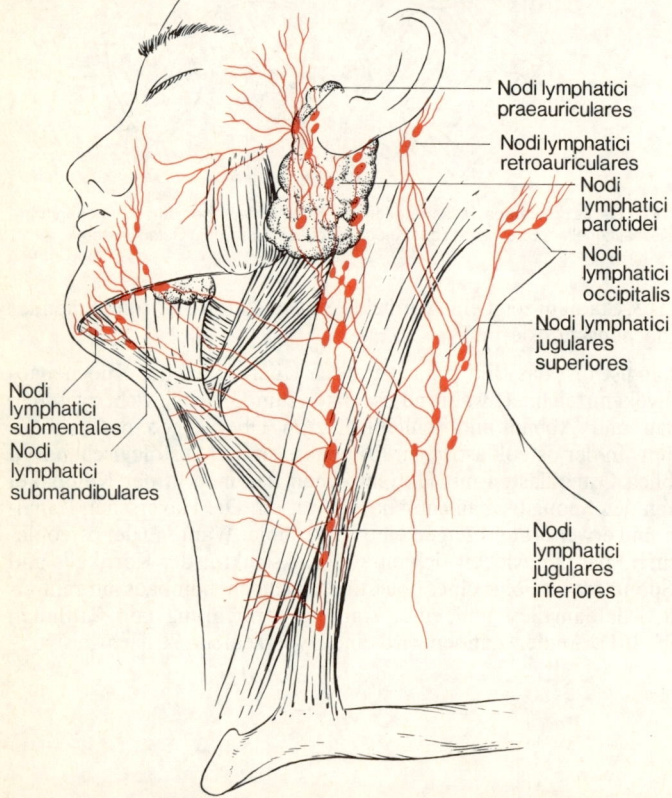

Nodi lymphatici praeauriculares

Nodi lymphatici retroauriculares

Nodi lymphatici parotidei

Nodi lymphatici occipitalis

Nodi lymphatici jugulares superiores

Nodi lymphatici submentales

Nodi lymphatici submandibulares

Nodi lymphatici jugulares inferiores

Abb. 162 Lymphbahnen und Lymphknotengruppen im Kiefer- und Halsbereich.

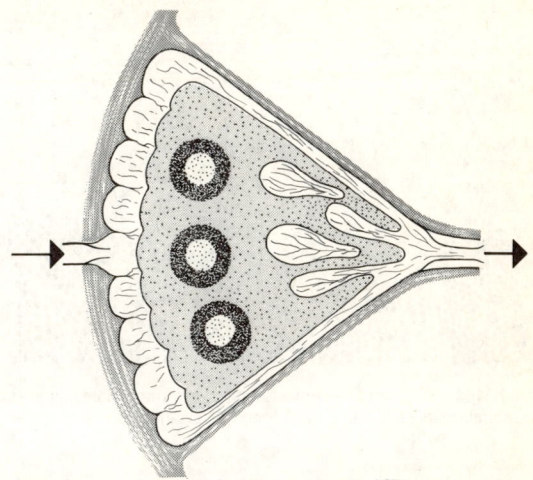

Abb. **163** Schematisches Bild des Lymphknotenaufbaus. Die Lymphe gelangt über die Vasa afferentia, die in die Kapsel einmünden, in den Lymphknoten und verläßt ihn nach der Passage durch die Sinus durch die Vasa efferentia am Lymphknotenhilus.

Lymphknoten eine Mark- und eine Rindenzone zu unterscheiden. Nach der histologischen Gliederung besteht das Lymphknotengewebe aus den Sinus und dem Lymphknotenparenchym. Im Parenchym sind Knötchen ausgebildet, die als Follikel bezeichnet werden. Die Primärknötchen sind kugelförmige Lymphozytenansammlungen. Durch Ausbildung von sogenannten Keim- und Reaktionszentren gehen sie in die Sekundärknötchen über. Die Zentren sind Orte für die Zellbildung. Sie spielen bei den immunologischen Vorgängen eine besondere Rolle. Die Sinus werden von flachen Wandzellen, den Retothelen, gebildet. Mit der Lymphe eingeschwemmte Bestandteile wie z.B. Fremdkörper, Krankheitserreger, Zelltrümmer, Farbstoffe usw. werden von den auch als Uferzellen bezeichneten Sinuswandzellen festgehalten und phagozytiert.

Lymphadenitis

Die regionären Lymphknoten zeigen bei einer Entzündung im Lympheinstromgebiet häufig eine Mitreaktion. Fremdproteine und Erreger werden aus dem primären Entzündungsfeld mit dem Lymphstrom in die Lymphknoten eingeschwemmt und erzeugen hier eine entzündliche Reaktion, die relativ gleichförmig verläuft. Es entsteht in der Regel eine schmerzlose Lymphknotenschwellung.

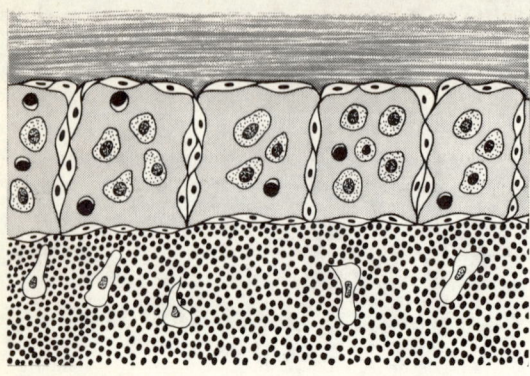

Abb. 164 Sinuskatarrh. Erweiterung der Lymphknotensinus durch Ansammlung von Ödemflüssigkeit. In den Sinus liegen Sinuswandzellen.

Sinuskatarrh

Die akute Reaktion spielt sich nur in den Sinus ab, wenn wenig Abbauprodukte und Erreger aus dem primären Entzündungsfeld in den Lymphknoten gelangen. Die Sinus sind erweitert und mit Ödemflüssigkeit gefüllt (Abb. 164). In den Sinus liegen Lymphozyten und abgelöste Sinuswandzellen, gelegentlich und abhängig von der Art der primären Entzündung auch Erythrozyten. Bei chronischem, lang anhaltendem Anstoß aus dem primären Entzündungsfeld entwickelt sich eine reaktive Proliferation der Sinuswandzellen, die die Lichtung des Sinus vollständig ausfüllen können.

Eitrige, fibrinöse, abszedierende Lymphadenitis

Wenn größere Erregermengen in den Lymphknoten gelangen, entwickelt sich erst die eigentliche Lymphadenitis. Sie ist durch eine ausgeprägte Hyperämie und durch dichte Leukozytenansammlungen zunächst in den Sinus und dann auch im lymphatischen Gewebe und in den Follikeln gekennzeichnet. Bei Erregern, die eine Fibrinabscheidung hervorrufen, wie z. B. bei der Diphtherie, kann eine fibrinöse Lymphadenitis entstehen. Wenn Staphylokokken in den Lymphknoten gelangen, geht die Lymphadenitis mit Gewebseinschmelzungen einher, es entsteht eine abszedierende Lymphadenitis. Diese Formen der Lymphadenitis heilen mit ausgeprägten Vernarbungen ab.

Chronische Lymphadenitis

Bei der chronischen Lymphadenitis reagieren auch die Follikel bevorzugt, die unter den Randsinus angeordnet sind. Neben einer starken Vergrößerung der Lymphknoten entstehen Sekundärfollikel, die sich vermehren. In ihren Keim- oder Reaktionszentren vollzieht sich die Antikörperbildung und die Lymphozytenvermehrung. Die Sekundärfollikel enthalten phagozytierende Zellen. Die Sinuswandzellen sind vermehrt und in unreife Sinushistiozyten umgewandelt. Es treten auch vermehrt Mastzellen auf. Besonders in den Marksträngen werden Plasmazellen ausgebildet.

Die chronische Lymphadenitis kann unter Narbenbildung ausheilen oder in einer Restitutio ad integrum enden. Die Lymphknotenreaktion kann noch lange Zeit anhalten, nachdem der primäre Entzündungsprozeß ausgeheilt ist.

Epitheloidzellige Lymphadenitis bei Toxoplasmose

Die Toxoplasmose kommt vom Kindes- bis zum Greisenalter mit einem Altersgipfel im 3. Lebensjahrzehnt vor. Sie wird durch das Protozoon Toxoplasma gondii erzeugt, das von Haustieren, besonders von Katzen, auf den Menschen übertragen wird. Die Lymphknoten des Halses werden bevorzugt befallen. Die Erkrankung tritt bei Frauen häufiger als bei Männern auf.

Das **histologische** Bild ist durch kleine Gruppen, großer zytoplasmareicher epitheloider Zellen gekennzeichnet, die nicht in Knötchen angeordnet sind. Vermehrt treten unreife Sinushistiozyten auf. Es entsteht eine Hyperplasie der Keimzentren. Die Lymphknotenkapsel zeigt eine entzündliche Reaktion. Die Toxoplasmen sind selten als halbmondförmige Einschlüsse in den Zellen nachzuweisen (Abb. **165**).

Lymphadenitis bei Ornithose und Katzenkrankheit

Durch die zunehmende Tierhaltung (Katzen, Vögel) in den Haushalten werden in den letzten Jahren vermehrt gutartige Lymphadenitiden besonders bei Kindern beobachtet, die durch Viren ausgelöst werden, die von Haustieren auf den Menschen übertragen werden.

Klinisch kommt es zum Teil unter subfebrilen bis febrilen Temperaturen zu zumeist schmerzlosen Lymphknotenschwellungen im submentalen, submandibulären und Halsbereich, gelegentlich auch zur Vergrößerung der axillären Lymphknoten. Spontane Fistelbildungen kommen gelegentlich vor.

Histologisch ist im Frühstadium eine unspezifische Entzündung ausgebildet, die frühzeitig mit dem Auftreten kleiner Gruppen aktiver Ma-

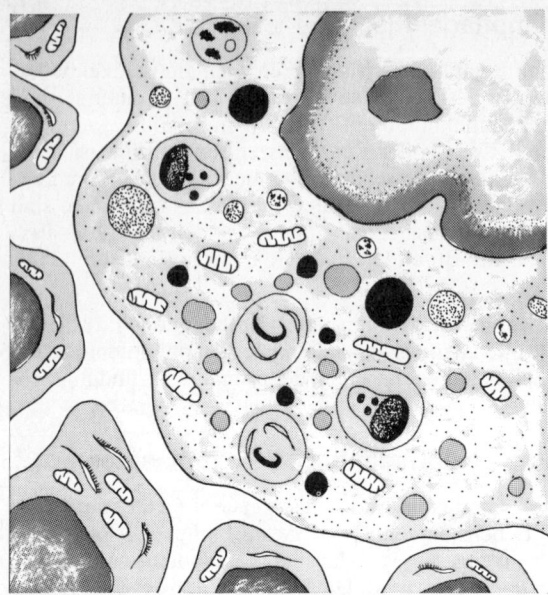

Abb. **165** Toxoplasmose. Protozoen in den Sinushistiozyten eingeschlossen. Verschiedene Abbaustufen der Protozoen.

krophagen einhergeht. Es bilden sich epitheloidzellige Granulome, in deren Zentren eitrige Einschmelzungen ausgebildet sind. Als relativ typisch gilt die sogenannte retikulär abszedierende Lymphadenitis, bei der oft y-förmige Einschmelzungen ausgebildet sind, die von epitheloidzelligen Säumen umgeben werden.

Die Diagnose erfolgt durch serologische Untersuchungen (Komplement-Bindungs-Reaktion), wobei Ornithose und Katzenkratzkrankheit gemeinsame Antikörper bilden.

Differentialdiagnostisch sind unspezifische (odontogene, tonsillogene) und spezifische (Tuberkulose) Lymphadenitiden auszuschließen. Eine spezifische Therapie ist im allgemeinen nicht erforderlich. Bei persistierenden Lymphadenitiden ist eine Probeexzision indiziert.

Tuberkulose

Die Tuberkulose der Lymphknoten des Kiefer- und Halsbereiches kann nach Primäraffekten in der Mundschleimhaut oder nach Infektionen über kariöse Zähne (S. 58) entstehen.

Bei der *produktiven* Form der Lymphknotentuberkulose entstehen epitheloidzellige Granulome mit Langhansschen Riesenzellen. Es sind fließende Übergänge zur *verkäsenden* Lymphknotentuberkulose zu beobachten, bei der sich zunehmend im Zentrum der Granulome bröcklige Nekrosen ausbilden. Die Granulome können durch faserreiches Bindegewebe gegen das umgebende Gewebe abgeriegelt werden.

Sarkoidose

Die Sarkoidose ist eine epitheloidzellige Granulomatose unbekannter Ätiologie, die alle Organe betreffen kann. Die Lymphknoten stellen eine häufige Manifestationsform dar (S. 60). Es bilden sich epitheloidzellige Granulome ohne zentrale Nekrose, häufig mit einer hyalinen Außenzone. Wegen der Ähnlichkeit des morphologischen Bildes mit der produktiven Form der Tuberkulose ist eine exakte differentialdiagnostische Abgrenzung nach dem morphologischen Bild häufig nicht möglich. Die fortschreitende hyaline Transformation der Granulome führt zur vollständigen Vernarbung der Lymphknotenstruktur.

Sarkoidähnliche Reaktion im Einflußgebiet von Karzinomen

Durch die Abschwemmung nekrotischen Materials aus zerfallenden Tumoren, besonders von Karzinomen, in die regionären Lymphknoten, entsteht in den Lymphknoten eine Proliferation epitheloider Zellen, die häufig eine granulomartige Anordnung zeigen. Die Granulombildung ist als Reaktion auf Stoffwechsel- und Abbauprodukte aus dem Tumorgewebe anzusehen.

Tumoren

Die Tumoren der Lymphknoten treten häufig in generalisierter Form auf. Die Lymphknoten im Hals- und Kieferbereich sind der klinischen Beobachtung besonders gut zugänglich, deshalb werden die Veränderungen hier häufig als erste Manifestationsform bemerkt.

Die malignen, proliferativen Erkrankungen des lymphoretikulären Systems werden unter dem Begriff maligne Lymphome zusammengefaßt. Neuere Untersuchungen dieser Erkrankungen mit elektronenmikroskopischen und immunologischen Methoden haben zu einer Klassifikation geführt, die neben der histologischen Differenzierung auch die prognostischen Gesichtspunkte berücksichtigt (Tab. **10**).

Tabelle **10**   Klassifikation der Non-Hodgkin-Lymphome (nach *Lennert* und *Fischer*)

Lymphome von niedrigem Malignitätsgrad	Lymphome von hohem Malignitätsgrad

Lymphozytisches Lymphom
   Chronische lymphatische
   Leukämie
   Haarzellenleukämie
   Mycosis fungoides
Lymphoplasmozytoides Lymphom
Zentroblastisches-zentrozystisches Lymphom
Zentrozystisches Lymphom
	Zentroblastisches Lymphom
	Burkitt-Lymphom und Lymphom vom Burkitt-Typ
	Lymphoblastisches Lymphom
	Immunoblastisches Lymphom
	Retikulosarkom

Non-Hodgkin-Lymphome von niedrigem Malignitätsgrad

Die Non-Hodgkin-Lymphome von niedrigem Malignitätsgrad kommen in der Regel nicht vor dem 20. Lebensjahr vor.

Die überwiegende Zahl der Lymphomfälle vom *lymphatischen Typ* entspricht der chronisch lymphatischen Leukämie mit maligner Proliferation von B-Lymphozyten.

Gegen diese Formen müssen die *lymphoplasmozytoiden malignen Lymphome* abgegrenzt werden, bei denen im histologischen Bild neben der Proliferation von kleinen Lymphozyten eine unterschiedliche Beimengung von Plasmazellen oder plasmazytoiden Zellen auftritt. Als besonderes morphologisches Kriterium treten intrazytoplasmatische und intranukleäre Einschlüsse von PAS-positivem Material auf, die als Ausdruck einer Immunoglobulinsynthese gewertet werden.

Die *zentroblastischen und zentrozystischen Lymphome* leiten sich von den Keimzentren der Lymphfollikel ab. Bei diesen Lymphomformen herrschen bei gemischter Zellpopulation Zentrozyten vor, und es treten in geringer Zahl Zentroblasten auf.

Die Zentrozyten sind durch einen eingekerbten Zellkern gekennzeichnet. Die Zentroblasten haben einen schmalen Zytoplasmaanteil und rundliche Kerne mit aufgelockertem Chromatingerüst und deutlichem, meist randständigem Nukleolus.

Das *zentroblastische-zentrozystische Lymphom* ist der häufigste Typ der Non-Hodgkin-Lymphome und entspricht dem großfollikulären Lymphoblastom (Morbus Brill-Symmers) bzw. dem Germinoblastom der bisher üblichen Nomenklatur. Früher oder später verläuft ein Teil der Fälle (etwa 25%) leukämisch. Diese Lymphomform zeigt die beste Prognose unter den Non-Hodgkin-Lymphomen.

Non-Hodgkin-Lymphome mit hohem Malignitätsgrad

Die Non-Hodgkin-Lymphome mit schlechter Prognose leiten sich von den Keimzentren des lymphatischen Gewebes ab.

In dieser Gruppe der Lymphome ist das *zentroblastische Lymphom* einzuordnen, das aus dem zentroblastischen-zentrozystischen Lymphom hervorgehen kann. Es kann sich jedoch auch ohne Vorstadien primär entwickeln. Bei diesem Tumor besteht in der Regel eine diffuse Proliferation von Zentroblasten, die das histologische Bild beherrschen.

Das *Burkitt-Lymphom,* das besonders in Zentralafrika auftritt, besteht **histologisch** aus dicht gelagerten, mittelgroßen, basophilen Zellen mit unregelmäßig angeordneten phagozytierenden Retikulumzellen, die den »Sternhimmeleffekt« bedingen. Außerhalb von Afrika kommen *Lymphome vom Burkitt-Typ* vor, bei denen nicht das für das Burkitt-Lymphom typische Epstein-Barr-Virus nachgewiesen werden kann.

Die *lymphoblastischen Lymphome* stellen eine schwer klassifizierbare Tumorform dar. Es handelt sich dabei um kleinzellige lymphatische Geschwülste, die besonders im Kindes- und Jugendalter auftreten und die der akuten lymphatischen Leukämie entsprechen.

Die *immunoblastischen Lymphome* sind durch eine Proliferation von blastenartig stimulierten Lymphozyten gekennzeichnet. Das **histologische** Bild ist durch große Zellen mit breitem basophilen Zytoplasma charakterisiert. Die Zellkerne der Tumorzellen sind groß und aufgelockert und weisen ein häufig zentral angeordnetes Kernkörperchen auf. Kleine Gruppen von epitheloiden Zellen können eingestreut sein. Intrazytoplasmatische und intranukleäre Eiweißpräzipitate kommen vor. Gelegentlich wird bei dieser Form eine Makroglobulinämie beobachtet. Diese Lymphomform zeigt sowohl im Kindes- als auch im Erwachsenenalter die schlechteste Prognose.

Nur die von den verschiedenen Retikulumzelltypen bzw. den Zellen des histiozytären Systems abzuleitenden malignen Lymphome werden unter dem Begriff *Retikulosarkom* zusammengefaßt. Diese früher sehr weit gefaßte Gruppe von Tumoren umfaßt nach der neuen Klassifikation nur noch eine selten auftretende Geschwulstform.

Hodgkin-Lymphome (Lymphogranulomatose)

Die Lymphogranulomatose stellt eine der häufigsten Lymphomformen dar. Sie kann in allen Altersstufen, auch im Kindesalter, auftreten. Die

Erkrankung zeigt zwischen dem 25. und dem 30. und jenseits des 55. Lebensjahres einen Altersgipfel. Sie geht mit Gewichtsverlust, Mattigkeit, Hautjucken und oft mit Fieber (Pel-Epstein-Typ) einher.

Die Lymphknoten am Hals sind häufig als erste betroffen. Es werden jedoch auch andere primäre Manifestationen im Mediastinum und im Abdomen beobachtet. Bei einer Generalisation des Krankheitsbildes tritt häufig eine Mitbeteiligung von Leber und Milz auf.

Nach dem **histologischen** Bild sind 4 Formen zu unterscheiden (Abb. **166a–d**):

– *Lymphozytenreiche Form der Lymphogranulomatose.* Kleine oder mittelgroße Lymphozyten beherrschen das histologische Bild. Es werden Sternbergsche Riesenzellen beobachtet, eine Form der Riesenzellen, die nur und bei allen Formen der Lymphogranulomatose vorkommen. Ihr Zytoplasma ist blaß eosinophil oder unterschiedlich basophil. Die Zellen enthalten 2–3 relativ große, chromatinarme Zellkerne. Ihre Nukleolen sind groß, plump und gelegentlich gelappt. Granulozyten und Plasmazellen gehören nicht zu dieser Form (Abb. **166a**). Daneben treten Hodgkin-Zellen auf; es handelt sich

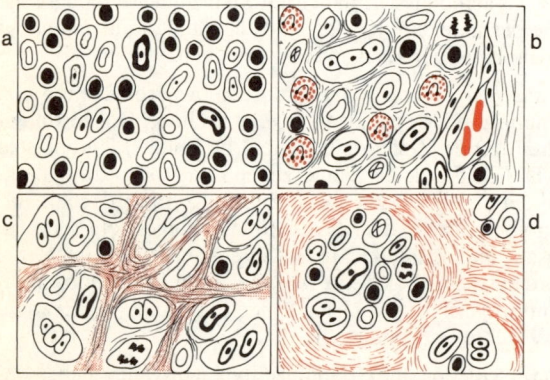

Abb. **166a–d** Formen der Lymphogranulomatose.
a Lymphozytenreiche Form. Kleine und mittelgroße Lymphozyten herrschen vor, Sternbergsche Riesenzellen und Hodgkin-Zellen.
b Gemischtzellige Form. Zahl der Lymphozyten reduziert, es treten Sternbergsche Riesenzellen und Hodgkin-Zellen auf, außerdem eosinophile Granulozyten und Plasmazellen, Histiozyten und Fibroblasten mit Vermehrung der retikulären und kollagenen Fasern.
c Lymphozytenarme Form. Überwiegen der retikulären Zellen wie Sternbergsche Riesenzellen und Hodgkin-Zellen mit streifiger Faservermehrung.
d Nodulär sklerosierende Form. Ausgeprägte Vermehrung faserreicher Bindegewebsanteile in knotiger Anordnung; in den Knoten Sternbergsche Riesenzellen, Hodgkin-Zellen, Lymphozyten, neutrophile, eosinophile Granulozyten und Plasmazellen.

um große, einkernige Zellen mit einem hellen Karyoplasma. Die Zellkerne sind häufig eingedellt und enthalten große Nukleolen.

- *Gemischtzellige Form der Lymphogranulomatose.* Für die Diagnose sind wiederum die Sternbergschen Riesenzellen und die Hodgkin-Zellen entscheidend. Häufig werden Mitosen beobachtet. Die Zahl der Lymphozyten ist reduziert. Daneben sieht man eosinophile Granulozyten und Plasmazellen. Es treten Histiozyten und Fibroblasten mit einer Vermehrung des retikulären und kollagenen Fasergerüstes auf (Abb. **166b**).
- *Lymphozytenarme Form der Lymphogranulomatose.* Bei dieser Form treten überwiegend retikuläre Zellen sowie typische Hodgkin-Zellen mit großen Nukleolen und viele Sternbergsche Riesenzellen auf (Abb. **166c**). Häufig werden Mitosen beobachtet. Es finden sich nur wenig Lymphozyten sowie neutrophile und eosinophile Granulozyten und Plasmazellen.
- *Nodulär sklerosierende Form der Lymphogranulomatose.* Bei diesem Typ herrscht eine Anordnung in unterschiedlich großen Knoten vor (Abb. **166d**). Sie ist durch eine wesentliche Steigerung der faserreichen Bindegewebsanteile hervorgerufen. Innerhalb der Knoten finden sich Sternbergsche Riesenzellen, Hodgkin-Zellen sowie relativ viele Lymphozyten, neutrophile und eosinophile Granulozyten und Plasmazellen. Diese Form wird am häufigsten im Mediastinum und bei Frauen beobachtet.

Metastatische Tumoren der Lymphknoten (S. 177, 200)

Neben primär vom lymphatischen Gewebe ausgehenden Tumoren werden in den Lymphknoten häufig metastatische Tumorabsiedlungen beobachtet. Besonders die Karzinome neigen zur lymphogenen Aussaat. Kleine Tumorzellgruppen wachsen in die Lymphbahnen ein und erreichen über die Vasa afferentia zunächst die Randsinus der Lymphknoten; das Tumorgewebe kann den gesamten Lymphknoten durchsetzen. Sie können aber auch über die Randsinus oder die Marksinus unmittelbar in die Vasa efferentia übertreten. Das Tumorgewebe kann durch infiltrierendes Wachstum die Lymphknotenkapsel durchbrechen und sich infiltrierend im umgebenden Gewebe ausbreiten. Es ist bemerkenswert, daß die Tumorstruktur sich im Lymphknoten in der Differenzierung stark vom Primärtumor unterscheiden kann, so daß häufig nicht aus dem morphologischen Bild der Metastase auf den Primärtumor geschlossen werden kann.

18. Erkrankungen der Speicheldrüsen

Aufbau und Verteilung

In der Mundhöhle sind kleine und große Speicheldrüsen zu unterscheiden. Die kleinen Speicheldrüsen sind in der Lippen-, in der Wangenschleimhaut und im Bereich der Gaumenschleimhaut angeordnet. Die großen Speicheldrüsen sind die Glandula parotis, die Glandula submandibularis und die Glandula sublingualis. Sie münden über längere Ausführungsgänge in die Mundhöhle.

Die Speicheldrüsen sind ektodermalen Ursprungs. Sie leiten sich vom Epithel der Mundhöhle ab. Auf dieser entwicklungsgeschichtlichen Grundlage erklärt sich der grundsätzlich gleichartige Bau der Kopfspeicheldrüsen. Aus einem sich in die Tiefe entwickelnden Epithelwachstum, das mit Knospung und Teilung der Anlage einhergeht, entsteht ein Drüsenbäumchen mit einem Gangsystem, an dessen Ende die Azini aufsitzen. Diese stellen die teilungsfähigen Einheiten der tubuloazinären Drüsen dar. Das unter Teilung der Anlage ablaufende Wachstum führt zu einer in allen Drüsen gleichartigen Gliederung des Gangsystems in Endstück, Schaltstück, Speichelrohr und den Ausführungsgang (Abb. **167**).

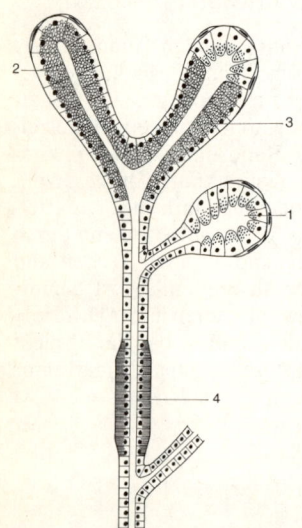

Abb. **167** Schematisches Bild des Speicheldrüsenaufbaus.
1 Seröser Azinus; Prosekretgranula in den apikalen Zellabschnitten
2 Muköser Azinus; gleichmäßige wabige Zytoplasmastruktur mit basal liegendem Zellkern
3 Seromuköser Azinus; endständiger seröser Drüsenanteil
4 Ausführungsgang mit Streifenstück; basale Zytoplasmastreifung durch Auffaltungen der Zellmembranen

Die großen Speicheldrüsen zeigen im Aufbau eine Gliederung in Läppchen aus Drüsenendstücken. In dem lockeren Bindegewebe der Läppchengrenzen verlaufen Blut- und Lymphgefäße, die Nervenfasern und die Drüsenausführungsgänge.

Im Azinussystem vollzieht sich die Bildung der Enzyme und Muzine (Proteochyli und Mukochyli). Das Gangsystem ist Ort der Wasser- und Elektrolytregulation (Hydrochyli). Es sind nach dem Bau und nach der Funktion zwei Azinusanteile zu unterscheiden:

– *Seröser Azinus.* Die serösen Azini weisen nur ein schmales punktförmiges Lumen auf. Zwischen den Epithelzellen liegen Sekretkapillaren. Das Zytoplasma der Zellen enthält ein gut entwickeltes endoplasmatisches Retikulum, Ribosomen, Sekret und Proenzymgranula sowie ein Golgi-Feld und Mitochondrien. Die größeren runden Zellkerne liegen in den basalen Zellabschnitten (s. Abb. **169**).
– *Muköse Azini.* Die mukösen Azini sind durch ein weites Drüsenlumen gekennzeichnet. Das Zytoplasma der Zellen zeigt einen gleichmäßigen wabigen Aufbau. Die eingebuchteten dichten Zellkerne liegen an der Zellbasis. Im Bereich der Azini und der Schaltstücke liegen zwischen den sezernierenden Drüsenzellen und der Basallamelle Myoepithelzellen (Epithelzellen mit kontraktilen Elementen), die durch Kontraktion den Transport des Schleimes unterstützen (s. Abb. **167**).

Die täglich produzierte Speichelmenge beträgt beim Menschen 1 bis 1,5 Liter. Die Tagesmenge unterliegt jedoch großen physiologischen Schwankungen. Zu den Faktoren, die die Speichelsekretion beeinflussen, gehören psychische Einflüsse, Nahrungsaufnahme, Geschmack, Geruch, Ablauf des Kauvorganges, Schmerzreize und Medikamente. Die Speichelsekretion unterliegt einer neurohumoralen Steuerung durch das vegetative Nervensystem mit postganglionären sympathischen und parasympathischen Neuriten. Zwischen Sekretproduktion und Sekretabgabe besteht ein Rückkopplungsmechanismus. Daraus ergibt sich, daß pharmakologische Faktoren in mannigfacher Weise auf die Sekretion hemmend oder fördernd einwirken können. Die Stimulatoren sind besonders Sympathiko- und Parasympathikomimetika, Hemmfaktoren, Ganglioplegika, Parasympatholytika, Rezeptorblokker und Psychopharmaka.

In den Drüsenazini erfolgt die Bildung eines Primärspeichels mit Proteoenzymen und Sialomuzinen. Im Gangsystem wird dieser Primärspeichel durch Zugabe von Wasser, Elektrolyten und Schleimstoff modifiziert. Für den Sekrettransport kommt den kontraktilen Myoepithelzellen an der Außenseite der Gänge eine zusätzliche Bedeutung zu. Das interstitielle Bindegewebe besitzt eine stabilisierende Aufgabe und ist der Transportweg für das Gefäß- und Nervensystem.

Eine besondere Bedeutung kommt dem sekretorischen Immunsystem der Speicheldrüsen bei der Abwehr oraler Infektionen zu. Dieses System besteht aus Plasmazellen, die Immunglobuline bilden und die in der Nachbarschaft der Gangsysteme lokalisiert sind sowie aus einer sekretorischen Komponente der Streifenstückepithelien. Das von den Plasmazellen gebildete Speichel-IgA wird beim Durchtritt durch die Streifenstückepithelien an die sekretorische Komponente angekoppelt und über das Ganglumen in den Speichel ausgeschieden. Neben dem IgA sind im Speicheldrüsengewebe geringe Anteile an IgG, IgM und IgD nachzuweisen.

Fehlbildungen der Speicheldrüsen

Agenesien, Aplasien und Hypoplasien der Speicheldrüsen sind selten. Sie können einseitig und beidseitig auftreten. Eine komplette Aplasie der Speicheldrüsen führt frühzeitig zur Xerostomie und zum Zahnverlust. Gewöhnlich treten diese Fehlbildungen kombiniert mit anderen im Rahmen von Fehlbildungssyndromen auf. Sehr selten gibt es eine familiäre Agenesie der Speicheldrüsen.

Bei den Dystopien der Speicheldrüsen handelt es sich um eine Verlagerung regelrecht aufgebauten Drüsengewebes. Anteile der Glandula parotis können an den Vorderrand des Musculus masseter verlagert sein.

Akzessorische Speicheldrüsen kommen im Mittelohr- und Mastoidbereich und gelegentlich auch im Bereich des Ductus thyroglossus und der Hypophyse vor. Diese Drüsenanteile sind funktionsfähig und besitzen ein eigenes Gangsystem.

Aberrierende Speicheldrüsen bestehen aus verlagertem, jedoch funktionsunfähigem Drüsengewebe ohne eigenes Gangsystem. Sie kommen vor allem im Bereich des Kieferknochens und der Tonsillenbucht vor.

Dysontogenetische Zysten können von den größeren Ausführungsgängen ihren Ausgang nehmen. Schleimgefüllte Zysten des Gangsystems der Glandula sublingualis, die paramedian und lateral vom Frenulum angeordnet sind, werden als Ranula bezeichnet (Bezeichnung aus dem Vergleich mit der Kehlblase des Frosches = Fröschleingeschwulst). Sialozelen des Gangsystems der Glandula submandibularis liegen in der gleichen Region, können aber wesentlich größer, bis taubeneigroß, werden (s. S. 154).

Mehr oder minder diffus ausgebreitete Erweiterungen der intraglandulären Systeme werden als Sialektasie bezeichnet. Im Einzelfall ist bei dieser Veränderung nur schwer zu differenzieren, ob es sich dabei um eine angeborene oder im späteren Leben auf entzündlicher Basis erworbene Störung handelt.

Intraglanduläre Lymphknoten mit Einschlüssen von Drüsenparenchym kommen hauptsächlich in der Glandula parotis vor. Im Laufe des Lebens verschwinden die Drüsenazini und es bleiben nur noch Reste des Gangsystems zurück.

Dysontogenetische Metaplasien des Gangepithels sind relativ häufig. Es handelt sich dabei um Differenzierungen zu Plattenepithel, Becherzellen oder holokrinem Talgdrüsenepithel. Diese Veränderungen sind vor allem bei Kindern und Jugendlichen nachzuweisen.

Entzündungen der Speicheldrüsen

Die Sialadenitis ist die häufigste Speicheldrüsenerkrankung, wobei bakteriell und viral ausgelöste entzündliche Reaktionen am häufigsten vorkommen. Die Sialadenitis betrifft in absteigender Reihenfolge die Glandula parotis (meist doppelseitig), die Glandula submandibularis (meist einseitig) und die Glandula sublingualis. Die kleinen Mundspeicheldrüsen erkranken oft im Rahmen entzündlicher Vorgänge an der Mundschleimhaut.

Akute purulente Sialadenitis

Die akuten, meist abszedierenden Entzündungen kommen am häufigsten in der Glandula parotis vor. Als Erreger werden in der Regel Streptokokken der Gruppe A und Staphylococcus aureus nachgewiesen. Bei der Entwicklung der Infektion spielt die Reduktion des Speichelflusses eine wesentliche Rolle, während der qualitativ fehlerhaften Zusammensetzung des Speichels nur eine untergeordnete Rolle zukommt. Schwere Entzündungen, vor allen Dingen der Glandula parotis, werden häufig im Ablauf von komatösen Zuständen und Darmerkrankungen mit Exsikkose, die mit einer Verminderung oder einem Versiegen des Speichelflusses einhergehen, beobachtet.

Die Sialadenitis ist **klinisch** durch eine schmerzhafte, oft fluktuierende, umschriebene oder diffus ausgebreitete Schwellung der Speicheldrüsen gekennzeichnet. Gelegentlich treten als Folge der abszedierenden Entzündungen Fistelbildungen auf, aus denen sich eitriges Sekret entleert.

In der deutlich geschwollenen und verstärkt vaskularisierten Speicheldrüse sind bereits bei der makroskopischen Betrachtung häufig gelbliche Gewebseinschmelzungen nachzuweisen.

Histologisch findet sich im Gangsystem eine vermehrte Schleimhautansammlung mit Einschluß von Bakterien und ein periduktales Ödem. Es tritt eine Durchsetzung des Drüsengewebes mit polymorphkernigen Leukozyten auf. Die entzündliche Reaktion geht mit unregelmäßig verteilten Nekrosen am Epithel und größeren eitrigen Einschmelzungen einher.

Die akute postoperative Parotitis stellt eine besondere Verlaufsform der Sialadenitis dar. Sie entsteht meistens in der ersten Woche nach abdominellen Operationen. Eine zunächst seröse Entzündung ist der Wegbereiter für eine bakterielle Infektion mit eitrigen Einschmelzungen. Die Entzündung entwickelt sich in ⅓ der Fälle doppelseitig und geht mit einer schmerzhaften Schwellung der Drüsen einher.

Chronische Entzündung der Speicheldrüsen

Die chronischen Speicheldrüsenentzündungen betreffen vor allem die Glandula parotis, die Glandula submandibularis, selten die Glandula sublingualis. Diese Form der Entzündung kann sich aus einer akuten entwickeln oder auch primär eine chronisch-schleichende Verlaufsform ohne Exazerbation zeigen.

Im **histologischen** Bild geht die Veränderung mit einer interstitiellen zellulären Reaktion einher, die sich in einer Infiltration mit Lymphozyten und Plasmazellen dokumentiert und die vor allem periduktulär, aber auch in den Drüsenläppchen angeordnet ist (Abb. **168**). Es entwickelt sich eine zunehmende Sklerosierung mit einem Schwund des sezernierenden Drüsenparenchyms. Besonders die serösen Anteile der Azini in den Glandulae parotis und submandibularis sind von den

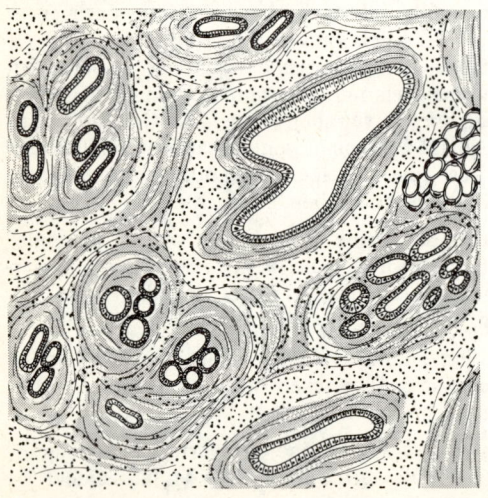

Abb. **168** Chronisch-unspezifische Sialadenitis mit interstitieller Sklerosierung und Atrophie des sezernierenden Drüsenparenchyms.

Veränderungen betroffen. Die abnehmende Sekretproduktion kann wiederum die aszendierende bakterielle Infektion begünstigen. Im Verlaufe dieser chronischen Entzündung entwickelt sich eine ausgedehnte interstitielle Sklerose mit einem Umbau der Drüsenstruktur, so daß eine Zirrhose der Drüse resultiert.

Strahlensialadenitis

Strahlenveränderungen der Speicheldrüse entwickeln sich innerhalb von 24 Stunden nach einer Applikation ionisierender Strahlen. Sie können sich ohne Behandlung in wenigen Tagen zurückbilden. Ihr Schweregrad hängt von der Strahlendosis ab. Im Serum und im Harn steigt die Speichelamylase an. **Klinisch** besteht eine Mundtrockenheit.

Im Initialstadium der Reaktion findet sich **histologisch** ein Ödem und eine Azinusnekrose. Später tritt eine Atrophie des Parenchyms, Gangepithelveränderungen (Metaplasien, atypische Proliferationen) und eine interstitielle Fibrose auf.

Sialolithiasis

Speichelsteine können sowohl Ursache als auch Folge einer Speicheldrüsenentzündung sein. Am häufigsten ist die Glandula submandibularis betroffen (80%), es folgen die Glandula parotis (10%) und die Glandula sublingualis (10%).

Die Entstehung der Steine wird mit einer Stabilitätsstörung der Schutzkolloide erklärt, die zum Ausfall von Kalziumsalzen führt. Die Steine bestehen aus Kalziumphosphaten und -karbonaten, die sich um eine organische Matrix herum (Mukopolysaccharide) niederschlagen. Man findet kleine, stecknadelkopfgroße Steine – diese oft multipel – bis dattelgroße, dann meist solitäre Steine. Die Konsistenz der Steine ist weich-bröcklig bis hart, die Oberfläche körnig-höckerig oder glatt.

Wichtigstes Leitsymptom sind unmittelbar vor oder während der Mahlzeiten auftretende Schwellungen der betroffenen Speicheldrüse mit mäßigen bis heftigen, kolikartigen Schmerzen, welche durch die akute Speichelstauung hervorgerufen werden.

Die meist intermittierende Speichelstauung führt zur allmählichen Atrophie des Drüsenparenchyms und dessen Ersatz durch Bindegewebe. Die Drüse verhärtet sich dann allmählich.

Das **histologische** Bild entspricht der chronisch unspezifischen Sialadenitis mit besonders deutlicher Erweiterung des Gangsystems bis weit in die Peripherie. Die Entzündung ist mit einer zunehmenden interstitiellen Bindegewebsvermehrung verbunden, die eine Atrophie des Drüsenparenchyms bewirkt.

Die **Therapie** besteht bei Gangsteinen in deren Entfernung, bei Steinen innerhalb des Drüsenkörpers oder bei chronisch rezidivierenden Steinbildungen in der Exstirpation der Drüse.

Küttner-Tumor

Eine besondere Form der chronischen Speicheldrüsenentzündung stellt der sogenannte Küttner-Tumor dar. Es handelt sich dabei um eine Entzündung, die vor allem bei Männern in mittlerem Lebensalter entsteht und sich klinisch in einer nicht schmerzhaften Schwellung der Glandula submandibularis dokumentiert. Diese Schwellung der Speicheldrüse führt meistens unter Annahme einer Geschwulst zur chirurgischen Intervention.

Das **histologische** Bild zeigt eine chronisch-sklerosierende und atrophisierende Entzündung mit weitgehendem Schwund des Drüsenparenchyms und einer Wucherung des Gangsystems mit dichter lymphozytärer Infiltration und Bildung von Lymphfollikeln.

Ätiologisch werden für diese Entzündungen als begünstigende Faktoren Länge und verzweigter Verlauf des Gangsystems, Bildung von Gangdivertikeln und Erhöhung des Muzingehaltes in der Speichelzusammensetzung der Glandula submandibularis angesehen.

Virogene Speicheldrüsenentzündungen

Mumps (Ziegenpeter, Parotitis epidemica)

Mumps stellt eine generalisierte Virusinfektion mit Mumpsviren dar, bei der die Viren eine Organotropie besonders zur Glandula parotis aufweisen. Die Erkrankung tritt endemisch auf. Knaben im schulpflichtigen Alter zwischen dem 6. und 15. Lebensjahr werden besonders häufig betroffen. Die Erkrankung geht mit Leukopenie, Abgeschlagenheit und Fieber einher.

Nach einem Prodromalstadium mit Kopfschmerzen, Mattigkeit, Rachenröte und Tonsillitis entwickelt sich eine meist einseitig stärker ausgeprägte Schwellung der Glandula parotis. Manchmal sind die Glandulae submandibulares und sublinguales mit Einschränkung der Speichelsekretion betroffen. Der spärlich gebildete Speichel enthält Viruspartikel. Die Übertragung erfolgt durch Abgabe virushaltigen Speichels.

Histologisch ist eine Vakuolisierung der Azinuszellen mit Bildung von Zytoplasmaeinschlüssen erkennbar, die in einer Nekrose der Azinuszellen übergeht und zu einer begleitenden interstitiellen serös-zellulären Reaktion führt. Die aus Plasmazellen und monozytären Zellen

bestehenden Infiltrate liegen vorwiegend perikanalikulär. Die Gang-
epithelzellen können zugrunde gehen und sich von der Wand des Gan-
ges ablösen.

Beim männlichen Patienten bildet sich häufig eine begleitende Orchitis
und Epididymitis; eine Beteiligung der Eierstöcke beim weiblichen
Geschlecht ist nur selten zu beobachten. Gelegentlich tritt eine Pan-
kreatitis auf. Die Mumpsviren können selten auch eine Neurotropie
zeigen und zur Ausbildung meningoenzephalitischer Symptome führen.
Perivaskuläre Zellinfiltrate, kleine Nekrosen und Entmarkungen können dabei histologisch nachgewiesen werden. Aus einer Superinfektion
der Speicheldrüse kann eine eitrig-abszedierende Parotitis mit Abszeß-
perforation in den Gehörgang oder in die äußere Haut entstehen.

Zytomegalie (Cytomegalia infantum)

Die Zytomegalie befällt selten Erwachsene, sie tritt bevorzugt bei Säug-
lingen im 2. und 4. Lebensmonat auf, davon sind 50% der betroffenen
Frühgeborene. Es handelt sich um eine Infektion mit dem der Herpes-
Gruppe nahestehenden Zytomegalie-Virus.

Die Erkrankung ist im **histologischen** Bild durch Riesenzellbildungen
und durch die Ausbildung einer herdförmig interstitiellen zellulären
Reaktion mit Lymphozyten, Plasmazellen und monozytären Zellen
gekennzeichnet. Die Riesenzellen entwickeln sich aus Epithelien drüsiger Organe und sind nach ihrer Häufigkeit geordnet in folgenden Organen nachweisbar: Kopfspeicheldrüsen, Nieren, Lunge, Leber, Pan-
kreas, Schilddrüse, Nebenniere, Darm, Gehirn und Hypophyse. Die
epithelialen Riesenzellen haben einen Durchmesser von 30 μm. Sie sind
durch einen eulenartigen Zellkern ausgezeichnet, der große Kernein-
schlußkörper mit einem umgebenden hellen Hof aufweist (Abb. **169**).
Der Einschluß besteht überwiegend aus Desoxyribonukleinsäure sowie
aus Eiweißkörpern, die bei der Virussynthese entstehen. Das eigentliche Kernchromatin und der Nukleolus sammeln sich an der Kernmembran. Am apikalen Zellpol liegen unterschiedlich große, feingranuläre
Zytoplasmaeinschlüsse, die von kleinen Vakuolen umgeben sein können. Diese Zytoplasma- und Kerneinschlüsse enthalten die Viruspartikel.

Sialadenose

Die Sialadenose ist eine nicht entzündliche, parenchymatöse Speicheldrüsenerkrankung, die auf Stoffwechsel- und Sekretionsstörungen des
Drüsenparenchyms beruht und meist mit einer rezidivierenden,
schmerzlosen, doppelseitigen Speicheldrüsenschwellung, besonders
der Parotis, einhergeht (Seifert u. Mitarb. 1984).

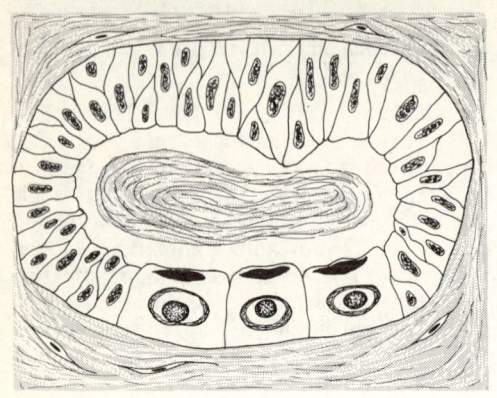

Abb. **169** Zytomegalie der Speicheldrüse. In den Epithelzellen des Speicheldrüsenganges Kerneinschlüsse mit hellem Hof. Am apikalen Zellpol Zytoplasmaeinschlüsse.

Die Sialadenosen sind keine isolierten Speicheldrüsenerkrankungen, sondern kommen in Verbindung mit anderen Grundkrankheiten vor. Die Speichelsekretion ist vermindert, im Sialogramm bietet sich das Bild des entlaubten »Winterbaums«.

Die **Ätiologie** der Sialadenosen ist nicht endgültig geklärt. Nach den möglichen auslösenden Faktoren werden 4 Formen unterschieden.

1. Die endokrine Sialadenose wird im Zuge des Diabetes mellitus und bei veränderter und gestörter Keimdrüsenfunktion beobachtet. Hypophysenerkrankungen (Morbus Cushing, Akromegalie, Diabetes insipidus) und Schilddrüsenerkrankungen können mit einer Sialadenose einhergehen.

2. Die dystrophische Sialadenose tritt im Zuge der Hungerdystrophie und bei Lebererkrankungen sowie bei chronischem Alkoholabusus auf.

3. Neurogene Sialadenosen werden bei Kardiospasmus, Darmkoliken und anderen vegetativen Funktionsstörungen beobachtet.

4. Medikamentöse Sialadenosen treten bei Langzeitbehandlung des Asthma bronchiale mit Isoproterenol auf.

Das **histologische** Bild der Organveränderungen ist gekennzeichnet durch eine Azinuszellvergrößerung. Die einzelnen Epithelzellen zeigen ein granuläres Zytoplasma und eine Verlagerung des Zellkerns an die Zellbasis (Abb. **170**). Es tritt eine Myoepithelzellalteration auf. Daneben sind degenerative Schäden des vegetativen Nervensystems, an den postganglionären vegetativen Neuriten (nur elektronenmikroskopisch) nachweisbar.

Der Verlauf der Erkrankung richtet sich nach dem Schweregrad der Organschädigung und dem Alter des Patienten. Hiervon hängt es ab, ob

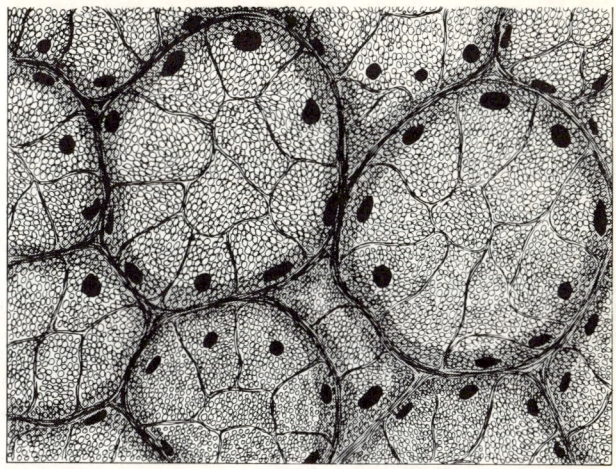

Abb. 170 Wabige Zytoplasmaumwandlung mit starker Schwellung. Azinusepithelien bei hormonaler Sialadenose der Glandula parotis.

und in welchem Umfang eine Reparation der Veränderung eintreten kann.

Syndrome mit Beteiligung der Speicheldrüsen

Sjögren-Syndrom

Das in den Formenkreis der rheumatischen Erkrankungen einzuordnende Sjögren-Syndrom bevorzugt Frauen im Klimakterium. Das **klinische** Erscheinungsbild des Symptomkomplexes umfaßt eine rezidivierende, oft sehr schmerzhafte Schwellung der Speicheldrüsen, besonders der Glandula parotis, polyarthritische Erscheinungen, eine Keratoconjunctivitis sicca, eine Xerostomie und eine Rhinopharyngolaryngitis sicca (Sikka-Symptome). Das Krankheitsbild läuft unter beschleunigter Blutsenkungsgeschwindigkeit, einer Bluteosinophilie und Lymphozytose ab.

Das **histologische** Bild entspricht der benignen lymphoepithelialen Läsion (WHO-Klassifikation), die mit einer myoepithelialen Sialadenitis übereinstimmt. Die morphologisch faßbaren Veränderungen sind durch eine Parenchymschädigung mit Atrophie der Endstücke, Dyschylie der Gänge, Gangektasien und charakteristischem Auftreten myoepithelialer Zellinseln gekennzeichnet. Es entstehen polsterförmige Proliferate aus rund- und hellkernigen Gangepithelien sowie Myoepithelien mit länglichen, dunklen Zellkernen. Die entzündliche interstitielle Infiltration besteht vorwiegend aus Lymphozyten, aus einzelnen Histiozyten und Plasmazellen. Außerdem besteht eine Gerüstsklerose des Drüsenparenchyms.

Das Sjögren-Syndrom kann in Kombination mit sogenannten Kollagenosen vorkommen. 25 bis 65% der Fälle werden bei einer chronischen Polyarthritis beobachtet. Verwandte von Sjögren-Patienten leiden 5- bis 6mal häufiger an einer chronischen Polyarthritis als die Personen eines Kontrollkollektivs. Weiterhin kann die Syntropie des Sjögren-Syndroms mit einer der folgenden Kollagenkrankheiten bestehen: Chronische Lungenfibrose (15%), Lupus erythematodes disseminatus, Sklerodermie, Autoimmunthyreoiditis (4%), verschiedene Formen der Angiitis (bis 54%). Ein Raynaud-Syndrom besteht in 20% der Fälle. Das Sjögren-Syndrom tritt bei etwa 6% in Kombination mit einem malignen Lymphom auf.

Der klinische Verlauf und die Prognose hängen davon ab, welche Begleitkrankheit besteht und wie schwer die Abwehrlage des gesamten Organismus beeinträchtigt ist und ob im Rahmen des Sjögren-Syndroms lebenswichtige Organe, wie z. B. Nieren, Lunge, Leber, Herz, mit erkrankt sind. Das Leben des Sjögren-Patienten wird in erster Linie durch Infektionen, maligne Lymphome, Nieren- und Leberinsuffizienz beeinträchtigt.

Heerfordt-Syndrom

Der unter Uveitis, Parotisschwellung und undulierendem Fieber sowie den fakultativen Symptomen – Veränderungen der Tränendrüsen, nervalen Komplikationen, Schwellung der Glandula submandibularis sowie der Hals- und Hiluslymphknoten, gastrointestinalen Störungen und Hautveränderungen – einhergehende Symptomenkomplex wird als Heerfordt-Syndrom bezeichnet (HEERFORDT 1909).

Histologisch ist das Krankheitsbild durch eine Bildung epitheloidzelliger Granulome ohne Verkäsung und Tuberkelbakterien gekennzeichnet (Abb. **171**). Die Granulome können Riesenzellen vom Langhansschen Typus mit randständig angeordneten Zellkernen enthalten und neigen zur hyalinen Transformation. Sie liegen zunächst überwiegend periduktulär und verdrängen später das sezernierende Drüsenparenchym. Sekundär kann sich ein Sekretstau im Gangsystem mit Bildung von Mikrolithen und Fremdkörperreaktion entwickeln.

Wegen der Granulombildung wird dieses Krankheitsbild auch als *epitheloidzellige Sialadenitis* bezeichnet und als Verlaufsform der Sarkoidose (Morbus Boeck) der Speicheldrüse angesehen (S. 60).

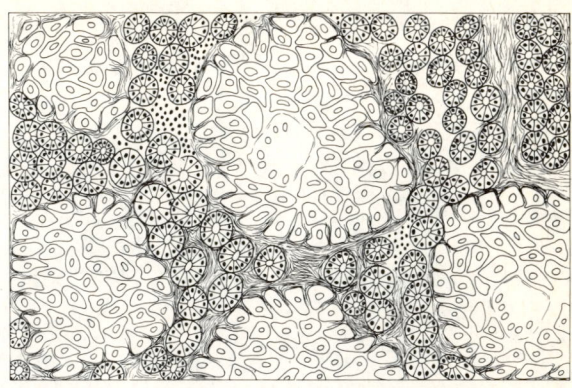

Abb. 171   Epitheloidzellige Sialadenitis bei Heerfordt-Syndrom. Im Drüsengewebe Bildung von Granulomen mit Langhansschen Riesenzellen ohne zentrale Nekrose.

Mikulicz-Syndrom

Der von MIKULICZ beschriebene Symptomenkomplex umfaßt eine symmetrische Schwellung der Speichel- und Tränendrüsen. Diese Definition beinhaltet, daß es sich dabei nicht um ein einheitliches Krankheitsbild handeln kann, da bekannt ist, daß eine Reihe von Krankheitsbildern unter einer Beteiligung der Drüsen einhergehen (Leukämien, Lymphgranulomatose, Retikulosen, Lympho- und Retikulumzellsarkome, Tuberkulose).

Morphologisch handelt es sich wie beim Sjögren-Syndrom um eine *myoepitheliale* Sialadenitis.

Geschwülste der Speicheldrüsen

Adenome der Speicheldrüsen

Die Speicheldrüsenadenome zeigen grundsätzlich ein gutartiges Verhalten. Sie neigen jedoch zu lokalen Rezidiven, wenn sie bei einer Operation nicht vollständig entfernt wurden, und bei einem Teil der Adenome ist eine bösartige Entartung zu beobachten. Die Adenome können in zwei große Gruppen unterteilt werden, in die pleomorphen und in die monomorphen Adenome.

Pleomorphes Adenom

Die pleomorphen Adenome sind die häufigsten Speicheldrüsentumoren. Dieser Tumor wächst in einem oder mehreren gut abgegrenzten

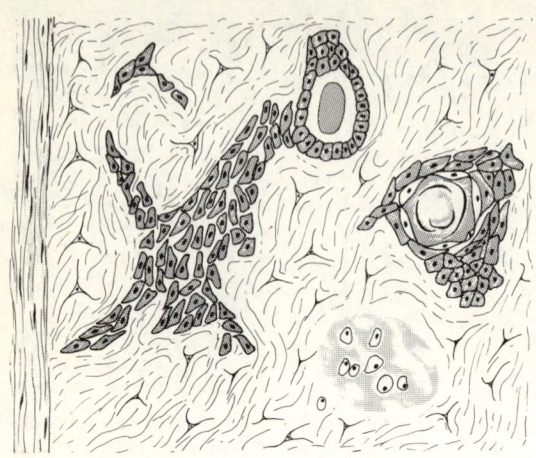

Abb. **172** Pleomorphes Adenom der Speicheldrüse. In myxoiden und chondroiden Tumoranteilen liegt teils solide, teils drüsig und teils plattenepithelartig angeordnetes Epithel. Der Tumor ist von einer Bindegewebskapsel abgegrenzt.

und meistens von einer vollständigen Bindegewebskapsel umgebenen Knoten.

Das **histologische** Bild ist durch ein pleomorphes oder gemischtes Erscheinungsbild charakterisiert. Es besteht aus epithelialen Anteilen, die durchmischt sind mit verschleimten, myxoiden und chondroiden Anteilen. Die Epithelanteile können in drüsiger Formation angeordnet sein, aber auch aus Streifen von Myoepithelien oder aus Plattenepithel bestehen (Abb. **172**). Die Myoepithelzellen sind in der Regel polygonal oder spindelförmig, sie haben ein eosinophiles Zytoplasma und ähneln den glatten Muskelzellen. Die hyalinen, myxoiden und chondroiden Anteile werden als Ergebnis einer zunehmenden Verschleimung und der Abscheidung hyalinen Materials durch die Myoepithelzellen angesehen.

Es wird diskutiert, daß es sich dabei um ein echtes Knorpelgewebe handeln könnte, dessen Struktur einem ständigen Wandel unterliegt. Der gemischte Charakter im Aufbau dieser Tumoren kann stark wechseln. Es sind Formen mit hohem und geringem Epithelanteil zu beobachten.

Umfangreiche klinisch-morphologische Vergleichsuntersuchungen haben gezeigt, daß eine Korrelation zwischen klinischem Verhalten und morphologischem Bild des Tumors kaum möglich ist. Auch der histomorphologisch gutartige Tumor muß klinisch als »semimaligne« oder

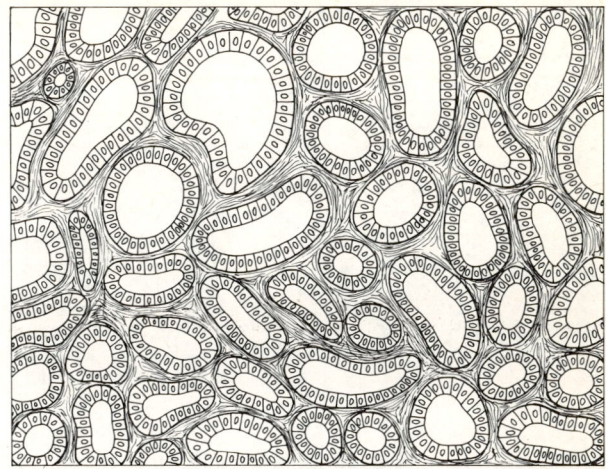

Abb. **173**   Monomorphes Adenom der Speicheldrüse mit gleichmäßig drüsig angeordnetem Epithel. Geringer, interstitieller Bindegewebsanteil.

»bedingt gutartig« eingestuft werden, da Zellstränge durch Kapsellükken in die Umgebung wachsen und seine Enukleation deshalb regelmäßig zu Rezidiven führt. Beim bösartigen Verhalten der Tumoren ist häufig die ursprüngliche Tumormorphologie erhalten. Gelegentlich ist eine Kernpolymorphie der Tumorzellen und ein infiltrierendes Wachstum in die Tumorkapsel zu beobachten. In manchen Fällen ist der Übergang in die bösartige Form des Tumors erst dann eindeutig festzustellen, wenn Lymphknotenmetastasen bestehen. Das pleomorphe Adenom ist der häufigste Speicheldrüsentumor, bevorzugt in der Glandula parotis lokalisiert. Die nächsthäufige Lokalisation ist die Drüsenzone am Übergang vom harten zum weichen Gaumen.

Monomorphes Adenom

Die monomorphen Adenome der Speicheldrüsen sind selten. Es sind gutartige Geschwülste mit gleichförmiger Epithelanordnung von gewöhnlich drüsiger Struktur ohne mesenchymale Anteile. Nach dem Aufbau können *solide, tubuläre, azinäre* und *papillär-zystische* Adenome unterschieden werden. Die morphologische Unterscheidung von pleomorphen Adenomen mit geringem, mesenchymähnlichen Anteil und dem morphologischen Adenom kann schwierig sein (Abb. **173**). Die Tumorzellen leiten sich wie beim pleomorphen Adenom vom Gangepithel ab.

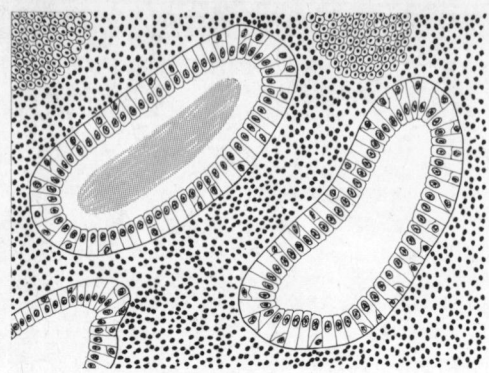

Abb. 174 Zystadeno-lymphom. Zwischen drüsigen und zystischen Epithelanteilen liegt organoid angeordnetes lymphatisches Gewebe.

Adenolymphom, Zystadenoma papilliferum (Albrecht-Arzt-Tumor; Warthin-Tumor)

Mit wenigen Ausnahmen wird das Adenolymphom ausschließlich in der Glandula parotis beobachtet. Das Adenolymphom betrifft jedes Lebensalter, jedoch sind 80% der Patienten älter als 40 Jahre. Männer sind 5- bis 6mal häufiger betroffen als Frauen. Die durchschnittlich pflaumengroßen Tumoren sind von einer Kapsel abgegrenzt und zeigen eine gallertige und zystische Schnittfläche. Häufig entleert sich beim Einschneiden eine braungelbe Flüssigkeit.

Der Tumor ist im **histologischen** Bild aus zwei Komponenten aufgebaut. Er besteht aus drüsigen und zystischen Strukturen, gelegentlich mit papillär-zystischer Anordnung, die von gleichmäßig großen, eosinophilen Epithelzellen gebildet werden (Abb. **174**). An das Epithel grenzt lymphatisches Gewebe mit Lymphfollikeln an. Der Anteil des lymphatischen Gewebes kann unterschiedlich stark ausgeprägt sein und manchmal sogar fehlen.

Es wird angenommen, daß dieser Tumor aus fertig entwickeltem Speicheldrüsengewebe oder aus Parotislymphknoten mit Einschluß von Drüsenparenchym entsteht. Die Entwicklung der Tumoren an den oberflächlichen Parotispartien, ihr Aufbau und die Beobachtung, daß sich nicht selten Parotisdrüsengewebe in den Lymphknoten an der Parotis entwickeln, stützt diese Annahme. Die Rezidivquote beträgt ca. 10%. Maligne Umwandlungen sind extrem selten. Der lymphatische Anteil kann jedoch an systematisierten Veränderungen im Rahmen von Leukosen oder von malignen Lymphomen teilnehmen.

Oxyphiles Adenom (Onkozytom)

Die oxyphilen Adenome treten häufiger bei Frauen als bei Männern, besonders zwischen dem 6. und 7. Lebensjahrzehnt auf. Es handelt sich um einen langsam wachsenden, in der Regel gutartigen Tumor.

Der Tumor ist meistens fest, gut abgegrenzt und frei beweglich. Er weist eine Kapsel auf, zeigt auf der Schnittfläche eine graurote Farbe und ist durch schmale Bindegewebszüge in kleine Läppchen unterteilt.

Histologisch besteht der Tumor aus großen polygonalen Zellen mit eosinophilem granulärem Zytoplasma (Onkozyten) in tubulärer oder in bandartiger Anordnung. Das Zytoplasma enthält in dichter Lagerung Mitochondrien.

Der Tumor entsteht wahrscheinlich aus dem Epithel der Streifenstücke. In sehr seltenen Fällen kann er bösartig entarten.

Mukoepidermoidtumor (Mukoepidermoidkarzinom)

Die Mukoepidermoidtumoren (ca. 3–9% aller Speicheldrüsentumoren) kommen überwiegend in den großen Speicheldrüsen vor. 90% der Fälle werden in der Glandula parotis und etwa 10% in der Glandula submandibularis beobachtet; selten können sie auch von kleinen Speicheldrüsen des Gaumens und der Wange ausgehen. In der überwiegenden Zahl der Fälle sind Frauen zwischen dem 4. und 5. Lebensjahrzehnt betroffen.

Der Tumor hat eine durchschnittliche Größe von 4 cm. Er ist nur zum Teil abgekapselt und zum Teil unscharf gegen das umgebende Gewebe abgesetzt. Die Schnittfläche zeigt ein buntes Bild.

Solide Tumorbezirke wechseln mit zystischen Hohlräumen, Blutungen und Nekrosen.

Entsprechend dem makroskopischen Bild zeigt das **histologische** Präparat unterschiedliche Anteile drüsig-zystischer Strukturen und Plattenepithel mit wechselnder Differenzierung. Die zystischen Hohlräume sind mit Schleimmassen angefüllt, sie werden von Becherzellen und von epidermoiden Epithelanteilen ausgekleidet, die zum Teil Talgdrüsen enthalten können. Ein myxochondromatöses Stroma wie beim pleomorphen Adenom fehlt bei diesen Tumoren.

Die Mukoepidermoidtumoren werden als fakultativ bösartig angesehen. Diese Einstufung bezieht sich auf eine hohe Rezidivneigung des Tumors und der häufigen Entwicklung von Lymphknotenmetastasen und Fernmetastasen, vor allem in der Lunge und in der Leber. So können hochdifferenzierte (relativ gutartige) von niedrig differenzierten (relativ bösartige) Tumoren unterschieden werden.

Es wird angenommen, daß die Tumorbildung von Metaplasien vom Gangsystem der Speicheldrüsen ausgeht, da auch unter normalen Bedingungen Plattenepithelanteile, Becherzellen und kleine Talgdrüsen im Bereich des Gangsystems beobachtet werden können.

Die Mukoepidermoidtumoren neigen in stärkerem Maße als das pleomorphe Adenom zu Rezidiven und zur Metastasierung. Rezidive treten in 15 bis 75% der Fälle auf. Etwa 10 bis 15% dieser Tumorform metastasiert. Von mikroskopisch atypischen Geschwülsten sollen 60% der Fälle Lymphknoten- und 30% hämatogene Fernmetastasen aufweisen. Die Fernmetastasierung betrifft die Haut, das Skelettsystem, die Lunge, die Leber, das Gehirn, das Herz und andere Organe. Im Mukoepidermoidtumor steht entweder die plattenepitheliale oder die drüsige Komponente im Vordergrund. Als weitere Variante werden anaplastische Karzinome beobachtet.

Die histologisch-zytologische Differenzierung erlaubt keine zuverlässige prognostische Aussage.

Azinuszelltumor

Der Azinuszelltumor macht etwa 1 bis 2% aller Speicheldrüsentumoren aus. Er tritt bei Frauen doppelt so häufig auf wie bei Männern. Ein Altersgipfel liegt im 5. bis 6. Lebensjahrzehnt.

Die Azinuszelltumoren liegen zu 90% in der Glandula parotis. Der Tumor stellt etwa 2 bis 5% aller Parotisgeschwülste und 7 bis 19% aller malignen Parotistumoren dar. In der Glandula submandibularis und Glandula sublingualis ist er selten. Er kann doppelseitig auftreten. In seltenen Fällen entwickelt sich der Azinuszelltumor auch in einem präexistenten pleomorphen Adenom oder in einem Zystadenolymphom.

Der Tumor erreicht etwa Walnußgröße und ist gut abgegrenzt. Er besteht aus einem oder mehreren Knoten.

Histologisch sind die Tumorzellen azinär, mitunter auch in gangartigen Strukturen angeordnet, so daß ein Bild entsteht, das an normales Parotisgewebe erinnern kann. Die Zellen besitzen beim klassischen Typ ein basophiles, granuläres, PAS-positives Zytoplasma. Die Zellen können jedoch auch basophil ohne Granulierung oder in Form von klarzelligen Strukturen ausgebildet sein.

Trotz relativ hoher Differenzierung kann der Tumor rezidivieren. Die Rezidivneigung wird mit bis zu 50% der Fälle angegeben. Auch Metastasen können bei bis zu 50% der Fälle auftreten. Die Metastasierung erfolgt in die regionären Lymphknoten, in die Lunge und in das Skelettsystem.

Adenoid-zystisches Karzinom (Zylindrom)

Das adenoid-zystische Karzinom geht am häufigsten von den kleinen palatinalen Speicheldrüsen aus (26 bis 45% der Fälle). An 2. Stelle folgt die Glandula parotis (ca. 15%). Die Glandula submandibularis, das Antrum und die Zunge stellen etwa 10% der Fälle. Vereinzelt werden Fälle auch in der Glandula sublingualis, der Nasenhöhle, der Wangenschleimhaut, der Lippen, der Gingiva, dem Mundboden, dem Larynx, Pharynx und in den Tonsillen beobachtet. Der Tumor kann sich zwischen dem 20. und 80. Lebensjahr entwickeln. Ein Altersgipfel liegt zwischen dem 45. und 50. Lebensjahr. Beide Geschlechter sind etwa gleich häufig betroffen.

Das adenoid-zystische Karzinom erscheint makroskopisch gut abgekapselt und zeigt ähnlich wie die pleomorphen Adenome eine gallertige Beschaffenheit. Trotz der makroskopisch bestehenden glatten Begrenzung zeigt der Tumor histologisch ein infiltrierendes Wachstum. Er bricht in die perineuralen Lymphbahnen ein und wächst infiltrierend an Gefäßscheiden. Auch ein infiltrierendes Einwachsen in die Kieferknochen ist zu beobachten.

Der Tumor zeigt **histologisch** einen alveolär-kribriformen Bau mit einer epithel-drüsigen Struktur, mit siebartig durchlöcherten Epithelsträngen, die homogene, zylinderartige, PAS-positive Schleimanteile einschließen. Außen umschließt die Epithelstränge eine gleichmäßig breite hyaline Zone (Abb. **175**).

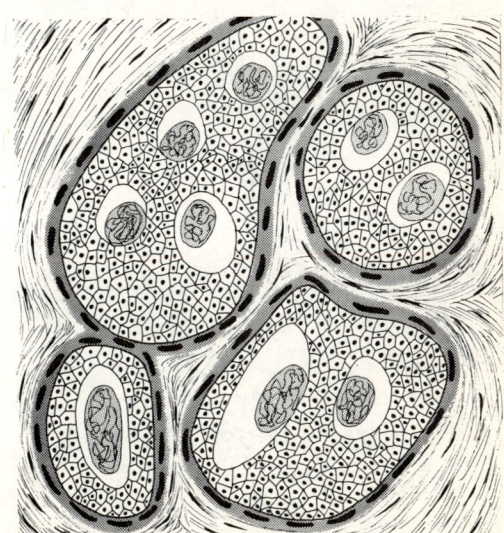

Abb. **175** Adenoid-zystisches Karzinom der Speicheldrüse. Epithel-drüsige Struktur, außen um die Epithelstränge gleichmäßig breite hyaline Zone. In den drüsigen Anteilen homogenes, eosinrotes Material.

Die Epithelstränge bestehen aus 2 Typen von Epithelzellen, wobei die Epithelanordnung wechseln kann. Meistens liegen innen, in der drüsig angeordneten Formation Epithelzellen, die dem Epithel des Gangsystems entsprechen, während sich außen eine Zone aus Myoepithelzellen anschließt. Neben der drüsigen Anordnung sind aber auch solid gebaute Epithelanteile zu sehen. Es kommen strangförmige und trabekuläre Anordnungen vor.

Wegen des infiltrierenden Wachstums des Tumors und seiner immer häufiger beobachteten Metastasierung, vor allem in die regionären Lymphknoten und Lungen – Spätmetastasen sind häufig – wird dieser Tumor in die Gruppe der bösartigen Speicheldrüsengeschwülste eingeordnet. Trotz seines relativ langsamen Wachstums muß das adenoidzystische Karzinom wegen seiner, besonders entlang den perineuralen Lymphscheiden weit in das gesunde Gewebe infiltrierenden Ausläufern als absolut bösartig eingestuft werden. Nur die extrem radikale Operation im Frühstadium (Sicherheitsabstand > 3 cm) verspricht Heilung.

Adenokarzinom

Die Adenokarzinome stellen 2 bis 3% aller Speicheldrüsentumoren. Sie kommen bei beiden Geschlechtern gleich häufig zwischen dem 2. und 7. Lebensjahrzehnt vor. Der Tumor kann sich sowohl in den kleinen wie auch in den großen Speicheldrüsen entwickeln (Abb. **176**).

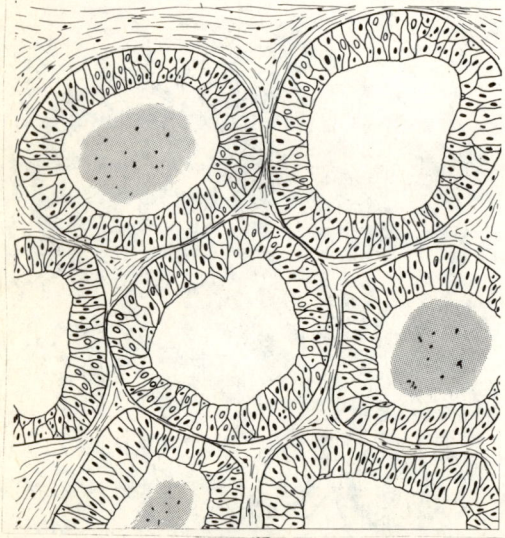

Abb. **176** Adenokarzinom der Speicheldrüse. Von atypischem Epithel gebildete Drüsen mit geringer Schleimbildung.

Auch das Adenokarzinom wird in verschiedenen Varianten beobachtet.

Histologisch kann ein papilläres Zystadenokarzinom und ein schleimbildendes Adenokarzinom abgegrenzt werden. Die Zellen können hochzylindrisch sein. Es kommen auch Siegelringzellen vor. Das Stroma enthält gewöhnlich mehr Lymphozyten als dies im Mukoepidermoidtumor oder im Azinuszelltumor vorkommt.

Nach dem biologischen Verhalten gegenüber der Umgebung kann man zwischen einem invasivem (High grade) und einem nichtinvasivem (Low grade) Adenokarzinom unterscheiden. Rezidive sind in dem High-grade-Adenokarzinom besonders häufig. Die Metastasierung erfolgt am häufigsten bei den High-grade-Adenokarzinomen. Betroffen sind vor allem die regionären Lymphknoten und das Skelett, die Lunge und andere Organe. Die Fünfjahresüberlebensrate beträgt bei dem High-grade-Karzinom 70% und beim Low-grade-Karzinom über 90%.

Plattenepithelkarzinom

Das Plattenepithelkarzinom der Speicheldrüsen stellt eine seltene Tumorform dar. Es kommt fast nur in den großen Speicheldrüsen vor. Es betrifft bevorzugt Männer im 5. bis 6. Lebensjahrzehnt.

Diese Karzinome können in allen Differenzierungsformen des Plattenepithelkarzinoms auftreten und teils solide, teils in kleinen Nestern wachsen. Der Tumor wird von metaplastischen Gangepithelien abgeleitet. Die Prognose gilt als schlecht.

Differentialdiagnostisch muß das Plattenepithelkarzinom von vorwiegend plattenepithelial differenzierten Mukoepidermoidtumoren und von Tumormetastasen abgegrenzt werden.

Undifferenziertes Karzinom

Undifferenzierte Karzinome der Speicheldrüsen sind selten. Sie machen etwa 3% der Tumoren der großen Speicheldrüsen aus. Der gewöhnlich hoch maligne Tumor kann in nahezu jedem Lebensalter vorkommen. Ein Altersgipfel liegt zwischen dem 7. und 8. Lebensjahrzehnt. Beide Geschlechter sind gleich häufig betroffen.

Histologisch sind die Tumorzellen zwar als Epithelzellen erkennbar, lassen aber jegliche Bildung bestimmter Strukturen vermissen. Die Epithelkomplexe bestehen aus dicht gelagerten, runden, ovalen bzw. pleomorphen Zellen innerhalb eines fibrovaskulären, stellenweise hyalinisierten Stromas. Es kommen spindelzellige Formen vor, die möglicherweise myoepithelialer Herkunft sind. Die Geschwulstdifferenzierung kann eine sarkomatöse Struktur vortäuschen.

Karzinom in pleomorphem Adenom (maligner Mischtumor)

Karzinome in pleomorphen Adenomen sind selten. Die betroffenen Patienten bemerken bei einem zunächst langsamen Tumorwachstum eine plötzliche Vergrößerung, die von Schmerzen und, bei Parotistumoren, von einer Fazialisparese begleitet ist.

Histologisch ist ein Karzinom in einem Bezirk nachweisbar, der einem pleomorphen Adenom entspricht, oder ein pleomorphes Adenom enthält umschriebene Areale, die sich eindeutig maligne verhalten. Die Karzinome können in histologischer Differenzierung als Plattenepithelkarzinom, hellzelliges Karzinom, adenoid-zystisches Karzinom oder als Mukoepidermoidtumor differenziert sein.

Der Tumor zeigt eine hohe Rezidivneigung. Metastasen werden bei 43 bis 70% der Fälle beobachtet. Die Fünfjahresüberlebensrate liegt unter 50%.

Nichtepitheliale Tumoren der Speicheldrüsen

Die vaskulären Tumoren bilden die häufigste nichtepitheliale Tumorform der Speicheldrüsen des Kindesalters. 50% der kindlichen Speicheldrüsentumoren sind Angiome. Am häufigsten ist die Glandula parotis betroffen, in der sich 95% der Angiome entwickeln.

Die Ohrspeicheldrüse wird durch den Tumor vergrößert. Nicht selten enthält auch die bedeckende Haut ein Hämangiom oder Teleangiektasien.

Histologisch entspricht die Mehrzahl der Tumoren der kapillären und ein kleinerer Teil dem kavernösen Typ des Hämangioms.

Die Schwellung der Drüse tritt meistens schon im 6. Lebensmonat auf. Sie wird am häufigsten zwischen dem 4. und 6. Monat beobachtet. Die Hämangiome können sich spontan zurückbilden.

Die übrigen nichtepithelialen Geschwülste der Speicheldrüsen sind außerordentlich selten. Sie zeigen die gleiche Differenzierung wie in anderen Körperregionen.

Weiterführende Literatur

Becker, R.: Zysten im Kiefer- und Gesichtsbereich. In Haunfelder, D., L. Hupfauf, W. Ketterl, G. Schmuth: Praxis der Zahnheilkunde, Bd. II/B 7. Urban & Schwarzenberg, München 1973

Bhaskar, S. N.: Synopsis of Oral Pathology. Mosby, St. Louis 1961

Büchner, F., E. Grundmann: Spezielle Pathologie. Urban & Schwarzenberg, München 1974

Cottier, H.: Pathogenese. Springer, Berlin 1980

Doerr, W.: Organpathologie. Bd. II. Thieme, Stuttgart 1974

Evans, R. W.: Histological Appearances of Tumours. Livingstone, Edinburg 1968

Fasske, E., K. Morgenroth: Pathologische Histologie der Mundhöhle. Hirzel, Leipzig 1964

Fessler, A., D. Haunfelder: Systemerkrankungen der Kieferknochen. In Haunfelder, D., L. Hupfauf, W. Ketterl, G. Schmuth: Praxis der Zahnheilkunde, Bd. II/B 12. Urban & Schwarzenberg, München 1972

Gorlin, R. J., H. M. Goldman: Thoma's Oral Pathology. Mosby, St. Louis 1970

Grundmann, E.: Einführung in die allgemeine Pathologie. Fischer, Stuttgart 1978

Häupl, K., H. Riedel: Zähne und Zahnhalteapparat. In Doerr, W., E. Uehlinger: Spezielle pathologische Anatomie, Bd. I. Springer, Berlin 1966 (S. 416–563)

Herrmann, P.: Erkrankungen der Mundschleimhaut. In Haunfelder, D., L. Hupfauf, W. Ketterl, G. Schmuth: Praxis der Zahnheilkunde, Bd. II/B 16. Urban & Schwarzenberg, München 1972

Hotz, R. P.: Zahnmedizin bei Kindern und Jugendlichen. Thieme, Stuttgart 1976; 2. Aufl. 1981

Ketterl, W.: Die Pulpen- und Wurzelbehandlung. In Haunfelder, D., L. Hupfauf, W. Ketterl, G. Schmuth: Praxis der Zahn-

heilkunde, Bd. I/A 12. Urban & Schwarzenberg, München 1972

Klammt, I.: Zysten des Kieferknochens. Barth, Leipzig 1976

Krüger, E.: Lehrbuch der chirurgischen Zahn-, Mund- und Kieferheilkunde, 2. Aufl., Bd. I und II. Quintessenz, Berlin 1976

Langer, E.: Histopathologie der Tumoren der Kiefer und der Mundhöhle. Thieme, Stuttgart 1958

Lucas, R. B.: Pathology of Tumors of the Oral Tissue. Churchill-Livingstone, Edinburgh 1984

Mittermayer, Ch.: Oralpathologie. Schattauer, Stuttgart 1976

Mutschelknauss, R.: Die Klinik der marginalen Parodontopathien und ihre pathohistologischen Grundlagen. In Haunfelder, D., L. Hupfauf, W. Ketterl, G. Schmuth: Praxis der Zahnheilkunde, Bd. I/A 14. Urban & Schwarzenberg, München 1973

Naujoks, R.: Ursachen der Zahnkaries. In Haunfelder, D., L. Hupfauf, W. Ketterl, G. Schmuth: Praxis der Zahnheilkunde, Bd. I/A 7. Urban & Schwarzenberg, München 1968

Orban, B. J.: Oral Histology and Embryology. Mosby, St. Louis 1957

Orban, B. J., F. M. Wentz: Atlas of Clinical Pathology of the Oral Mucous Membrane. Mosby, St. Louis 1955

Pilz, W., H. Plathner, H. Taatz: Grundlagen der Kariologie und Endodontie. Hanser, München 1975

Pindborg, J. J.: Atlas der Erkrankungen der Mundschleimhaut. Hanser, München 1969

Pindborg, J. J., I. R. H. Kramer: Histological Typing Odontogenic Tumours, Jaw Cysts, and Allied Lesions. World Health Organization, Genf 1971

Remmele, W.: Pathologie. Springer, Berlin 1984

Ritter, W.: Zahnentwicklung, Zahndurchbruch und Zahnfehlbildungen. In Haunfelder, D., L. Hupfauf, W. Ketterl, G. Schmuth: Praxis der Zahnheilkunde, Bd. II/B 3. Urban & Schwarzenberg, München 1969

Sauerwein, E.: Kariologie. Thieme, Stuttgart 1974; 2. Aufl. 1981

Sauerwein, E.: Zahnerhaltungskunde, 3. Aufl. Thieme, Stuttgart 1976, 5. Aufl. 1985

Schneider, G.: Klinische Syndrome der Kiefer-Gesichtsregion. Volk und Gesundheit, Berlin 1975

Schüle, H.: Die Erkrankungen der Speicheldrüsen. In Haunfelder, D., L. Hupfauf, W. Ketterl, G. Schmuth: Praxis der Zahnheilkunde, Bd. II/B 14. Urban & Schwarzenberg, München 1972

Seifert, G.: Mundhöhle, Mundspeicheldrüsen, Tonsillen und Rachen. In Doerr, W., E. Uehlinger: Spezielle pathologische Anatomie, Bd. I. Springer, Berlin 1966 (S. 1–415)

Seifert, G., A. Miehlke, J. Haubrich, R. Chilla: Speicheldrüsenkrankheiten. Thieme, Stuttgart 1984

Spiessl, B.: Plattenepithelkarzinom der Mundhöhle. Thieme, Stuttgart 1966

Strassburg, M., G. Knolle: Farbatlas der Mundschleimhauterkrankungen. Quintessenz, Berlin 1973

Thackray, A. C.: Histological Typing of Salivary Gland Tumours. World Health Organization, Genf 1972

Wahi, P. N.: Histological Typing of Oral and Oropharyngeal Tumours. World Health Organization, Genf 1971

Sachverzeichnis